儿科学
理论与诊疗技术

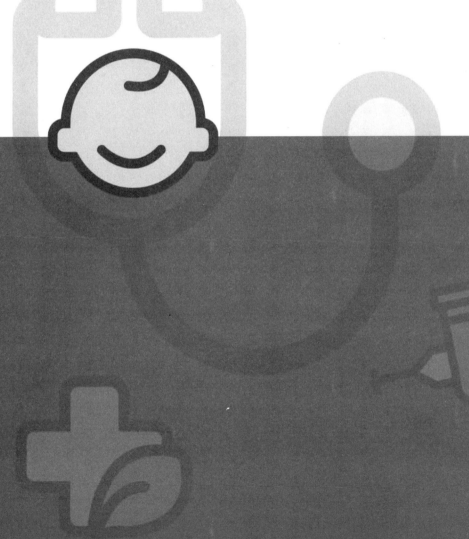

陈志鑫 等 主编

江西科学技术出版社

江西·南昌

图书在版编目（CIP）数据

儿科学理论与诊疗技术/陈志鑫等主编. -- 南昌：
江西科学技术出版社，2020.11（2024.1 重印）
ISBN 978-7-5390-7571-6

Ⅰ.①儿… Ⅱ.①陈… Ⅲ.①小儿疾病－诊疗 Ⅳ.
① R72

中国版本图书馆 CIP 数据核字 (2020) 第 199026 号

选题序号：ZK2020087

责任编辑：王凯勋　万圣丹

儿科学理论与诊疗技术

ERKEXUE LILUN YU ZHENLIAO JISHU

陈志鑫 等　主编

出版发行	江西科学技术出版社	
社　　址	南昌市蓼洲街 2 号附 1 号	
	邮编：330009　　电话：（0791）86623491　　　86639342（传真）	
经　　销	全国新华书店	
印　　刷	三河市华东印刷有限公司	
开　　本	880mm×1230mm　　1/16	
字　　数	287 千字	
印　　张	9.375	
版　　次	2020 年 11 月第 1 版　　2024年1月第1版第2次印刷	
书　　号	ISBN 978-7-5390-7571-6	
定　　价	88.00 元	

赣版权登字：-03-2020-376

编　委　会

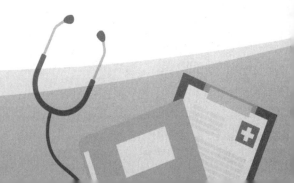

前 言

　　儿科学是一门研究自胎儿至青少年时期生长发育、身心健康和疾病防治的医学科学。随着医学科学技术及水平的提高，儿科临床实践的新技术和新方法不断涌现，许多疾病的预后和转归也进一步朝更好的方向发展。这就要求儿科医生不仅要有过硬的临床技术，更要有足够的人文关怀。熟悉儿童生长发育规律，掌握儿科疾病预防的知识，不断提高儿科疾病诊疗水平，是每一位儿科医务人员义不容辞的责任。基于此，我们特组织编写了此书。

　　本书以儿科常见疾病为中心，系统地论述了儿科疾病的诊断步骤与思路、儿科常用诊疗操作技术、儿科临床常见症状、新生儿疾病、儿科呼吸系统疾病、儿科循环系统疾病、儿科消化系统疾病、儿科泌尿系统疾病、儿科血液系统疾病、儿童保健等内容。旨在使读者能够系统地认识疾病，在抓住主要矛盾的同时，融汇基础理论知识，提高逻辑思维能力。本书内容简单扼要、观点新颖、科学实用，适用于临床儿科医师及相关医务人员参考阅读。

　　本书作者大都是工作在临床一线的医师，这里不仅包含了他们宝贵的临床经验，而且还促进了各地区医院儿科人才的交流，希望能为我国的儿科发展尽一点绵薄之力。

　　尽管在本书编撰过程中，编者对稿件进行了多次认真的修改，在编写过程中，力求在内容、格式上做到统一，但编校水平有限，书中难免存在错误及疏漏之处，敬请广大读者提出宝贵的修改意见，以便更好地改正。

编　者

2020 年 11 月

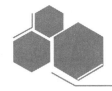

目 录

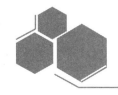

第一章　儿科疾病的诊断步骤与思路

疾病治疗的效果，主要取决于诊断的正确性和及时性。诊断错误或时间上的延误均可导致不可逆的严重后果。虽然有些疾病尚无有效的治疗手段，但正确的诊断仍很重要，因为它是判断预后的根据。与成人相同，儿科疾病的诊断包括收集临床资料；整理分析资料，提出初步诊断；进一步临床观察验证诊断三个步骤。由于儿科学涉及内容多、范围广，儿童在解剖、生理、生化、病理、免疫、营养代谢等方面都与成人有很大的不同，且各不同年龄期的儿童又存在较大的差异，其疾病的种类以及临床表现均有其特殊性，故作为儿科医生应具备较全面系统的医学知识、正确的逻辑思维方法和高度负责的工作态度。

第一节　收集临床资料

临床资料包括病史、体格检查和辅助检查三个方面。在收集临床资料的过程中，必须做到全面、客观、详细和准确。资料片面不完整常导致漏诊，而带有主观性的或错误的临床信息常使临床思维误入歧途，造成误诊。住院患者要求全面的病史和体检资料，而对门诊患者可针对主诉突出重点进行体格检查。

一、采集病史

病史是疾病发生发展过程中一系列主观和客观感觉的表述，是临床资料中最基础、最根本的部分。

小儿大多数不能正确叙述病情，多由其监护人代述，这与成人自述的感觉有所不同。由于监护人的身份、文化程度、与患儿之间的关系以及对疾病的关心程度不同，使得病史的客观性与可靠性均与实际情况存在一定的差距，这在诊断过程中必须有所考虑。医生除全面系统地听取供史者的叙述外，还应巧妙地从正面、侧面不同角度提出各种问题，尽可能详细地了解每一临床现象发生的细节，必要时可反复询问，或向不同的接触者多方面询问。其次，询问应讲究方式方法，如对一个小婴儿要了解是否有腹痛，应询问患儿是否有食欲不佳、突然发作性哭闹伴双腿屈向腹部，或家长触其腹部是否有啼哭等情况。又如1~2岁婴儿咽炎时常不会叙述咽痛，但家长可能会观察到患儿有流涎、拒绝进食固体食物并有口腔异味。另外，家长表述的症状或体征并不一定准确，要注意引证核实。如主诉为发热，一定要询问具体温度及测量部位。又如家长表述其1岁的婴儿有气促，要询问每分钟呼吸频率，是否伴有喘鸣声。有时症状的核实有一定的困难，需要医生亲自观察才能确定，如新生儿轻微型惊厥。

二、体格检查

体格检查应全面，不要遗漏体征，但要有重点。可根据病史问诊的线索对涉及的器官系统详细检查，同时还应注意重要的阴性体征。如患儿主诉为咳嗽，则胸部的望、触、叩、听检查应为重点，要注意观察是否有气促、呼吸困难，两肺呼吸音是否对称，是否有啰音或哮鸣音等。体格检查的准确性和完整性与医生的临床经验和负责精神密切相关。小儿在医院与医护人员接触时，多带有恐惧心理，往往不合作，使体格检查不能按正常顺序进行，容易遗忘体检项目。剧烈的哭闹直接妨碍心肺听诊和腹部触诊进行，这要求儿科医生有一定的耐心，根据患儿的状态必要时应再次重复，如趁患儿睡眠或哺乳时检查。另外，在小儿体检时要考虑年龄及发育因素而采取不同的方法，如新生儿的视敏度低、视力弱、注视距离近，如欲检查光视觉反应，光源刺激的距离就应比幼儿近，这样才可能得出正确的结论。体格检查结果的判断标准也因年龄而异，如觅食反射阳性在 1 个月的婴儿属正常，但出现在 1 岁的婴儿属异常，提示中枢神经系统存在病变。

作为儿科医生还应特别强调望诊。在一见到患者的瞬间还未正式接触交谈时就应注意患儿的总体情况，如精神、面色、眼神等，这对判断病情程度有很大帮助，可对病史起补充作用。

三、辅助检查

辅助检查包括实验室检查和器械检查。现代医学诊断技术的发展已使临床各项辅助检查项目日趋多样和完善，使之成为临床诊断不可或缺的重要手段。但任何病例都应根据病史和体格检查结果进行初步分析，然后有目的、针对性地提出必要的检查项目。辅助检查主要用于支持诊断假设或因鉴别诊断需要而排除某些疾病。应避免盲目筛查式的进行过多的实验室检查，以减轻患儿的痛苦及家庭经济负担。检查项目的选择应遵循从一般到特殊，从简单到复杂，从主要到次要的顺序逐步进行。尤其是一些创伤性或可能给病儿带来痛苦的项目，应采取慎重态度，事先统筹安排。如多次重复抽血会增加患儿痛苦，并易使患儿产生恐惧、抵触性情绪，不利于治疗措施的实施及疾病的康复。对一些创伤较大或可能发生并发症的检查项目在万不得已时才选用，应事先征得家属的同意并书面签字。

第二节　临床资料的整理和分析

一、资料归纳

将病史问诊、体格检查和各项辅助检查的结果进行整理，去粗存精，有条理、系统地进行归类并列出条目。要求有高度的概括性，围绕主诉、突出重点，将主要症状的特点、体格检查阳性发现及重要的阴性体征、实验室检查的异常结果列出条目。以下是一病例临床归纳的特点：

1. 男性，1 岁。
2. 持续发热 2 周伴不规则皮疹。
3. 咽充血，双侧扁桃体 II 度肿大。
4. 颈部浅表淋巴结轻度肿大。
5. 肝中度肿大，脾轻度肿大
6. 外周血常规白细胞总数正常，以淋巴细胞为主，轻度贫血，血小板计数正常，尿常规正常。

二、资料分析与提出初步判断

在对临床资料进行归纳的基础上，结合病例特点进行分析判断，提出能解释临床问题的假设，即初诊断。临床资料的分析是一个鉴别诊断的过程，属临床逻辑思维的范畴。实际上，临床逻辑思维贯穿于疾病诊断的全过程。一个有经验的儿科医生在听到主诉后，有时甚至刚看见病儿还没开始问诊前，就可能有一个初步的印象，大致是什么方面的问题，这就是临床思维的开始。而这个初步印象会在接下来的问诊、体格检查过程中起一定的导向作用。提出诊断结论所需时间可长可短，有些病例病程短、临床表现典型、资料齐全，很快即可作出诊断；而有些病例病程长、反复多、临床表现不典型、涉及多个系统、病情复杂，短期内不一定能得出诊断结论。

无论是简单还是复杂病例，都必须严格进行鉴别诊断，可以说临床思维的中心问题即为鉴别诊断。对复杂病例常选取一至两条最重要、最客观又最便于进行类比判别的临床表现，逐步对照病因进行分析，列举相似点，不支持或不明确之处，最后提出可能的诊断。以此为基础，进一步收集临床资料如辅助检查，尤其是一些具有特异性诊断价值的项目，以确诊或排除。在儿科疾病诊断的临床思维过程中，具体还应注意下列问题：

1. 首先考虑

常见病儿科疾病谱中，先天性、遗传性和感染性疾病占较大比例，在诊断时应首先考虑。如遇发热待查患儿，病因有很多，如感染、结缔组织病、恶性肿瘤及血液病、变态反应性疾病、体温中枢病变或调节失常、组织破坏与吸收、代谢和内分泌失调等。但婴幼儿由于免疫功能低下，以感染性疾病最为常见，故诊断思路应首先想到感染性疾病。在病原方面，也应多考虑常见的细菌或病毒其次再考虑支原体、衣原体、真菌、寄生虫。然后通过一系列的实验室检查，如外周血常规、C- 反应蛋白、血培养、血清学检查、分子生物学等方法来证实推断。如有关感染的检查均不支持感染可能，再考虑其他非感染性原因。

2. 考虑年龄特点

不同年龄阶段诊断的侧重面也不同。如惊厥是儿科的常见症状之一，如果发生于新生儿，首先考虑围生期因素或代谢异常，如缺氧缺血性脑病、颅内出血、低血糖、低血钙等。如果发生于小婴儿，首先考虑颅内感染、热性惊厥等。如果是较大儿童，多考虑脑炎、癫痫等。

3. 切忌生搬硬套

有些疾病缺乏特异性的实验室检查，而依靠一些非特异性的临床及辅助检查指标来进行诊断。一定要排除相关的疾病后才能诊断，如仅仅看有几条符合诊断标准很容易造成误诊。

4. 重视典型临床表现的积累

有些疾病凭外观直觉就立即能作出诊断，如 21- 三体综合征有特殊的面容，过敏性紫癜有典型的皮肤表现；另外可以通过关联思维来获得诊断，如新生儿有阴茎短小并伴有低血糖，很容易想到先天性垂体功能低下的诊断。但前提是对这些特征非常熟悉，故在平时的工作中要重视典型临床表现的积累。

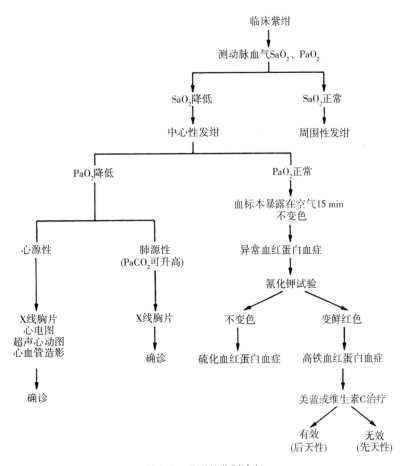

图 1-1 发绀的鉴别诊断

5. 运用临床逻辑运算

所谓的临床逻辑运算是一种计算机科学的产物。它将关键的临床表现和辅助检查按顺序及逻辑关系进行排列，形成流程表。对每个步骤进行"是"或"非"判别后再进入下个步骤，最后得出诊断结论。一些症状或体征已被编制成逻辑运算表，但并非所有的疾病都可采用此方法，因为临床上有时往往不能明确地以"是"或"非"来回答一些问题，所以它不能完全取代临床思维。图1-1为发绀的临床逻辑运算表。

6. 注意诊断的全面性及完整性

诊断必须全面完整的，诊断应包括主要诊断：系统器官定位（肺肝）、性质（炎症、出血）、病程（如急性、慢性）、可能的病原（细菌性、支原体）病理（如支气管肺炎、大叶性肺炎）、病情程度（轻、重）以及并发症（脓胸、气胸）、功能诊断（如呼吸衰竭）等。有时还有次要诊断如贫血、血小板减少症等，都应完整列出。

7. 重视专业会诊现

代临床医学的发展，使分支专业越来越多，就是儿科学下面也有许多分支专业，各学科专业知识信息量的增加也相当惊人。医生的临床知识往往有不同的侧重面，由于时间限制也不可能面面俱到。故对一些长时间没能明确诊断的疑难病例，可请其他相关专业的医生会诊，共同讨论，有助于开阔诊断思路、明确诊断。

第三节　临床观察验证诊断

通过资料收集、归纳、临床思维分析得出诊断结论后，并不一定意味着诊断确立，有时还需经临床观察验证才能最后确认。根据诊断开始治疗后，仍然要考虑有没有其他可能性存在，要根据实际情况随时对诊断进行修正，而不是认定初步诊断不放。因为疾病的发生发展与典型临床表现的出现有一个过程，如一些急性传染病的早期临床表现常与普通上呼吸道感染相似，以后才出现典型表现。有些情况下，虽然做了许多检查，但仍得不出确切诊断，只能根据可能性大小排列出几种可能诊断，这些更应通过临床观察（包括治疗效果）来验证当初诊断的正确性。

总之，临床情况千变万化、错综复杂，儿科作为一个特殊的专业，诊断过程有其特殊性，但关键是要有正确的临床思维能力。作为一个儿科医生，必须具有宽广的基础理论知识、扎实的临床专业技能、良好的临床思维和很强的责任心，才能尽可能地减少临床误诊。

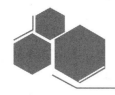

第二章　儿科常用诊疗操作技术

第一节　小儿头皮静脉穿刺术

小儿头皮静脉十分丰富、呈网状分布，且位置表浅、无瓣膜，穿刺时正、逆方向均可进针，具有易固定、静脉输液不影响患儿肢体活动、便于保暖与护理等优点。因此新生儿、婴幼儿静脉输液、输血多采用头皮静脉。头皮静脉穿刺术有一般头皮静脉针穿刺术和头皮静脉留置针穿刺术。

一、一般头皮静脉针穿刺术

（一）适应证

适用于 3 岁以下婴幼儿具有下列情况者：

1. 水、电解质、酸碱平衡紊乱或失调，需要静脉输液纠正者。
2. 需要静脉途径给药、补充营养物质者。
3. 各种原因造成的血容量减少、微循环障碍，需要补充血容量，改善微循环者。
4. 需要静脉输血或静脉抽血者。

（二）物品准备

一次性输液器及 4 ～ 5 号头皮针、一次性 5 mL 注射器、药液或生理盐水、70% 酒精、无菌棉签、胶布、小枕、一次性备皮刀、肥皂等。

（三）操作方法

1. 摆体位、选静脉

患儿取仰卧或侧卧位，头垫小枕，助手站于患儿脚端固定其躯干、肢体及头部。选择显露、较直的头皮静脉，一般多选用额浅静脉、颞浅静脉、眶上静脉、枕静脉和耳后静脉（图 2-1），其中额浅静脉和颞浅静脉具有直、细小、不滑动、易固定、暴露明显、不外渗等特点，是头皮静脉输液的最佳位置。同时应鉴别头皮静脉与动脉，防止高渗溶液和刺激性药液注入动脉，引起动脉供血区的组织损伤、坏死。

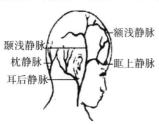

图 2-1　小儿头皮静脉分布

2. 皮肤准备与消毒

用一次性备皮刀剃去穿刺部位的头发；用 70% 酒精消毒皮肤，消毒范围直径为 5 cm 以上，待干。

3. 进针穿刺

排尽输液器及头皮针内空气；用左手拇指和示指绷紧皮肤，固定静脉两端；右手持头皮针针柄，沿静脉方向、与皮肤呈 5°～15° 角直接刺入皮肤、皮下，进入静脉，然后调整针头方向、与静脉平行轻轻推进，见回血后再推进少许，松开输液调节器，观察无异常，用胶布固定。若穿刺进针后无回血，可用注射器轻轻抽吸，如因血管细小或充盈不全无回血，推注少许液体，局部无隆起、周围组织不变白、推注畅通，证实穿刺成功，然后用胶布固定。

4. 拔针

输液、输血、注射药液、抽血毕，将干棉签置于穿刺点上方，迅速拔出针头，按压穿刺点，防止出血。

（四）注意事项

1. 穿刺时，自然光或灯光光线要充足。

2. 对静脉暴露不明显的小儿，可采用按摩、热敷等方法使静脉得以暴露。

3. 头皮针型号的大小应根据治疗需要和血管的粗细而定。

4. 穿刺时，如果进入动脉，则回血呈鲜红色，推注药液阻力大，局部血管呈树状突起，颜色苍白，患儿疼痛、尖叫，应立即拔针并压迫。

5. 对危重症患儿穿刺时，应密切观察面色、呼吸等情况，以免穿刺过程中出现病情变化。

6. 因头皮静脉回缩能力较差，拔针后应按压局部数分钟，按压的范围应包括皮肤穿刺点和针头进入血管的位置，以免出血形成皮下血肿。

二、头皮静脉留置针穿刺术

静脉留置针又称套管针，由钢质针芯、柔软的外套管和塑料针座等组成。留置针外套管由特殊生物材料制成，柔软光滑，可随血管弯曲，不易刺破血管壁，不影响活动；而且刺激性小，留置时间长，减少了一般静脉针多次穿刺造成的静脉损伤，可减轻患儿的痛苦，是静脉输液针理想的换代产品。

（一）适应证

需要间歇性、连续性或每天输液的患儿；需要按时、多次静脉注射无刺激性药物的患儿。其一般留置时间为 2～4 d，长者可达 1 周。

（二）物品准备

一次性静脉留置针、无菌透明敷贴、一次性输液器及头皮针、一次性 5～10 mL 注射器、药液或生理盐水、70% 酒精、无菌棉签、胶布、小枕、一次性备皮刀、肥皂等。

（三）操作方法

1. 摆体位、选血管

同一般头皮静脉针穿刺术。

2. 皮肤准备与消毒

同一般头皮静脉针穿刺术，但消毒范围的直径为 8 cm 以上。

3. 准备静脉留置针

打开静脉留置针外包装，戴无菌手套，拔去护针帽，检查外套管、延长管外观，旋转 360° 松动外套管。连接头皮针和输液器，头皮针插入留置针之肝素帽，并排气。

4. 穿刺进针

左手绷紧皮肤，固定血管；右手持针翼、沿静脉方向、与皮肤呈 15°～30° 角直刺血管；见回血后，放平针翼、降低角度（5°～15°），再平行进针 0.3～0.5 cm，确保套管进入血管。

5. 送套管

将针芯退出 0.5 cm，右手持针柄固定，左手持套管软座将套管全部送入静脉。

6. 撤出针芯、固定

打开调速器，观察滴速；拔出针芯，用无菌透明敷贴作封闭式固定，以便于观察穿刺点和保持穿刺部位相对无菌；固定延长管；调整输液速度。

7. 封管

输液完毕，用注射器抽吸生理盐水 5 ~ 10 mL 或稀释的肝素液 2 ~ 5 mL 经头皮针注入封管，待封管液剩余 0.5 ~ 1 mL 时，一边推注一边拔针，确保留置管内全部是封管液，防止药液刺激局部血管及回血引起留置管堵塞。

8. 再次输注药液

再次输注药液时，常规消毒肝素帽，将头皮针刺入肝素帽，先用注射器推注 5 ~ 10 mL 生理盐水冲管，再连接输液器输液或注射药物，完毕封管同上。

9. 拔管

输液毕，揭去敷贴，拔针，按压针眼数分钟。

（四）注意事项

1. 应尽量选用最短、最小型号，能满足输液要求的留置针。
2. 穿刺前，必须转动针芯、松动外套管，防止套管和针芯粘合，影响送管或拔出针芯。
3. 严格无菌操作，穿刺点应选择在消毒范围的 1/2 ~ 2/3 处。
4. 进针速度不能太快，从导管观察回血。
5. 针芯拔出后，后座已完全封闭，无须加肝素帽封闭。切勿再从导管后座插入头皮针进行输液。
6. 尽可能不从留置针套管中抽血；必要时，抽血后必须用生理盐水 10 mL 冲管。
7. 密切观察穿刺部位有无出血、红肿与疼痛，如有异常反应及时拔管。
8. 留置导管期间，每天应进行正压封管 1 ~ 2 次。
9. 稀释的肝素封管液是 1 mL 生理盐水中含 10 ~ 100 U 肝素，即一支肝素（1.25 万 U）稀释于 125 ~ 1 250 mL 的等渗盐水中。

第二节　气管插管术

（一）适应证

1. 窒息、心肺复苏。
2. 各种先天或后天性上呼吸道梗阻，呼吸道分泌物严重壅塞，需要立即建立可控制的人工气道者。如严重喉水肿，哮喘持续状态时气道闭塞，误吸（奶汁、胃内容物反流、新生儿出生时胎粪吸入等）、气管外血肿、脓肿及肿瘤压迫气管致气道梗阻等。
3. 任何原因引起的呼吸衰竭，需要进行人工通气治疗者。
4. 为施行控制性过度通气如脑水肿时。
5. 保护气道，防止误吸如昏迷、破伤风者。
6. 新生儿出生时 Apgar 评分 4 分以下或严重新生儿呼吸暂停。

（二）禁忌症

1. 颈椎损伤，颅底骨折。
2. 颌面、鼻咽部、上呼吸道畸形或损伤。
3. 口咽部灼烧伤，吞食腐蚀性物质。

但作为抢救生命的呼吸支持措施，上述禁忌证有时仅为相对禁忌证。

（三）插管前准备

1. 器械及物品

（1）喉镜、插管钳、气管插管、接头。

（2）手控复苏器、简易气囊、氧气瓶。

（3）口、鼻腔吸痰管和气管内吸痰管、"工"形胶布、负压吸引器。

2. 时间或条件允许时应首先置胃管排空胃内容物并建立静脉通道，连接心电监护仪。

3. 对烦躁影响操作的患儿可酌情给予镇静剂或肌肉松弛剂。

（四）插管途径

1. 经口插管

操作简单、快捷、可一个人完成，缺点是插管后导管不易固定，活动度大，易脱管，影响口腔护理，抽搐或清醒患儿咬管可引起气道梗阻。

2. 经鼻插管

操作较复杂，需时稍长，常需助手配合，操作中可造成鼻中隔或鼻黏膜损伤出血，长期保留插管可引起鼻黏膜压迫坏死，外鼻孔皮肤糜烂。其优点是插管易固定，不易脱管，导管活动度小，因而对喉部及气管黏膜损伤小，不影响口腔护理。

选用上述哪种途径主要取决于患儿当时的病情（紧急时多经口插管）及操作者技术熟练程度，在实际工作中应用经口插管者较多。

（五）气管插管操作步骤

1. 经口插管

（1）患儿取仰卧位，肩部垫高使头后仰，助手位手术者对侧，用双手掌固定头部，双前臂压住患儿肩关节部（图2-2）。

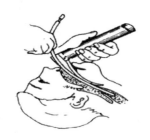

图2-2 经口气管插管法

（2）先用复苏器口罩加压给纯氧，改善患儿全身氧合状态。

（3）术者左手持喉镜，右手拇指、示指拨开上下唇，从右口角将喉镜插入，将舌推向左侧，通过舌及硬腭间沿中线向前插入，向上垂提起喉镜（切不可将上齿或齿龈作为支点，以免致使门齿脱落或齿龈损伤出血），前后轻滑镜片，找到乳白色会厌后，若口咽部较多分泌物应迅速吸净，然后挑起会厌（直喉镜可直接挑起会厌，弯喉镜可使其前端压迫会厌上陷窝而使会厌挑起），同时术者左小指或助手轻压环状软骨，此时声门暴露，如声带开放即可插入导管，如果声带紧闭，助手可按压胸骨下段或胸廓，产生有力的人工呼气，使声带张开，术者右手持导管（导管自然弯曲向上，斜口向左）从左口角沿喉镜边插入气管，使导管尖端过声门1～2cm（新生儿）或2～5cm（婴幼儿及儿童）。婴儿上气道最小直径处是在环状软骨环，而不在声门，故插管若不能顺利通过声带下方，切不可粗暴用力，此时应换小一型号的插管，重新操作。全部操作过程须注意无菌。

（4）插管完全后护士迅速行气管内吸痰一次（5s内），助手立即将复苏器或简易气囊接好，进行加压纯氧人工呼吸。放好牙垫，胶布固定。

2. 经鼻插管

（1）固定体位（操作同前），清理鼻腔分泌物，用0.5%麻黄素和丁卡因鼻腔喷入，可减少鼻黏膜出血，减轻刺激并使插管顺利通过鼻腔。

（2）术者先将前端涂有润滑剂（如液体石蜡或生理盐水）的插管经一侧鼻孔左右轻轻旋转的同时徐徐插入，经过二个狭窄后有落空感时即达咽喉部。

（3）用喉镜暴露声门（操作同前）（图2-3）。

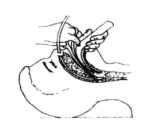

图 2-3　经鼻气管插管法

（4）右手持弯钳或止血钳，从喉镜右侧进入咽喉部夹住导管尖端，将其插入气管内，同时助手持导管外端直接向鼻内推送达所需深度。

（六）插管所处位置的判断加压纯氧人工呼吸

给氧后发绀缓解，双侧胸廓活动度一致，双腋下听诊呼吸音对称为成功的标志。

如果发绀不缓解，腹部进气声明显强于两肺呼吸音或双肺听不到呼吸音，胸廓不起伏而腹部逐渐膨隆，患儿仍能发音，则提示导管误入食管，须重新插管；若一侧胸廓活动度及呼吸音明显强于另一侧，则可能导管插入过深，已进入一侧主支气管内，此时宜缓慢向外撤管，直到两侧胸廓活动度及呼吸音对称。由于右主支气管较粗直，且与气管夹角大，故插管过深时导管易插入右主支气管，偶也可入左主支气管。必要时可行床边拍胸片，观察插管位置。

（七）插管中可能出现的危象及处理

1. 缺氧

呼吸衰竭患儿原已处于缺氧状态，因插管刺激，患儿挣扎加重缺氧，甚至引起心跳抑制。如果患儿出现严重发绀、心率减慢，应暂停操作，用复苏器加压给氧，待发绀缓解、心率趋于正常时再行插管。

2. 心动过缓

插管操作可刺激咽喉部迷走神经感受器，反射性地引起心动过缓，甚至心跳骤停，故可预先用丁卡因喷于咽部，或给予镇静剂，或阿托品皮下注射或静注，阿托品用量为 0.01 ～ 0.02 mg/kg。

3. 呕吐及误吸

插管前未置胃管者，喉镜刺激或心脏按压均可引起呕吐，尤其近期进食或加压给氧引起胃内充气膨胀时，故只要情况允许，插管前均应置胃管排空胃内容物。

4. 误入食管

插管误入食管：操作者切记一定要直视插管插入声门。

（八）插管术后事项

1. 导管的固定

确定插管成功后，加牙垫，用"工"型胶布固定，长条端胶布贴在唇鼻间皮肤；短条端胶布将导管和牙垫环形贴牢，下颌处皮肤用同样方法加固（经口插管），或将长条端胶布沿鼻翼延伸至面颊粘贴，短条端环形粘牢导管，记录插管型号和深度。

2. 确定插管深度

有条件最好插管后即行床边拍胸片，观察插管位置，插管顶端应在气管隆突上 1 ～ 2 cm，或第 2 ～ 3 胸椎水平。

3. 体位

约束四肢，头肩部用沙袋固定，尽可能保持头及上胸部抬高 15° ～ 20°。

4. 给氧

根据病情接呼吸机行机械通气或气囊人工给氧。

第三节　胸腔穿刺术

一、胸腔穿刺抽液

（一）适应证

1. 在发现胸膜腔积液后为了明确诊断应做胸腔穿刺，留取胸水做常规、生化、涂片、培养等检测。

2. 胸膜腔积液量大或伴有液气胸，临床上出现呼吸困难、心脏及纵隔移位等压迫症状时，则必须进行胸膜腔穿刺抽液来缓解临床症状。

3. 胸膜腔穿刺为治疗化脓性胸膜腔积液（脓胸）的重要手段。需要每天或隔天定期抽脓，冲洗及向胸膜腔内注入抗生素和激素等药物。

（二）操作方法

1. 患儿取坐位，患侧前臂举至头顶部，年长儿可倒骑坐在靠背椅上，胸部紧贴椅背上缘；婴幼儿则可以让助手坐在椅子上抱着患儿，两者胸部对胸部，患儿稍前弓，暴露背部并使之突出；重症者可取半卧位或仰卧位，由助手帮助其将两上臂枕于头下。

2. 术者立于患侧，对背部进行叩诊，寻找叩诊实音明显又偏低处作为穿刺部位，穿刺点一般选择在肩胛角线第 7 ~ 8 肋间，如穿刺点在腋前线则为第 5 肋间、腋中中线为第 6 肋间、腋后线为第 7 肋间，摸好下一肋骨的上缘（此处无血管、神经走行），用甲紫棉棒在皮肤上做好标志，若为包裹性积液则必须由 X 线或超声定位来选择穿刺点。

3. 常规消毒皮肤，铺孔巾，用 1% 普鲁卡因局部麻醉皮内、皮下、肋间肌直至胸膜，边进针边给药，直至回抽有液体为止，用无菌纱布压迫针眼部位，撤麻醉针。

4. 左手食指、中指将准备进针的肋骨上缘处皮肤绷紧，右手拿穿刺针，针的尾部连接一橡皮管并用止血钳夹住，将穿刺针由肋骨上缘穿刺点垂直刺入，参考注射麻醉药时的深度（约 2 cm），若感到阻力突然消失则表示已到达胸膜腔，将橡皮管尾端再接一注射器，放开止血钳抽吸液体，当注射器抽满液体后，应先用止血钳夹住橡皮管，然后移去注射器，将注射器内的液体注入准备送化验的消毒器皿及弯盘内，如此反复抽吸，并记录抽出的液体量。如将穿刺针尾部接一个三通管，三通管的一端接注射器，一端接橡皮管，则可不必使用止血钳，操作更为方便。

5. 胸腔穿刺抽液结束后，应迅速拔除穿刺针，用无菌纱布压迫针眼部位并用胶布固定。

6. 患儿如抽液不畅，可用生理盐水反复冲洗，最后注药。须做胸水培养者，应用培养管接取胸水，瓶及瓶塞均应用酒精灯消毒后再送检。

7. 重复胸膜腔穿刺抽液时要有 X 线检查做指导或用 B 超定位，观察液量多少，确定穿刺部位。

（三）注意事项

1. 穿刺前应向患儿及家属说明穿刺目的，以消除其顾虑，打开穿刺包后应检查器具是否完备适用。

2. 穿刺过程中应不断观察患儿的反应，如面色苍白、出汗、昏厥，或出现连续性咳嗽、咳泡沫痰，或抽液含新鲜血液应立即停止抽液，进行对症处理。

3. 一次抽液不可过多、过快，以免引起纵隔突然移位。诊断性抽液 1 ~ 2 mL/kg 即可，一般为 10 ~ 15 mL/（kg·次），不得超过 20 mL/（kg·次）。疑为化脓性感染时，助手用无菌培养管取标本，然后送细菌培养及药敏试验。检查瘤细胞时，至少需 50 mL 液体，并立即送检，以免细胞自溶。

4. 需进行药物治疗时，可在抽液完毕后将药物经穿刺针注入。

5. 穿刺与抽液时应注意无菌操作并防止空气进入胸腔。

6. 应避免在第九肋间隙以下穿刺，以免穿透膈肌损伤腹腔脏器。

二、胸腔穿刺抽气

（一）适应症

1. 液气胸患儿，穿刺抽液后仍有压迫症状，气体不能排除者。

2. 张力性气胸、金黄色葡萄球菌肺炎等导致的自发性气胸，临床上突然出现喘憋、烦躁、发绀及肺部叩诊为鼓音或过清音，并经 X 线检查证实为气胸后，应立即行胸膜腔穿刺抽气以缓解临床症状。

（二）操作方法

1. 患儿取半卧位或卧位，一般选择患侧锁骨中线上第 2 肋间为穿刺点，选好后用甲紫棉棒做好标志。

2. 具体操作方法见"胸膜腔穿刺抽液"。

3. 穿刺抽气时尽量抽空气体，若边抽边长，疑为张力性、开放性气胸，需要持续排气时，则应采取胸腔闭式引流。

（三）注意事项

1. 穿刺前必须再次进行胸部叩诊，明确健侧与患侧，并与胸部 X 线片核对。

2. 在穿刺抽液、抽气的过程中，应避免穿刺针移动，可由助手用止血钳紧贴胸壁必住针头固定，以免损伤肺组织。

3. 操作过程中，如患儿出现面色苍白、大汗、剧烈咳嗽、咳泡沫痰、胸痛、呼吸困难或抽出血性液体时必须立即停止操作，查找原因，并及时采取相应的措施。

4. 在穿刺时，应将穿刺针处皮肤拉紧，并与皮下针眼错开，待拔针后，表皮组织则自然将针眼盖上，以防形成瘘道。在操作过程中应保证与胸膜腔相通的各接头不脱落，注意三通的方向不能接错，以防止空气进入胸腔。

第四节　腹腔穿刺术

一、适应证

1. 疑有腹水或已确定有腹水，需要确定腹水存在或判断其性质，明确诊断者。

2. 大量腹水导致呼吸困难、腹部胀痛难忍，需要穿刺放液，减轻压迫症状者。

3. 结核性腹膜炎等需要定期抽液、注药，配合治疗者。

二、物品准备

常规治疗盘（弯盘、碘伏、无菌棉签、胶布）、无菌腹腔穿刺包（腹穿针、血管钳、纱布、大棉球、洞巾、7 号针头、试管或标本瓶）、无菌手套、2% 利多卡因或 1% 普鲁卡因、5 mL 及 20 mL 一次性注射器、无菌玻璃接头橡皮管、多头腹带、皮尺、容器等。

三、操作方法

1. 操作前先让患儿排尿，以免穿刺时刺破膀胱。

2. 摆体位：让患儿取坐位或半卧位，并由助手协助固定。

3. 选择穿刺点：常选择脐与髂前上棘连线中、外 1/3 交界处为穿刺点，此处不易损伤腹壁动脉；或选择脐与耻骨联合连线中点偏左或偏右 1 ~ 2 cm 处为穿刺点，此处无重要器官，并且易愈合；少量积液，尤其是有包裹性分隔时，应在 B 超指导下定位。

4. 局部消毒与麻醉：用碘伏常规消毒皮肤，戴手套，铺无菌洞巾；用 2% 利多卡因或 1% 普鲁卡因自皮肤逐层麻醉至腹膜壁层。

5. 穿刺进针：左手固定穿刺部位皮肤，右手持腹穿针自麻醉处垂直刺入并缓慢向前推进，待针尖抵抗感消失，示已进入腹膜腔。

6. 抽取腹水：诊断性穿刺时，用注射器直接抽吸 50 ~ 100 mL 腹水，注入标本瓶中送检；需要大量放液时，连接无菌玻璃橡皮管，由助手用无菌血管钳固定穿刺针头，放开血管钳，将腹水引流于容量器内，并边引流、边将已备好的多头腹带自上而下逐层扎紧。

7. 放液完毕，拔出穿刺针，覆盖无菌纱布，压迫数分钟，胶布固定；让患儿卧床休息；记录、送检。

四、注意事项

1. 有肝性脑病先兆、结核性腹膜炎粘连包裹、包虫病的患儿禁止穿刺，避免引起肝性脑病，刺破脏器，引起包虫病扩散。

2. 在穿刺过程中，随时观察患儿的一般情况，如出现头晕、心悸、恶心、呼吸急促、面色苍白、脉搏增快等表现，应立即停止穿刺、放液。

3. 对腹水较多者穿刺时，穿刺针通过皮肤达皮下后，应在另一手协助下，稍向周围移动一下穿刺针头，而后再向腹腔刺入，避免自皮肤到壁层腹膜的针眼在一条直线上，防止漏液。

4. 放液不可过快、过多，腹水流出速度用输液夹子调整，一般每次放液量不超过 20 ~ 30 mL/kg，以防放液过多引起电解质紊乱、大量蛋白质丢失。

5. 放腹水时，若流出不畅，可将穿刺针稍做移动，或稍变换体位。

6. 大量放液后用多头腹带束紧腹部，以防腹压骤降，引起血管扩张、血压下降、休克。

7. 放液前后均应测量腹围、脉搏、血压，检查腹部体征，观察穿刺点有无漏液及病情变化。

第五节　腰椎穿刺

一、适应证

1. 诊断及观察疗效检查脑脊液性质、压力，鉴别各种脑炎、脑膜炎等中枢神经系统疾病。
2. 治疗椎管鞘内注射药物（如脑膜白血病）。

二、操作方法

1. 患儿侧卧，膝髋屈曲，双手抱头，充分低头弯腰。应由助手协助患儿，以取得最大程度的脊椎弯曲，充分暴露检查部位的椎间隙（图 2-4）。

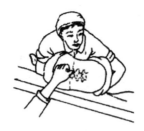

图 2-4　腰椎穿刺的体位及部位

2. 术者位于患儿背后，用食指、中指摸好两侧髂骨嵴，此连线中点为第 3、第 4 腰椎棘突之间，在此处穿刺即可。小婴儿脊髓相对较长，穿刺点可选择第 4、第 5 腰椎间隙。

3. 常规消毒，用拇指固定第 3 腰椎棘突，沿棘突下方用 1% 普鲁卡因局麻，边进针边推药，深至韧带，用消毒纱布压迫。右手持腰穿针，左手拇指固定住第 3 腰椎棘突，沿其下方穿刺，进皮稍快。进入棘突间隙后，针头稍向头侧倾斜，当有突破感时停止进针，拔出针芯，可见脑脊液流出。接 2 ~ 3 mL 脑脊液分别送检常规、生化或培养。如检测颅压可事先准备好测压管测量压力。如操作过程脑脊液流通不畅，可以转动针尾，助手压迫颈静脉，穿刺针亦可略调深浅。重新插上针芯，无菌纱布紧压穿刺处，拔针后胶布固定，让患儿去枕平卧 4 ~ 6 h。

三、注意事项

1. 当患儿有颅内压增高、视乳头水肿，若病情需要，应先用脱水剂，降颅压后再穿刺，并且放脑脊液时应用部分针芯堵在针口上，以减慢滴出速度，以防发生脑疝。

2. 由于患儿年龄和胖瘦的不同，达到脊髓腔的深度也不同，对瘦小者穿刺时缓慢进针，以免进入过深引起出血。

3. 新生儿可用普通注射针头进行腰穿，较用常规腰穿针容易。

4. 术后患儿至少平卧 4～6 h。有颅内高压的患儿，腰穿后平卧时间可适当延长。

5. 穿刺部位皮肤有化脓性感染者，禁忌穿刺，以免引起感染。

6. 穿刺应在硬板床上进行。

7. 穿刺时如发现患儿呼吸、脉搏、面色突然异常，应停止操作并进行抢救。

第六节　骨髓穿刺术

一、适应证

1. 凡需要了解骨髓细胞和造血功能，用以诊断血液病如白血病、再生障碍性贫血、血小板减少性紫癜等疾病，均应行此检查术。

2. 寻找寄生虫病病原体，如黑热病、慢性疾病等。

3. 细菌感染性疾病，血培养阴性时亦可取骨髓液进行细菌培养。

4. 进行骨髓内输血、输液及输注骨髓液。

二、物品准备

无菌骨髓穿刺包（弯盘、骨髓穿刺针、洞巾、镊子、纱布）、无菌手套、一次性 5 mL 及 10 mL 注射器、载玻片、推片、2% 利多卡因或 1% 普鲁卡因、甲紫（龙胆紫）、培养瓶、常规无菌治疗盘用品一套。

三、操作方法

1. 选择穿刺部位

18 个月以下婴幼儿一般选择胫骨前内侧面，年长儿选择髂前上棘，较大儿童可选择胸骨。

2. 摆体位

胫骨穿刺者取仰卧位，两腿分开，穿刺侧小腿上段的下面垫一小沙袋，助手用两手分别固定其膝部和踝部，并用前臂约束其另一腿；髂前上棘穿刺者取仰卧位，暴露髂前上棘，助手固定；胸骨穿刺者取仰卧位，背上部稍垫高，胸骨暴露，两臂约束于身旁，助手固定。

3. 标注穿刺点

胫骨穿刺时，选择胫骨前内侧面的胫骨粗隆与胫骨内踝间为穿刺点，相当于胫骨粗隆水平下 1 cm 处；髂前上棘穿刺点位于髂前上棘后 1～2 cm 骨面最宽之嵴缘处；胸骨穿刺点为胸正中线与第 2、3 肋骨间隙交叉之胸骨体或胸骨柄处。检查选定穿刺点后，用蘸甲紫的棉签标注。

4. 局部消毒与麻醉

常规消毒穿刺部位皮肤，戴无菌手套，铺无菌洞巾，用 2% 利多卡因或 1% 普鲁卡因作局部皮肤、皮下及骨膜浸润麻醉。

5. 穿刺进针

操作者先将穿刺针的刺入长度固定于 1.5 cm（胸骨穿刺约 1.0 cm）处，以左手拇指、示指固定穿刺部位皮肤，右手心垫一纱布持穿刺针垂直于骨面（胸骨穿刺时，针头指向患儿头部，与胸骨成 45°～60° 角）刺入皮肤、皮下，然后施适当压力并左右旋转推针前进，当阻力感突然消失、穿刺针固定于骨中不能摆动时，示进入骨髓腔。

6. 抽吸骨髓液

拔出针芯，接上干燥的 5 mL 或 10 mL 注射器，用适当压力抽吸，患儿会感到尖锐性疼痛，随即便有红色的骨髓液进入注射器，抽吸 0.2 ~ 0.5 mL 滴于玻片上，由助手立即做骨髓涂片；如做骨髓培养时，则再抽取 1 ~ 2 mL 注入培养瓶中。

7. 抽吸完毕

插入针芯，左手取无菌纱布置于针孔处，右手拔除穿刺针，覆盖无菌纱布并按压 1 ~ 2 min，胶布加压固定。

四、注意事项

1. 穿刺前应做出、凝血时间检查，有出血倾向的患儿操作时应特别慎重，血友病等凝血因子缺乏性疾病的患儿禁止作骨髓检查。

2. 胸骨穿刺一般用于髂前上棘等穿刺失败者，且用力不可过猛，以免穿透胸骨内侧骨板，引起心脏、血管损伤。

3. 穿刺针及注射器必须干燥，以免引起溶血。

4. 抽吸骨髓液量不可过多，以免混入血液而冲淡骨髓液，影响细胞形态学检查结果；如须作培养时，则应在骨髓涂片后，再接上注射器抽取骨髓液 1 ~ 2 mL，送骨髓培养。

5. 如果穿刺针固定于骨中后抽不出骨髓液，则可能是针腔被皮肤或皮下组织堵塞或干抽，应重新插上针芯，稍做旋转或再进入少许或退出少许，再拔出针芯抽吸。

6. 术中，应严格无菌操作，以免引起骨髓内感染；术后嘱患儿卧床休息 30 min，并观察有无出血。

微信扫码
◆ 临床科研
◆ 医学前沿
◆ 临床资讯
◆ 临床笔记

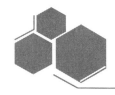

第三章　儿科临床常见症状

第一节　发热

发热（fever）是小儿常见的症状，许多疾病均可引起发热。小儿时期的正常体温较成人稍高，因为小儿的新陈代谢较成人相对旺盛，体温调节中枢发育未完善，昼夜之间体温有一定的波动。通常晨间稍低，下午稍高，但波动范围不超过1℃。饮食、剧烈运动、哭闹、情绪激动、室温过高、衣被过厚等均可使小儿体温暂时性升高，这些不属于病理性发热。正常情况下肛表体温比口表体温稍高，腋表体温最低差异范围在0.3～0.5℃之间。随着体温升高，三者基本一致。

目前发热的分度尚未统一，一般以37.5～38℃为低热，38.1～39℃为中度发热，39.1～40.4℃为高热，40.5℃以上为超高热，低于35℃为体温过低。目前儿科临床多采用腋表测温。

按发热时间长短分：①短期发热。发热＜2周，多伴有局部症状及体征；②长期发热：发热≥2周，有的可无明显症状及体征，须实验室检查帮助诊断；③原因不明发热。发热持续或间歇超过3周，经体格检查、常规实验室检查不能确诊者；④慢性低热。低热持续1个月以上。

发热常见热型有：①稽留热。热度在39℃以上，每天体温波动在1℃以内，可持续数天或数周；②弛张热。高热每日体温波动在2℃以上，但未回到正常；③间歇热。发热39℃以上，经数小时后降至正常，经1 d到数天后又再次发热，如此反复发作；④不规则热。发热持续时间不定，体温波动较大，热型无一定规律；⑤双峰热。在24 h内有2次波动，形成双峰；⑥双相热。发热持续数天后，经1 d至数天热退期，然后又发热数天，再次退热；⑦波浪热。体温在数天内逐渐上升至高峰后又逐渐下降至正常，经过一段时间间歇后，再次发生，反复持续呈波浪状。

一、病因及发病机制

不同病因的发热其发热机制各有不同。

（一）感染性发热

感染性发热是发热的最常见原因，由各种病原体，如细菌、病毒、真菌、支原体、衣原体、立克次体、螺旋体、寄生虫及其代谢产物等外源性致热原所引起，可诱导机体宿主细胞、中性粒细胞、单核细胞等产生引起发热的递质，称之为内源性致热源。内源性致热源为白细胞介素－1、白细胞介素－6及肿瘤坏死因子等，当致热源进入血循环后，作用于血管内感受器或直接作用于下丘脑体温调节中枢而引起发热。

（二）非感染性发热

1. 结缔组织与变态反应性疾病的发热系抗原－抗体复合物激活中性粒细胞，释放内源性致热源所致。

2. 肿瘤性疾病的发热可能是组织损伤部位的炎症反应中的白细胞及肿瘤坏死因子释放内源性致热

源引起，也可能是肿瘤细胞的自身免疫因素激活白细胞释放内源性致热源所引起。

3. 产热过多如惊厥或癫痫持续状态的发热，由于肌肉抽搐，短时间内产热量大于散热量而致发热。甲状腺功能亢进的发热，由于甲状腺分泌增多，基础代谢增高致产热过多，且产生的热量不能以高能磷酸化合物的形式储存，故导致体温增高。

4. 散热减少如广泛性皮炎、鱼鳞病、先天性外胚层发育不良汗腺缺乏症，由于汗腺功能缺乏，同时皮肤的辐射传导、对流的散热受到影响而出现发热。

5. 体温调节中枢功能失常如大脑发育不全、脑性瘫痪、颅脑损伤、颅内出血、暑热症可影响或损伤下丘脑体温中枢，致散热发生障碍出现发热。

6. 自主神经功能紊乱如功能性低热、感染后低热等，使自主神经功能紊乱，影响体温调节致发热。

二、诊断要点及注意事项

（一）病史

对发热的诊断与鉴别诊断提供重要线索。

1. 详细询问病史，注意发病年龄、性别、季节、发病地区、传染病接触史、预防接种史。

2. 了解发热的缓急、高低、类型、时限规律性及发展过程。

3. 发热的伴随症状

（1）发热伴皮疹：见于败血症、川崎病、伤寒或副伤寒、风湿病、结缔组织病、药物热等。

（2）发热伴淋巴结肿大：见于传染性单核细胞增多症、白血病、恶性淋巴瘤、淋巴结结核等。

（3）发热伴肝、脾肿大：见于传染性单核细胞增多症、白血病、恶性淋巴瘤、结缔组织病、急性血吸虫病、疟疾、黑热病等。

（4）发热伴关节痛：见于化脓性关节炎、结核性关节炎、变态反应性关节炎、药物过敏性关节炎等。

（5）其他：发热伴昏迷、腹痛、黄疸、腹泻、脑膜刺激征等。

（二）体格检查

体格检查必须系统和全面，防止重要遗漏。

1. 注意面容、表情、精神和意识状态、营养状况。

2. 皮肤有无皮疹、出血点、黄疸、皮肤及软组织的化脓病灶。

3. 眼、鼻、口咽、扁桃体红肿、外耳道分泌物。

4. 淋巴结肿大部位、大小、硬度、活动情况及有否压痛。

5. 心、肺部位异常体征。

6. 腹部情况膨隆或舟状、腹肌张力及是否压痛、反跳痛，肝脾大小；性质、压痛否及腹部有否包块。

7. 肛门及周围有无炎症及外生殖器情况。

8. 脑膜刺激征及病理神经反射。

（三）辅助检查

辅助检查可补充病史与体格检查的不足，对诊断与鉴别诊断有重要意义，根据病情选做下列检查。

1. 血、尿、大便常规检查或细菌培养。

2. 血钠、血氯、血钾、血糖、尿酮体、血尿酸、肝肾功能检查、血气分析、血沉。

3. 影像学检查脑、胸、腹 X 线，CT，MRI。

4. 心电图，超声心动图。

5. 脑电图、肌电图。

6. 骨髓检查及淋巴结、皮肤、包块活检。

7. 脑脊液、胸腔穿刺液、心包穿刺液、腹水、关节腔穿刺液的检查。

8. 特殊检查细胞免疫，体液免疫，抗链球菌溶血素"O"（ASO），C-反应蛋白（CRP），类风湿因子（RF），肥达反应（WFR），TORCHES，EBV-IgM，G 试验，甲胎蛋白测定（AFP），酶联免疫吸附试验（ELISA），补体结合试验（CVF），血凝抑制试验（HIT），抗核抗体（ANA），梅毒反应（VDRL、VLSR、RPR），各种皮肤试验（PPD皮试、肺吸虫皮试、包虫皮试等），酶学测定：肌酸磷酸激酶（CPK）、乳酸脱氢酶（LDHI-5）、碱性磷酸酶（AKP），支原体抗体IgM、IgG，衣原体抗体IgM等。

三、鉴别诊断

（一）短期发热

短期发热只要仔细询问病史、流行病学、传染病接触史，结合体征、实验室检查，诊断一般多无困难。常见：

1. 川崎病

发病以婴幼儿多见，发热5d以上，伴：①四肢变化。急性期掌跖红斑，手足硬性水肿，恢复期指（趾）端及肛周膜状脱皮；②多形性红斑；③眼结合膜充血，非化脓性；④唇充血皲裂，口腔黏膜弥漫性充血，舌乳头呈草莓舌；⑤颈部淋巴结肿大。伴5项中4项者，排除其他疾病即可诊断。如5项中不足4项，但超声心动图有冠状动脉损害，亦可确诊为川崎病。

2. 传染性单核细胞增多症

多见于3岁以上儿童，由EB病毒感染所致。临床上有发热、咽峡炎、淋巴结及肝脾肿大，外周血早期白细胞总数正常或稍低；发病5d后白细胞总数升高，淋巴细胞增加并出现异性淋巴细胞增多，以10%以上为特征，EBV抗体IgM阳性有诊断意义。

（二）感染性疾病

感染性疾病是长期发热最常见的原因，可由细菌、病毒、真菌、支原体、衣原体、立克次体、螺旋体、寄生虫等感染所致。其中最常见感染性疾病有：

1. 败血症

小儿常见急性全身严重感染性疾病之一，常见细菌有金黄色葡萄球菌、大肠杆菌、变形杆菌、绿脓杆菌等，但广泛应用抗生素后溶血性链球菌、肺炎链球菌明显减少。起病急，可伴寒战，发热呈稽留热型或弛张热型；可出现皮疹，皮疹可见红斑疹、荨麻疹、猩红热样皮疹，甚至瘀点、瘀斑、小脓疱；可伴关节痛及腹痛、肝脾肿大，一般呈轻度肿大，可有压痛，部分迁徙病灶如肺脓肿、脓胸、化脓性心包炎、肝脓肿、脑脓肿、骨髓炎等。外周血白细胞总数及中性粒细胞增高，且有核左移，甚至胞质中有中毒性颗粒，红细胞及血红蛋白降低，严重者血小板减少。血、骨髓、炎性渗出物、脓肿液、脑脊液、胸、心包、腹水等标本细菌培养阳性，现多因早期应用抗生素血培养及其他培养阳性率一般不高。当怀疑细菌L型败血症时，应及时用高渗L型培养基进行血培养和厌氧菌培养。临床经验诊断：凡遇原因不明的寒战、高热、中毒症状重、白细胞总数及中性粒细胞增高，而无某一系统的急性感染时，应警惕本病可能性；如皮肤、黏膜、呼吸道、泌尿道等处有感染性病灶，同时伴有高热，严重全身中毒症状，经一般抗生素治疗效果不好者；有全身感染表现，病程中出现皮肤、黏膜瘀点，肝脾肿大，迁徙病灶，甚至休克或DIC者临床诊断基本成立。

2. 结核病

由结核菌所致。近年我国发病率有增加趋势。儿童结核病常见原发型肺结核、急性粟粒型肺结核、结核性胸膜炎、结核性脑膜炎。典型结核病诊断：未接种过卡介苗，有结核病人接触史，临床表现有结核慢性中毒症状，低热、盗汗、食欲不振、咳嗽、消瘦、精神差、颈淋巴结肿大、CT或PPD皮试阳性、胸X线有结核征象诊断较易。但急性粟粒型肺结核大部分急性起病，持续高热，中毒症状重，持续时间长，肺部体征不多，X线胸片早期仅表现为肺纹理增多、变粗或织成网状影，因免疫力低下约1/3患儿CT或PPD皮试阴性。有时原发性肺结核肺部原发灶小，直径仅2~3mm，肺门淋巴结肿大，小于1.5cm时，纵隔不增宽，肺门阴影不增大，X线也很难发现，加上接种过卡介苗后感染的结核常易误诊败血症、伤寒等。临床经验诊断：儿童有急性发热，呼吸气促，发绀，脉搏加快，查体时心肺体征轻微无法加以解释，X线胸片未见结核病变，仍需考虑急性粟粒型肺结核或原发型肺结核，建议发病后2周左右再做胸CT或MRI，有助进一步诊断；如有结核病接触史，其他治疗效果不好，宜试行抗结核治疗，从治疗效果判断结核的可能性。

感染性疾病还有伤寒或副伤寒、EB病毒感染、细胞病毒（CMV）感染、真菌感染、螺旋体病、血吸虫病、肺吸虫病、疟疾、黑热病。局限性感染有慢性肾盂肾炎、肾周围脓肿、肛周脓肿、心内膜炎、心包炎及中枢神经系统感染（脑炎、脑膜炎）等。

（三）非感染性疾病

1. 结缔组织病与变态反应性疾病

（1）风湿热：是A组乙型溶血性链球菌感染后发病，好发年龄在学龄儿童，根据Jones诊断标准包括3个部分：①主要指标。心脏炎、多关节炎、环形红斑、皮下小结、舞蹈病；②次要表现。发热、关节痛、血沉增高、CRP阳性、P-R间期延长；③链球菌感染证据。咽拭子培养阳性或快速链球菌抗原试验阳性、抗链球菌抗体滴度升高。若有2项主要表现或1项主要表现伴2项次要表现即可诊断。由于近年风湿热不典型和轻症病例较多，易造成漏诊，故应结合具体病例综合判断，减少误诊。

（2）幼年特发性关节炎：①全身型，见于3岁以下，发热超过39℃并持续1周以上，每天体温波动较大，热退后如正常儿，发热持续数周至数月。发热时常伴皮疹，热退皮疹消失可有关节痛，肝、脾、淋巴结轻度肿大。外周血白细胞总数和中性粒细胞增高，肝功能异常，类风湿因子（RF）和抗核抗体（ANA）阴性；②多关节炎型。女性多见，5个或5个以上关节受累，先累及踝、膝、腕、肘大关节，肿痛，局部不发红，特点为慢性、多发性、对称性关节炎。随着病情进展逐渐累及指（趾）小关节，形成梭形肿胀，反复发作后留有关节畸形，全身症状不重，可有低热、生长迟缓、肝脾轻度肿大、轻度贫血，X线检查早期仅显示软组织肿胀，晚期关节面骨破坏。部分类风湿因子（RF），抗核抗体（ANA）阳性；③少关节炎型：受累关节≤4个，好发踝、膝大关节，常为非对称性，少有全身症状，部分发生虹膜睫状体炎，多数组织相容性抗原（HLA）DR5、6、8及B27阳性。凡关节炎型需观察6周以上，排除其他疾病后才可诊断。

（3）系统性红斑狼疮（SLE）：是一种自身免疫性疾病，女性、学龄儿童多见；临床表现多种多样，有的全身症状突出，表现发热、皮疹、关节肿痛和多器官损害；有的以器官系统症状为著。若以某器官为主，常诊断为狼疮性肾炎、狼疮性肺炎、狼疮性脑病等。国内、美国诊断标准虽有不同，但大同小异，国内标准为：①蝶形红斑或盘状红斑；②光敏感；③口、鼻腔黏膜溃疡；④非畸形性关节炎或多关节痛；⑤胸膜炎或心包炎；⑥癫痫或精神症状；⑦蛋白尿或管型尿或血尿；⑧白细胞 $< 4 \times 10^9/L$ 或血小板 $< 100 \times 10^9/L$ 或溶血性贫血；⑨免疫荧光抗核抗体阳性；⑩抗ds-DNA阳性或LE细胞现象；抗SM抗体阳性；皮肤狼疮带试验（非病损部位）阳性或肾活检阳性。符合上述中任何4项者可确诊SLE。

（4）皮肌炎：是一种自身免疫性疾病，以全身广泛性血管炎为病理基础，以皮肤和横纹肌受累为主，如仅累及肌肉而无皮肤损害，则称为多发性肌炎。一般起病缓慢，早期以上眼睑持续水肿、淡紫红色斑为特征，肌肉无力、疼痛和压痛，为对称性，进行性，出现穿衣、上楼、下蹲困难等。诊断标准，主要标准：①特征性皮肤表现：上眼睑红斑，末梢血管扩张症，手指伸侧紫红斑疹及躯干四肢的大片斑疹；②四肢近端肌力减退，肌痛，异常硬结及肌萎缩；③肌肉活检的典型病理表现；④血清肌酶升高；⑤肌电图异常。次要标准：①钙质沉着；②吞咽困难。确诊依据：主要标准3项以上，或主要标准2项加次要标准2项，可诊断本病。疑诊依据：①主要标准1项；②主要标准2项；③主要标准1项加次要标准2项。具备上述三条之一，还需除外其他肌病和结缔组织病。

（5）药物热有长期应用药物史如抗生素、磺胺等，可引起长期发热，常伴有药物性皮疹、痒感、淋巴结肿大，血嗜酸性粒细胞增高，IgE增高，继续用药则持续发热。若疑有药物热时，停止应用有关药物后体温可降至正常，如再次给药又可再次复发，则可肯定诊断。结缔组织疾病还有结节性多动脉炎、血清病等。

2. 组织破坏或坏死

（1）郎格汉细胞组织细胞增生症常分为3型：①勒-雪病，多见于1岁以内，起病急，病情重，有发热，热型不规则；皮疹多见于头皮、发际；躯干为红色或棕黄色斑丘疹，继呈出血性或湿疹样、脂溢性皮疹，最后色素沉着；肝、脾中重度肿大及淋巴结肿大，常伴中耳炎，反复呼吸道感染、贫血。

皮疹压片和淋巴结活检是诊断重要根据。②韩－薛－柯病（HSC），多见于 2～4 岁，5 岁以后少见。起病缓慢，眼球凸出，尿崩（口渴、多饮、多尿），颅骨缺损。③骨嗜酸性细胞肉芽肿，多见于 4～7 岁，任何骨均可受累，但以扁平骨较多见，颅骨最常见，其他有下颌骨、四肢骨和脊椎等。诊断需结合临床、X 线和病理三方面，其中病理检查是诊断最可靠的依据。

（2）恶性组织细胞病：急性起病，表现为发热、面色苍白、消瘦、皮疹及出血，肝、脾、淋巴结肿大，以脾大明显，外周血白细胞、红细胞、血小板三系减少，有时可找到恶性组织细胞或异常单核细胞。骨髓检查是诊断主要依据，可以找到恶性组织细胞。肝、脾、淋巴结活检可见多核巨细胞和异常组织细胞。

组织破坏或坏死还有白血病、恶性淋巴瘤、各种恶性肿瘤、大面积烧伤、大手术后、内出血、血管栓塞等。

3. 产热过多

见于惊厥或癫痫持续状态、甲状腺功能亢进、肾上腺皮质功能亢进等。

4. 散热减少

见于广泛性皮炎、鱼鳞病、先天性外胚叶发育不良、大量失水、失血等。

5. 体温调节中枢功能失常

如暑热病、大脑发育不全、脑性瘫痪、颅脑损伤、颅内肿瘤、蛛网膜下腔出血等。

6. 自主神经功能紊乱

如功能性低热、感染后低热、慢性非特异性淋巴细胞增多症等。

第二节　呕吐

呕吐是婴儿和儿童常见的临床症状，由多种病因引起。严重呕吐可致新生儿和婴儿发生呼吸暂停、发绀或吸入性肺炎，反复呕吐常导致水、电解质和酸碱平衡紊乱。

一、病因及发病机制

呕吐是一复杂的反射动作。呕吐中枢位于延髓，其活动受大脑皮质的控制。呕吐中枢接受传入冲动后，通过传出神经到达食管、胃、膈肌、腹肌、肋间肌，以及咽、腭、会厌等处，通过一系列复杂而协调的神经肌肉活动引起呕吐。呕吐的病因较复杂。

（一）消化系统疾病

1. 消化道感染性疾病

如急性胃肠炎、急性细菌性痢疾、急性阑尾炎等，由于炎症刺激胃、肠黏膜致反射性呕吐，可同时伴有腹泻、腹痛或发热等症。

2. 消化道梗阻

先天性消化道畸形如食管闭锁、肠闭锁、肛门狭窄等，小儿肠套叠，肠扭转或腹腔系膜、韧带压迫肠腔等消化道梗阻时，由于食管、胃或肠内容物下行受阻，积聚于梗阻的上端致逆蠕动而引起呕吐。

（二）中枢神经系统疾病

中枢神经系统感染、颅内占位性病变、颅脑损伤、新生儿颅内出m等是由于颅内病变和颅内高压刺激呕吐中枢所致，或脑脊膜受刺激致反射性呕吐。

（三）代谢障碍和体内、外界毒素刺激

糖尿病酮症酸中毒、尿毒症、急性中毒、急性全身性感染等时，因代谢产物、毒物、毒素等刺激延髓化学感受区引起呕吐。

（四）其他系统疾病

呼吸系统、泌尿系统疾病如支气管肺炎、扁桃体炎、中耳炎、急性尿路感染等时，可因炎症、细菌毒素等刺激呕吐中枢或化学性刺激引致呕吐。

（五）其他因素

新生儿出生过程中吞咽母血或羊水，药物影响可刺激胃黏膜引起呕吐。晕车、晕船刺激呕吐中枢可致呕吐。少数儿童发生神经性呕吐。

二、诊断要点及注意事项

（一）病史

1. 新生儿应询问有无胎儿宫内窘迫及难产史。

2. 有无颅脑外伤史。

3. 呕吐剧烈或较缓，呕吐为持续性或间歇性。

4. 呕吐与进食的关系。

5. 呕吐与食物、药物、精神因素的关系；有无误服药物、毒物史。

6. 有无伴随症状，如发热、头痛、腹泻、腹胀、腹痛及排大便情况，大便性状，腹痛部位、时间和性质，尿量及尿色等。

7. 呕吐物性质，如奶汁、奶凝块，有无呕吐胆汁、粪便、血液等。

（二）体格检查

1. 注意面容、表情、精神和意识状态，营养状况。

2. 有无脱水、黄疸、酸中毒体征。

3. 注意皮肤色泽，有无发绀、苍白，皮疹。

4. 生命体征。

5. 有无咽、扁桃体红肿及分泌物，外耳道分泌物。

6. 心、肺部异常体征。

7. 前囟平坦或突起，张力有否增加。

8. 脑膜刺激征及病理性神经反射征。

9. 注意检查腹部

（1）腹部是否膨隆。

（2）有无胃型、肠型、胃肠蠕动波。

（3）有无腹肌紧张、压痛和反跳痛。

（4）有无腹腔脏器肿大或肿块。

（5）肠鸣音有无增加或减少、亢进或减弱、高调或气过水声等。

（6）有无肛门闭锁或肛门狭窄。

（三）辅助检查

根据病情选做下列检查：

1. 血、尿、大便常规检查或细菌培养。

2. 血钠、氯、钾、尿素氮，血糖，尿酮体，血气分析。

3. X线腹部、胸部摄片。

4. B型超声腹部、胸部检查及早产儿经前囟头颅扫描。

5. X线腹部造影检查。

6. 腹部、颅脑CT检查。

7. 脑脊液检查或培养。

8. 呕吐物化验或毒物分析。

9. 肛门指检。

10. 内窥镜检查。

三、鉴别诊断

1. 新生儿生后不久出现呕吐胃内容物和黏液，多为咽入羊水。

2. 婴儿间歇性呕吐多见于幽门痉挛及喂养方法不当，持续性呕吐常见于消化道和神经系统器质性病变。学龄儿童呕吐与情绪波动密切相关时，注意神经性呕吐。

3. 喷射性呕吐多见于颅内高压，先天性幽门肥厚性狭窄。

4. 呕吐物性质：呕吐物为奶汁、奶凝块及食物，多见于贲门失弛缓、幽门痉挛及幽门梗阻。呕吐物含胆汁见于呕吐剧烈者、高位小肠梗阻和胆道蛔虫症。呕吐物含粪便多见于下段或更低位的肠梗阻。

5. 呕吐伴随症状：伴有腹泻常见于胃肠道感染性疾病；伴发热注意急性感染如急性扁桃体炎、中耳炎、急性痢疾、急性阑尾炎等；伴呼吸道症状多见于急性呼吸道感染；伴有腹痛见于胃肠道感染、急性胰腺炎、胃肠梗阻；伴便血见于肠套叠、痢疾、急性出血性坏死性肠炎、过敏性紫癜；伴有腹部包块见于先天性幽门肥厚性狭窄、肠套叠、肠扭转、腹腔脓肿及肿瘤等。呕吐同时有剧烈头痛应注意颅内高压症。

6. 在食用特殊食物，如蕈类、白果等后出现剧烈的呕吐应考虑急性中毒。

7. 有口服药物，如抗生素、阿司匹林及应用环磷酰胺等类药物的历史，呕吐应考虑药物的影响。

第三节　腹痛

腹痛是小儿常见临床症状之一，多由腹腔器质性或功能性疾患引起；也可因腹外疾病所致，如大叶性肺炎、胸膜炎、风湿热、败血症等。对腹痛的小儿，需仔细采集病史和体检及进行必要的辅助检查，以明确病因。

一、病因及发病机制

腹痛是一种主观感觉，与腹痛部位躯体感觉神经和自主神经受刺激有关。

（一）按传入神经及临床表现

1. 内脏性腹痛

腹腔内脏性疼痛主要由交感神经传导。空腔器官平滑肌的强烈收缩，使腔内压力增加，引起管壁膨胀或血管痉挛与阻塞，致组织局部缺血。这些刺激通过交感神经，再通过内脏神经，相应脊髓节段至中枢神经而产生腹痛感觉。内脏性疼痛一般比躯体感觉迟钝、模糊、定位差，常见于内脏痉挛或梗阻，亦见于消化性溃疡病和早期阑尾炎。

2. 感应性腹痛

感应性腹痛也称为反射性疼痛或牵扯性疼痛。指内脏性腹痛牵扯到身体体表某些部位，甚至在相隔很远的部位产生疼痛或出现皮肤痛觉过敏。感应性腹痛常与内脏性腹痛同时或相继发生，例如小肠病变时，该处痛觉纤维受刺激，冲动沿内脏大神经传入胸脊髓节 9 ~ 10，使位于脐部的体表感应区产生疼痛。由于感应性腹痛的部位与病变脏器部位相一致，临床上可以较准确推断腹痛为某一脏器疾病引起。此外，腹外病变如胸膜炎也可引起感应性腹痛，应注意识别。

（二）按病程分为急性和慢性腹痛

1. 急性腹痛

发病急骤，常较剧烈，病情一般较严重。多见于空腔脏器穿孔、破裂、梗阻、严重炎症。多为外科性疾病，需外科方法治疗。

2. 慢性腹痛

起病缓慢，病程长，可发作性加重，如慢性胃炎、寄生虫感染等。

二、诊断要点及注意事项

（一）病史

1. 发病年龄

婴幼儿或年长儿。

2. 起病情况

急性或慢性起病。

3. 腹痛的性质、部位

持续性或阵发性，持续时间长短，严重程度，及有无放射痛。与呼吸、体位有无关系。

4. 伴随症状

有无发冷、发热，是否有恶心、呕吐、腹胀、腹泻、便秘、呕血及便秘，呼吸困难。

5. 有无尿血，阴道出血。

6. 有无呕吐或粪便蛔虫史，有无溃疡病、腹部手术史。

7. 是否服用某些药物，进食不清洁食物，饮食过量或不当的历史。

8. 有无腹部外伤史。

9. 青春期女孩应询问月经史。

（二）体格检查

1. 注意表情、神志、精神及营养状况、体位。

2. 有无皮疹、脱水、水肿、黄疸。

3. 生命体征。

4. 胸廓、心、肺、脊椎有无异常。

5. 腹部检查应重点注意如下情况。

（1）腹部是否膨隆，腹壁皮肤颜色，腹壁静脉是否明显，有无胃型、肠型、胃肠蠕动波。

（2）腹肌有无紧张，腹部有无压痛、反跳痛。

（3）肝浊音界是否消失。

（4）腹部是否可触及肿大的脏器或肿物。

（5）有无血管杂音或摩擦音。

6. 肛门、外生殖器检查，必要时做妇科检查。

（三）辅助检查

根据病情需要选做以下检查。

1. 血、尿、粪便常规检查，尿三胆检查。

2. 血钠、钾、氯，血糖、尿素氮、肌酐、血气分析、肝功能。

3. 腹部 X 线透视、照片，胸部 X 线照片。

4. 腹部超声检查。

5. 血、尿淀粉酶测定。

6. X 线造影检查。

7. CT 检查。

8. 心电图检查。

9. 腹水穿刺检查。

三、鉴别诊断

（一）发病年龄

不同年龄小儿的常见腹痛原因有不同。新生儿以肠痉挛所致腹痛多见，也可见到先天性消化道畸形引起的肠梗阻，胎粪性腹膜炎。婴儿期以肠炎、肠套叠、嵌顿疝多见。幼儿及儿童则以肠蛔虫、胆道蛔虫、肠炎、阑尾炎、溃疡病等为多。

（二）起病时间及发作情况

1. 起病急骤

考虑急腹症，如急性胃肠炎、急性阑尾炎、急性胰腺炎、肠套叠、肠梗阻、急性出血性坏死性肠炎、急性痢疾、尿路结石等。突然发病应考虑胃肠穿孔、肝脾破裂、胆道蛔虫症等。

2. 慢性腹痛

常见于慢性胃炎、消化性溃疡、慢性阑尾炎、蛔虫病、肠结核、结核性腹膜炎等。

3. 腹痛的性质

（1）婴儿腹痛：多表现为啼哭，烦躁不安，表情痛苦。

（2）阵发性剧烈绞痛：多见于肠蛔虫、胆管蛔虫、急性出血性坏死性肠炎、肠套叠、尿路结石等。

（3）钝痛：多由于腹腔脏器肿胀，如肝脾肿大，隐痛多见于消化性溃疡。

（4）持续性剧烈腹痛：常见于胃肠穿孔、腹膜炎。

（5）腹痛时辗转不安、喜按，见于绞痛，如胆道蛔虫。拒按，不敢动，多见于腹膜炎。

4. 腹痛的部位

一定部位的腹痛与该处脏器疾病有关。最先疼痛的部位大多为病变所在部位。不固定腹痛多见于肠道疾病。此外，腹痛部位的变化，对诊断也有参考价值，如阑尾炎，疼痛最早可在脐周或上腹部，以后转移至右下腹。输尿管结石，随着结石的下移，腹痛的部位也可有改变。

5. 影响腹痛的因素

呕吐后腹痛减轻，见于急性胃肠炎、幽门不全梗阻；排便后减轻，见于急性肠炎、急性痢疾。

6. 腹痛的伴随症状

（1）伴有发热：起病即有发热，提示为炎症性疾病，如急性痢疾、急性阑尾炎、急性肠系膜淋巴结炎等；病初不发热，以后发热者，多为继发感染。

（2）伴有呕吐：见于急性胃炎、急性胰腺炎、胃肠道梗阻、输尿管结石等。高位肠梗阻呕吐出现早，低位肠梗阻呕吐出现较晚。呕吐物的性状与病变部位及性质有关，如幽门以上梗阻呕吐物为胃内容物；十二指肠壶腹以下梗阻，呕吐物常带胆汁；结肠梗阻，呕吐物含粪汁；溃疡病出血，呕吐物有血液；肠蛔虫可呕吐蛔虫。

（3）伴有腹泻：见于肠炎、痢疾、溃疡性结肠炎、肠结核、食物中毒、急性出血性坏死性肠炎等。

（4）伴有便血：见于溃疡病、痢疾、肠套叠、过敏性紫癜、急性出血性坏死性肠炎。

（5）伴有黄疸：见于肝胆炎症或梗阻性疾病。

（6）伴有血尿：见于泌尿系统感染或结石。

（7）伴有腹部肿块：见于腹腔内脓肿、肿瘤、肠套叠、肠扭转、蛔虫性肠梗阻、卵巢囊肿扭转等。

（8）伴有贫血：肝、脾破裂，腹腔血管瘤破裂等。

（9）伴有休克：管状器官穿孔，脏器破裂，肠、睾丸、有蒂肿瘤或囊肿扭转，严重炎症，大叶性肺炎、急性心肌梗死等。

（10）腹部外伤后出现腹痛，应考虑腹腔脏器穿孔、破裂。

第四节　惊厥

惊厥是多种原因所致大脑神经元暂时性功能紊乱的一种表现。惊厥发作时全身或局部肌群突然发生强直－阵挛收缩。局部以面部（特别是眼睑、口唇）和拇指抽搐为突出，双眼球常有凝视、发直或上翻，瞳孔扩大，同时有不同程度的意识障碍。由于咽喉肌的抽搐，而致口吐白沫、喉头痰响，甚至窒息。呼吸肌抽搐可致屏气、发绀。膀胱、直肠肌、腹肌抽搐可致大小便失禁。惊厥发作每次为期数秒至数分钟不等，大多在 5 ~ 10 min 以内。发作后肌肉软弱无力、嗜睡，醒后乏力。严重持续惊厥超过 10 ~ 30 min，或频繁惊厥中间无清醒期者，称惊厥持续状态。惊厥是小儿常见急症之一，应争取最短时间内止惊，并及早查明惊厥病因，防止复发，以免造成缺氧性脑损害和后遗症。

一、病因及发病机制

（一）感染性疾病，多为热性惊厥

1. 颅内感染性疾病

（1）各种细菌性脑膜炎、脑脓肿、结核等。

（2）各种病毒性脑炎、脑膜炎。

（3）各种脑寄生虫病。

2. 颅外感染性疾病

（1）呼吸道感染：上呼吸道感染、急性扁桃体炎、各种重型肺炎。

（2）消化道感染：各种细菌性、病毒性胃肠炎。

（3）泌尿道感染：急性肾盂肾炎。

（4）全身性感染和传染病：败血症、破伤风、菌痢、幼儿急疹、麻疹、猩红热、伤寒等以及感染中毒性脑病。

（二）非感染性疾病，多为无热惊厥

1. 颅内非感染性疾病

（1）癫痫。

（2）颅脑创伤（包括产伤、手术）。

（3）颅内出血。

（4）颅内肿瘤。

（5）中枢神经畸形。

（6）中枢神经遗传、变性、脱髓鞘疾病。

2. 颅外非感染性疾病

（1）中毒：有毒动、植物（如蛇毒、毒蕈等），无机、有机毒物，农药（有机磷），杀鼠药（氟乙酰胺、毒鼠强），以及中枢神经兴奋剂等药物中毒。

（2）各种原因的脑缺氧：包括缺氧缺血性脑病（HIE），心源性脑缺血综合征。

（3）代谢性脑病：低血糖，水、电解质、酸碱失衡（水中毒、低钠血症、高钠血症、高钾血症、低钙血症、低镁血症、低磷血症、酸中毒、碱中毒），维生素缺乏症（维生素 B_6 缺乏症、依赖症、脑型脚气病），维生素 A 中毒症。

（4）突然停减抗癫痫药。

惊厥是大脑神经元兴奋性过高，阵发性突然大量异常放电的结果。凡能造成神经元兴奋性过高的因素，诸如脑缺血、缺氧、缺糖、炎症、水肿、坏死、中毒、变性等，均可起点燃作用而导致惊厥。

全身感染时，脑毛细血管痉挛，内皮细胞肿胀，脑微循环障碍，致脑血流量减少，灌注不足，糖有氧代谢下降，三磷酸腺苷（ATP）生成减少，钠泵作用差，形成脑细胞内水肿，导致脑肿胀，于是发生惊厥。脑肿瘤、血肿、瘢痕组织等，能对神经细胞起直接机械性刺激作用而发生惊厥。

各种电解质对神经肌肉的兴奋性和传导性也有重要影响。Na^+、K^+ 浓度上升，或 Ca^{2+}、Mg^{2+} 浓度下降，均可引起惊厥。其中游离 Ca^{2+} 下降最易引起婴幼儿低钙性惊厥。神经细胞钙离子内流、促使兴奋性增高而发生惊厥。

二、诊断要点及注意事项

（一）病史

要详细了解惊厥发作的类型、持续时间、频率、意识状态及伴随症状。有无感染、发热及与惊厥的关系。注意发病的年龄和季节，应以此为线索进行鉴别诊断。

新生儿0.5%有过惊厥，大多系症状性，多有神经系统或全身性基础疾病。新生儿重症监护病房（NICU）

惊厥发作发生率占30%，病死率17%，预后取决于病因和及时诊治。新生儿惊厥发作有四种类型，即轻微惊厥发作、局灶性、阵挛性、强直阵挛发作。其中以局灶性惊厥发作和多灶性惊厥发作最多，占50%以上；可表现为单肢抽搐，一侧面肌抽搐或仅眼睑、口角抽搐，不可误认为惊跳、颤抖或阵挛。惊厥节律慢，每秒3~4次；如发生阵挛或非特异性震颤则每秒6~12次。阵挛或颤抖可因活动肢体而突然开始或中止。其次多见的是强直发作姿势，一个肢体伸直发作，伴有或不伴有转头或眼球斜视，可误为伸懒腰或打呵欠。重者有时整个身体均发生伸直，角弓反张，而双手臂可伸直或屈曲，呈去大脑或去皮质姿势，见于胎龄＜34周的脑室内出血。新生儿极少发生全身性强直-阵挛发作（大发作）或婴儿肌阵挛发作。新生儿发生肌阵挛且对刺激敏感提示严重脑损伤或突然停用抗惊厥药。某些新生儿有偶发不定运动或轻微惊厥发作，但常无相应脑电发作波。某些异常运动包括嘴唇抖动、伸直，肢体踏脚样或骑车样动作及瞬目等，可见于额叶释放、脑干病损以及严重脑病等，因而可能预后不良。以上新生儿惊厥发作类型与新生儿胼胝体及神经纤维髓鞘发育不成熟有关。新生儿惊厥发作时还常有呼吸暂停和心动过缓，但不可将正常常见的呼吸暂停和肢体扭动误为抽搐。

1. 年龄注意各年龄组惊厥的病因不尽相同

（1）新生儿期：生后1~3d，常见病因是产伤窒息、HIE、颅内出血、低血糖症等。4~10d，常见病因是低血钙症、低血镁症、胆红素脑病、早期败血症和化脓性脑膜炎、破伤风、颅脑畸形。

（2）婴幼儿期：常见病因有上呼吸道感染、低血糖症、细菌性痢疾、化脓性脑膜炎、中毒性脑病、颅脑畸形、癫痫、婴儿痉挛、苯丙酮尿症以及维生素K缺乏性晚发型颅内出血。

（3）学龄前期和学龄期：常见病因有中毒、颅脑创伤、感染、肿瘤、癫痫、脑寄生虫病、肾性高血压脑病等。小运动型癫痫多见于学龄前期。全身性大发作、失神多见于学龄期。

2. 发病季节

热性惊厥由上呼吸道感染引起者终年可见；春季常见的惊厥多由流行性脑脊髓膜炎引起；夏季由流行性乙型脑炎、中毒性菌痢伴发的惊厥多见；夏秋季见的惊厥是由肠道病毒脑膜脑炎引起，冬季常见的惊厥是由肺炎以及低钙血症引起；癫痫及中毒引起的惊厥全年可见。

（二）体格检查

医生应争取亲自观察到惊厥发作的全过程，注意有无先兆，惊厥自何部开始，后蔓延到何处，以便判明刺激性病灶的部位和癫痫的类型，惊厥是全身性或局灶性，阵挛性或强直性。意识状态和定向力如何。在全面体检的基础下，重点检查神经系统，特别是有无定位体征、脑膜刺激征及病理反射。有无颅内高压和占位病变征象，有怀疑必须检查有无视乳头水肿。

（三）实验室检查

1. 血、尿、大便常规

白细胞增高、核左移，提示细菌性感染。夏秋季不明原因的热性惊厥，应冷盐水灌肠洗出大便查常规，如发现多量中性粒细胞和查见成团脓细胞或吞噬细胞时，则支持中毒性菌痢的诊断。不明原因的热性惊厥应做小便常规，排除肾盂肾炎。

2. 血化学检验

根据病情选择检查血电解质、肝肾功能等。

3. 脑脊液检查

凡病因不明的惊厥，特别有神经系统体征或怀疑颅内感染时，应争取小心做腰穿，有时脑脊液检查是颅内疾患鉴别诊断的主要方法。

（四）脑电图（EEG）

棘波、尖波、棘慢综合波、尖慢综合波、多棘慢综合波等异常癫痫发作脑波，大多见于惊厥发作后1~3d时。注意一种脑性疾病可产生多种形态的EEG异常，一种EEG异常可由多种脑性疾病引起，必须结合临床诊断。

（五）脑CT、MRI

根据临床需要做检查，注意发现有无脑结构异常。

三、鉴别诊断

对惊厥患者一般根据有无发热而分为感染与非感染两大类，再根据有无神经系统症状、体征而分为颅内或颅外病变。对有热惊厥、无热惊厥一定要查明其原发疾患。热性惊厥（FS）一般分为单纯性热性惊厥（80%）和复杂性热性惊厥（20%）。

（一）单纯性热性抽搐

大多见于1岁左右，发热 > 38.5℃，常发生在急性突然高热，12 ~ 24 h 以内（10%先有惊厥，后有发热）呈全身性惊厥，大多 5 ~ 10 min 内自行停止，很少再发作（ < 4 次），短期休息后一切如常。EEG 见非特异性高波幅慢波活动。

（二）复杂性热性抽搐

惊厥时体温仅 37.6 ~ 38.5℃，发作时间可超过 10 min，发作形式为局灶性或偏侧性（非全身性），24 h 之内发作 2 次或 2 次以上，呈丛集式发作，且过去曾有反复热性发作史及家族史者。EEG 可见特异性发作脑波。

如年龄超过 6 岁仍反复热性抽搐者，则称热性抽搐附加症（FS + ），或热性抽搐伴全面性癫痫（GEFS + ）。如每年热性抽搐 ≥ 5 次，或半年 > 3 次称复发性热性抽搐。待有 2 次无热性抽搐就可诊断癫痫。凡 ≥ 2 次（间隔 > 24 h）无诱因性无热惊厥发作，称为癫痫。

（三）婴儿手足搐搦症

佝偻病早期或恢复期由于甲状旁腺功能代偿不全，血钙下降，当降至 1.75 mmol/L 以下时，可出现惊厥。低钙性惊厥一般无发热，但发热可促发惊厥。低钙性惊厥时，静脉缓注 5% 葡萄糖酸钙 20 mL，能迅速止惊。

（四）破伤风

大多出生时脐带感染破伤风杆菌所致。潜伏期 4 ~ 14 d，临床特点是全身肌肉强直性痉挛（间隙期并不松弛），牙关紧闭，苦笑面容，呼吸困难及角弓反张。

微信扫码
- 临床科研
- 医学前沿
- 临床资讯
- 临床笔记

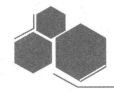

第四章　新生儿疾病

第一节　新生儿黄疸

一、概述

新生儿黄疸是指新生儿期由于多种原因引起的胆红素代谢异常导致血中胆红素过高而出现皮肤、黏膜及巩膜黄染的一组综合征。临床表现分生理性和病理性两种，后者称新生儿高胆红素血症，多见于巨细胞病毒（CMV）感染。黄疸重者可发生胆红素脑病，本节重点叙述后者；中医称该病为"胎黄""胎疸"。

二、病因病机

病理性黄疸有以下几方面病因。

（1）感染性疾病：败血症、肺炎、脐炎、腹泻、尿路感染，宫内感染，如巨细胞包涵体病、单纯疱疹，肝炎，先天性风疹等。

（2）溶血性疾病：母婴 ABO 血型或 Rh 血型不合而致溶血病，G-6PD 缺陷，丙酮酸激酶缺陷，红细胞增多症，遗传性球形红细胞增多症。

（3）出血：头颅血肿、颅内出血等。

（4）药物引起：磺胺类，四环素类，硝基呋喃类等。

（5）其他：胎便排出延迟，缺氧，酸中毒，低血糖，母乳性黄疸，遗传代谢性疾病等。

三、诊断要点

（一）病理性黄疸诊断依据

1. 黄疸在出生后 24 h 内出现。

2. 黄疸程度重，血胆红素量超过 205.2 ~ 256.5 μ mol/L（12 ~ 15 mg/dL），或每日上升超过 85.5 μ mol/L（5 mg/dL）。

3. 黄疸持久不退，持续时间足月儿超过 2 周，早产儿超过 4 周。

4. 黄疸退而复现或进行性加重。

（二）诊断步骤与分析

1. 临床疑诊为病理性黄疸患儿均应抽血测胆红素浓度，包括总胆红素和直接胆红素、间接胆红素。

2. 凡有多器官损害表现者，特别是早产儿母亲有流产史者，应首先进行尿巨细胞包涵体 CMVIgM、CMVIgG 等相关检查。

3. 生后 48 h 内发病以间接胆红素升高为主者，应考虑母婴血型不合溶血病。能鉴定母婴血型（ABO

血型、Rh 系统），确有 ABO 血型不合者，抽血做三项试验（改良法 Coombs 试验，游离抗体，抗体释放试验），Rh 血型不合者做 Coombs 直、间接试验，抗体效价测定，若患儿一般状态差，有感染中毒症状，病史中有胎膜早破，急产或患儿母亲有感染性疾病，应同时做血培养。

4. 间接胆红素升高为主，除外血型不合溶血病，疑有其他原因引起溶血者，可做溶血项目检查。

5. 以直接胆红素升高为主，或虽以间接胆红素升高明显，而直接胆红素 > 25.65 μ mol/L（1.5 mg/dL）者，应考虑为败血症或宫内感染引起的新生儿肝炎，应查肝功能，GPT 和乙肝五项，并做病毒方面的检查。

6. 长期严重阻塞性黄疸应考虑胆道闭锁，胆汁瘀积综合征，α_1- 抗胰蛋白酶缺乏症；长期间接胆红素升高应考虑母乳性黄疸，半乳糖血症，先天性甲状腺功能低下及其他少见的先天胆红素代谢异常，应分别请儿外、遗传代谢或内分泌医师会诊确定。

四、治疗要点

1. 凡间接血胆红素超过 205.2 μ mol/L 者，为高胆红素血症，达 342 μ mol/L（20 mg/dL）称为临界浓度，此时胆红素如通过血脑屏障有可能产生胆红素脑病。治疗目的为控制血胆红素值在安全的临界浓度以下。

2. 早产儿由于血浆蛋白量低，易产生酸中毒，血脑屏障通透性高，较低水平的血胆红素浓度，便可产生核黄疸。

3. 任何原因引起的间接胆红素升高，达到或超过以下水平时即行光疗。光照强度 160 ~ 320 W，双面光优于单面光，光疗时间可连续 4 ~ 72 h，光照期间增加液体入量 25%，注意补充葡萄糖，防止低血糖症发生。新生儿光疗指征见（表 4-1）。

表 4-1　新生儿黄疸进行光疗的指征

体重（g）	间接血胆红素 [μ mol/L（mg/dL）]
< 1 500	136.8（8.0）
1 501 ~ 2 000	205.2（12.0）
2 001 ~ 2 500	239.4（14.0）
2 501 ~ 3 000	282.1（16.5）
> 3 000	282.1（16.5）

4. 血清胆红素已接近临界浓度，或临床疑有核黄疸早期症状，在光疗同时采取以下治疗措施。
①碱化血液，使血 pH 略偏于碱性，可给 5% 碳酸氢钠每次 3 ~ 5 mL/kg，或根据血气结果给药。
②补充白蛋白 1 g/kg，连用 2 ~ 3 次；输血浆 15 ~ 25 mL/kg，分 2 次，在治疗开始后 24 h 内输入。
③如有缺氧，应吸氧纠正。
④地塞米松 0.5 ~ 1.0 mg/kg，静脉注射，用 1 ~ 2 次。

5. 间接胆红素增高，消退缓慢者，可用以下药物治疗。
①酶诱导剂苯巴比妥钠 5 ~ 10 mg/（kg·d），分 3 次口服。
②尼可刹米 100 mg/（kg·d），分 3 次口服。

6. 疑有败血症或其他感染（细菌）者，用抗生素治疗。

7. 确诊 CMV 感染后，可选用更昔洛韦，每次 5 mg/kg，每 12 h 1 次静脉滴注，每次维持滴注 1 h，疗程 2 ~ 3 周。对 CMV 有特异性，但该药有骨髓抑制作用，停药后易反复，可酌情使用。

8. 确诊 Rh 溶血病、ABO 溶血病，血胆红素达 427.5 μ mol/L（25 mg/dL）以上或已有核黄疸警告期症状，应换血治疗。

9. 高胆红素血症期间应每日或隔日检查一次血胆红素浓度，直至正常为止。

第二节　新生儿寒冷损伤综合征

一、概述

新生儿寒冷损伤综合征（又称新生儿硬肿症）系新生儿时期多种原因引起的皮肤和皮下脂肪变硬及水肿，常伴低体温和多器官功能衰竭，单纯因受冷所致者称新生儿寒冷损伤综合征。中医属"寒厥""胎寒""血瘀""五硬"等范围。

二、病因病机

1. 体温调节中枢发育不成熟，增加产热和减少散热的调节功能差；皮肤表面积相对较大，散热能力增加；能量储备少，产热不足；新生儿皮下饱和脂肪酸较多，熔点高，当体温降低时易于硬化，因此，寒冷和保温不当即可发生皮肤硬肿。

2. 严重感染、缺氧、心力衰竭、休克等能量消耗增加，摄入不足则易出现低体温及皮肤硬肿。

3. 各种多器官损害引起缺氧及代谢性酸中毒使毛细血管通透性增加均可引起水肿。

三、诊断要点

1. 病史

有发病处于寒冷季节，环境温度过低或保温不当史，严重感染史，早产儿或足月小样儿，窒息、产伤等所致的摄入不足或能量供给低下病史。

2. 临床表现

早期哺乳差，哭声低，反应低下。病情加重后，体温 < 35℃，严重者 < 30℃，感染或夏季发病者不出现低体温。硬肿为对称性，依次为双下肢、臀、面颊、两上肢、背、腹、胸部等，严重时肢体僵硬，不能活动。多器官功能损害。

3. 早期

心率减慢，微循环障碍，严重时休克、心力衰竭、DIC、肺出血、肾衰竭等。

4. 辅助检查

根据需要检测动脉血气、血糖、钠、钾、钙、磷、尿素氮或肌酐、心电图、胸部 X 线摄片可指导治疗及抢救各种器官衰竭。

5. 分型

本症分轻、中和重度，评分标准见（表4-2）。

具备上述病史、临床表现即可确诊。

表4-2　新生儿硬肿症诊断分度评分标准

评分	体温 /℃		硬肿范围 /%	器官功能改变
	肛温	腋肛温差		
0	≥ 35	正常或负值	< 20	无明显改变
1	< 35	0 或正值	20~ 50	明显功能低下
4	< 35 或 < 30	负值	> 50	功能衰竭

注：①体温、硬肿范围和器官功能改变分别评分，总分为 0 分属轻度，1 ~ 3 分为中度，4 分以上为重度。

②体温检测：肛温在直肠内肛门约 30 cm，持续 4 min 以上；腋温将上臂紧贴胸部，测 8 ~ 10 min。

③硬肿范围计算，头颈部 20%，双上肢 18%，前胸及腹部 14%，臀部 8%，双下肢 26%。

④器官功能低下，包括不吃、不哭、反应低下、心率慢或心电图及血生化异常；器官功能衰竭指休克、心力衰竭、DIC 肺出血、肾衰竭等。

⑤无条件测肛温时，腋温 < 35℃为 1 分，< 30℃为 4 分。

四、鉴别诊断

1. 硬皮病

皮肤增厚及紧张，光滑发亮，先有手足部开始，逐渐累及颈、面部及躯干，此种水肿呈弥漫性及非凹陷性水肿，且呈黄白色而有蜡样光泽。

2. 黏液性水肿

该病新生儿少见，幼年及成人发病较多，颜面及下肢出现水肿，其水肿特点是皮肤受压时无明显凹陷，同时伴甲状腺功能低下的症状，甲状腺 ^{131} 碘吸收实验常低于 10%。

五、治疗要点

（一）复温

1. 复温时的监护。

（1）生命体征包括血压、心率、呼吸等。

（2）体温调节状态综合判定指标，检测肛温、腋温、腹壁皮肤温度及环境温度（室温或暖箱温度），以肛温为体温平衡指标，腋肛温差为棕色脂肪代偿产热指标。

（3）摄入或输入热量、液量及尿量监护。

2. 复温方法。

（1）轻、中度：体温 > 30℃，产热良好（腋肛温差为正值），用暖箱复温，患儿置入预热至 30℃ 的暖箱内，通过暖箱的自控调温装置或人工调节箱温于 30 ~ 34℃，使患儿 6 ~ 12 h 内恢复正常体温。基层医疗单位可用热水袋、热炕、电热毯或怀抱取暖等方法，如无效立即转院。

（2）重度：体温 < 30℃ 或产热衰竭（腋肛温差为负值）。先以高于患儿体温 1 ~ 2℃ 的暖箱温度（不超过 34℃）开始复温，每小时提高箱温 1℃，于 12 ~ 24 h 内恢复患儿正常体温。必要时辅以恒温水浴疗法（水温 39 ~ 40℃，脐部置消毒小纱布，用橡皮膏固定，头露水外，每次 15 min，每日 1 ~ 2 次），浴后立即擦干放入 30 ~ 32℃ 暖箱内保温；或用远红外线抢救台（开放式暖箱）快速复温，床面温度从 30℃ 开始，每 15 ~ 30 min 升高体温 1℃，随体温升高逐渐提高远红外线箱的温度（最高 33℃），恢复正常体温后置于预热至适中温度的暖箱中，抢救台环境温度易受对流影响，可以塑料薄膜覆盖患儿上方，见（表 4-3）。

表 4-3　不同体重早产儿暖箱温度、湿度参考数（在裸体情况下）

出生体重（g）	暖箱温度（C）		相对湿度（%）
	初生者	日久者	
< 1 000	36	34	55~56
1 000~500	34	32	55~56
1 501~2 000	32	30	55~56
> 2 000	30		55~56

（二）热量和液体供给

热量开始按每天 210 kJ（50 kcal/kg）；可进乳小儿应尽早喂哺，热量渐增至每日 419 ~ 5 021 d/kg（100 ~ 200 kcal/kg）；早产儿或伴产热衰竭患儿适当增加热量，给予经口哺乳、补液、部分或完全静脉营养；静脉滴注葡萄糖每分钟 6 mg/kg。液体量按 0.24 mL/kJ（1 mL/kcal）给予，重症伴有尿少、无尿或明显心肾功能损害者，应严格限制输液速度和液量。

（三）纠正器官功能紊乱

1. 循环障碍有微循环障碍或休克体征应及时扩容、纠酸。

扩容：先用 2 : 1 液 15 ~ 20 mL/kg（明显酸中毒者用 1.4% 碳酸氢钠等量代替）在 1 h 内静脉滴注，继用 1/3 或 1/4 张液，低于生理需要量每日 70 ~ 90 mL/kg。

纠酸：给 5% 碳酸氢钠每次 3 ~ 5 mL/kg 或以血气值计算。补充碳酸氢钠 mmol 数 = −BE × 体重（kg）× 0.5 或（22 − 实测 HCO_3^- − mmol）× 体重（kg）× 0.5。先给 1/2 量，以 2.5 倍注射用水稀释成等渗液，快速静脉滴注（5% 碳酸氢钠 1.7 mL = 11 mmol）余量 4 ~ 6 h 内给予。

血管活性药：早期伴心率慢者首选多巴胺每分钟 5 ~ 10 μg/kg 静脉滴注，或（和）酚妥拉明每次 0.3 ~ 0.5 mg/kg，每 4 h 1 次；或山莨菪碱每次 0.5 ~ 1 mg/kg，每 15 ~ 20 min 1 次。

2. DIC　经化验确定为 DIC 及高凝状态，立即用肝素，首剂 1 mg/kg，6 h 后按 0.5 ~ 1 mg/kg 给予。若病情好转，改为每 8 h 1 次，逐渐停用。使用 2 次肝素后应给予新鲜全血或血浆每次 20 ~ 25 mL。

3. 急性肾衰竭尿少或无尿可给呋塞米，每次 1 ~ 2 mg/kg，并严格限制液量。无效加用多巴胺或氨茶碱静脉滴注。并发高钾血症应限制钾的摄入，严重时给予胰岛素加葡萄糖静脉输注（每 2 ~ 4 g 葡萄糖加 1 单位胰岛素）或静脉注射适量葡萄糖酸钙以抵消钾对心脏的毒性作用。

4. 肺出血一经确立，早期给予气管内插管，进行正压呼吸治疗（CPAP 或 IPPV），平均气道压（MAP）1.05 ~ 1.25 kPa（10.75 ~ 12.75 cmH₂O），2 ~ 3 日后病情好转减低呼吸机参数或停用呼吸机。同时积极治疗引起肺出血的病因，如 DIC、肺水肿、急性心、肾衰竭等。

（四）其他

1. 有缺氧表现或重症应进行氧疗。维生素 E 每次 5 mg，每日 3 次口服。

2. 控制感染可根据感染性质加用青霉素、氨苄西林、先锋霉素等，对新生儿肾脏有毒副作用的药物应慎用。

第三节　新生儿缺血缺氧性脑病

一、概述

新生儿缺血缺氧性脑病（HIE）是指围生期新生儿窒息导致的脑血流灌注量减少引起脑血管梗死及白质软化；同时血供中氧含量减少引起脑水肿及神经元坏死；二者互为因果导致缺血缺氧性脑损伤。临床主要表现为意识障碍，惊厥、肌张力低下，前囟紧张等。

二、病因

1. 围生期窒息是该病的主要原因，另外，严重心肺疾病、严重失血或贫血也可造成脑损伤。

2. 上诉疾病早期脑血流量明显增加，当脑血流失代偿时脑代谢最旺盛的部位，如大脑皮质、脑干、丘脑、小脑等处则因缺血缺氧而发生损伤。

3. 缺血缺氧时无糖酵解增加，乳酸增加，ATP 产生减少，钠泵、钙泵功能不足，钠离子、钙离子进入细胞内通过一系列的反应引起脑损伤，包括脑水肿、皮质梗塞、基底节及丘脑部位神经元死亡，脑出血，脑室周围白质病变。

二、诊断要点

（一）病史

1. 宫内窘迫。

2. 生后窒息（Apgar 评分，0 ~ 3 分为重度窒息，4 ~ 7 分为轻度窒息）。

（二）临床表现

1. 生后 12 h 内出现下列症状。

（1）意识障碍，如过度兴奋、反应迟钝、嗜睡及昏迷等。

（2）肌张力减低，原始反射减弱，如拥抱反射及吸吮反射减弱。

（3）惊厥和前囟张力增高。

（4）严重者出现脑干症状，如瞳孔对光反射消失，间歇性伸肌张力增强，呼吸节律不整等。

（5）多器官功能受累（乏氧性心肌病、吸入综合征、肾衰竭及中枢性呼吸衰竭）。

2. 呼吸分度见表（4-4）。

表 4-4 HIE 分度

项目	轻度	中度	重度
意识	过度兴奋	嗜睡迟钝	昏迷
肌张力	正常	减低	松软
原始反射	轻度	中度	重度
拥抱反射	稍活跃	减弱	消失
吸吮反射	正常	减弱	消失
惊厥	无	通常伴有	多见或持续
中枢性呼吸衰竭	无	无或轻度	常有
瞳孔改变	无	缩小	不对称扩大、光反射消失
前囟张力	正常	正常或稍膨满	膨满、紧张病
疗程及预后	症状持续 72 h 左右，预后好	多数 1 周后症状消失，存活者可有后遗症	病死率高，多于 1 周内死亡，存活者可有后遗症

（三）辅助检查

1. 血气检查出现低氧血症及高碳酸血症。

2. 脑 CT 或脑 MRI 可见脑多部位低密度区。

3. 脑电图出现不同程度的异常。

4. 胸部 X 线检查可见片状阴影。

5. 血 BUN、肌酐、血清磷酸肌酸激酶、脑型同工酶活性、血糖、血清钙，可出现相应变化。

具备病史、临床表现即可高度怀疑本病，确诊还需 CT 及 MRI 检查。

四、鉴别诊断

1. 新生儿化脓性脑膜炎

该病常出现惊厥及神经精神症状易与 HIE 混淆，HIE 大多发生在窒息之后，脑脊液正常。

2. 新生儿颅内出血

该病也可出现惊厥及神经精神症状，但无感染中毒症状，脑脊液呈均匀一致血性，脑 CT 可出现高密度出血影。

五、治疗要点

（一）一般疗法

维持正常体温，保持呼吸道通畅，吸氧，及时纠正低氧和高碳酸血症，供给适量的热量，液体量在生后 3 日内控制在 60 ~ 80 mL/（kg·d），输液速度宜慢，纠正酸中毒及低血糖，可用维生素 K 等止血药。

（二）对症治疗

1. 控制脑水肿，先用呋塞米每次 1 mg/kg，无效后改用甘露醇每次 0.5 g/kg 静脉滴注，4 ~ 6 h 1 次，力争在生后 48 ~ 72 h 内使颅内压下降，同时监测电解质。糖皮质激素应用与否目前尚有争议。

2. 止痉，苯巴比妥钠为首选药，负荷量为 20 mg/kg，分 2 次静脉滴注，间隔 15 ~ 20 min，最大量不超过 30 mg/kg，第二天维持量为 5 mg/kg，有条件监测药物浓度 20 μg/mL 为宜。如不能止痉时加用 5% 水合氯醛 1 mg/kg，口服或肛注；或合用地西泮 0.3 ~ 0.5 mg/kg 静注。

3. 维持正常血容量，心肌收缩无力或低血压者用多巴胺 5 ~ 10 μg/（kg·min）静脉滴注。

4. 恢复脑细胞功能每日用能量合剂（三磷腺苷 20 mg，辅酶 A 50 U 及细胞色素 C 15 mg）、脑活素每次 2 mL 加入液体中静脉滴注，每日 1 次，均连用 10 ~ 14 日。出院后继口服脑复康 0.1 g，每日 2 ~ 3 次，连用 4 ~ 6 个月。

5. 止血药维生素 K$_1$ 5 mg，每日 1 次静脉滴注，用 3 ~ 5 日。止血敏每次 125 mg，每日 1 次，静脉滴注，用 3 ~ 5 日。

6. 并发器官衰竭时按相应器官衰竭处理。

7. 目前有人推荐低温疗法，钙离子拮抗剂、自由基清除剂可以试用。

8. 如果颅内无大量出血尽早应用复方丹参；抽搐频繁或呈抑制状态尽早应用胞二磷胆碱。

第四节 新生儿颅内出血

一、概述

新生儿颅内出血是由于产伤和缺氧引起的脑损伤，新生儿肝功能不成熟，凝血因子不足，生后某些医源性因素以及母亲有凝血功能障碍性疾病亦可引起。临床主要表现为尖叫、惊厥、易激惹、角弓反张等兴奋症状及意识障碍，呼吸及心跳减慢等抑制症状。

二、病因

1. 产伤胎头过大，头盆不称，急产，臀位分娩，胎头吸引或产钳助产对头颅的挤压使颅内血管破裂出血。

2. 缺氧围生期窒息，如妊高征，脐带扭转、绕颈及脱垂，胎盘早剥，前置胎盘，脑缺氧导致脑血管渗透性增加，肝脏合成凝血因子的功能降低使颅内出血。

3. 医源性快速输注高渗液体或不当的机械通气。

4. 早产儿、低出生体重儿。新生儿原发性出血性疾病、脑血管畸形等。

三、诊断要点

（一）病史

有上述引起颅内出血的原因。

（二）临床表现

症状多数在出生后 2 ~ 3 日内出现。

1. 神经系统兴奋症状

易激惹，烦躁不安，抖动，脑性尖叫，呻吟，呼吸增快，心动过速，腱反射亢进，颈强直，惊厥及角弓反张。

2. 神经系统抑制症状

如反应低下，嗜睡，昏迷，不吃，不哭，肌张力减低或消失，呼吸减慢、不规则或暂停，心跳减慢，各种反射减弱或消失。

3. 眼症状

凝视，斜视，下视，眼球震颤及转动困难，瞳孔对光反射迟钝或消失，瞳孔大小不等或散大等。

4. 脑室周围或脑室出血

多见于早产儿。神经系统症状不明显，如不会吸吮，肢体自发运动过多或过少，发作性呼吸暂停和青紫，重者病情进展快，在数分钟至数小时内意识从迟钝转为昏迷，反复呼吸暂停，全身肌张力消失，瞳孔对光反射消失，惊厥，各种神经反射消失，血压下降，心动过缓，体温不升，病死率高。

（三）辅助检查

1. 脑脊液均匀血性，红细胞呈皱缩状，糖定量降低，且与血糖比值 < 0.6。

2. 硬膜下穿刺为血性液体。

3. 颅骨透照试验阳性。

4. 颅脑 CT 及 B 超可发现高密度区及液性反射区。

具备病因、临床表现即可高度怀疑本病；加辅助检查中任意一项均可确诊本病。

四、鉴别诊断

1. 新生儿缺血缺氧性脑病

该病也可出现神经系统症状及眼部症状，但脑脊液正常，颅脑 CT 出现弥漫性或点片状低密度区，而脑出血为高密度区及液性暗区。

2. 新生儿化脓性脑膜炎

该病也可出现神经系统症状，但外周血白细胞明显增高，脑脊液呈化脓性改变。

五、治疗要点

（一）一般疗法

1. 吸氧

保持 PaO_2 在 6.65 ~ 9.31 kPa 之间，$PaCO_2 < 5.32$ kPa。

2. 纠正酸中毒

在改善通气的同时，对严重代谢性酸中毒可用 5% 的碳酸氢钠 1 ~ 3 mL/kg，以 5% 的葡萄糖按 1 : 2.5 稀释后静脉滴注。

3. 纠正低血糖

按每分钟 6 ~ 8 mg/kg 静脉滴注葡萄糖；使血糖 > 3.36 mmol/L，注意预防高血糖。

4. 纠正低血压

每分钟输注多巴胺 5 ~ 15 μg/kg。

5. 补液

开始每日液量控制在 60 ~ 80 mL/kg，以后按生理需要及丢失情况酌情输入，注意热量、电解质平衡。

（二）对症治疗

1. 控制脑水肿

同 HIE 治疗。

2. 抗惊厥同

抗惊厥同 HIE 治疗，即使无惊厥亦应常规予以苯巴比妥钠、地西泮等镇静药，使患儿保持安静状态，以防哭闹时加重出血。

3. 脑代谢激活剂

同 HIE 治疗。

4. 止血

可选用止血敏 0.25 ~ 0.75 g 静脉滴注，每日 2 ~ 3 次。维生素 K_1 5 mg，每日 1 ~ 2 次。立止血 300 ~ 1 000 单位，肌内注射或静脉滴注，每日 1 ~ 2 次。安络血每次 5 ~ 10 mg，肌内注射。

5. 硬膜下穿刺

用于硬膜下出血者，每日 1 次，每次抽血不大于 15 mL。

6. 侧脑室穿刺

用于脑室出血者及出血后脑积水者。

第五节 新生儿出血症

一、概述

新生儿出血症是由于维生素 K 缺乏、体内某些维生素 K 依赖凝血因子活力低下而导致凝血功能障碍的自限性、出血性疾病。临床多表现为呕血，便血，衄血，脐出血或咯血。

二、病因

本病的基本原因是维生素 K 及其依赖凝血因子（Ⅱ、Ⅶ、Ⅸ、Ⅹ）综合性缺乏所致。

1. 新生儿，特别是早产儿，延迟喂奶、腹泻、肝胆等疾病造成维生素 K 摄入不足，合成不足，储存太少，吸收不良是维生素 K 缺乏的主要原因。

2. 久服抗生素或接受胃肠道高营养治疗的新生儿亦影响维生素 K 在肠道合成和肠黏膜的吸收。

3. 母亲曾服用抗凝剂，或有肝胆疾病或母亲及新生儿服用苯妥英钠等抗癫痫药物史也是导致维生素 K 及其依赖凝血因子（Ⅱ、Ⅶ、Ⅸ、Ⅹ）综合性缺乏的原因之一。

二、诊断要点

（一）临床表现

1. 不论典型出血或迟发或早发病，均为患儿一般情况较好而突然发生出血症状，表现为消化道呕血或柏油样便，脐端渗血，皮肤瘀斑，黏膜瘀点，亦可尿道、阴道出血，颅内出血及肺出血偶可见到。

2. 维生素 K 治疗有效。

3. 除外咽下综合征、各种危重症继发的 DIC、肺出血及应激性溃疡，以及各种先天性疾病引起的出血症。

（二）辅助检查

1. 活性Ⅱ / Ⅱ因子总量比值测定，比值 < 1。

2. 维生素 K 测定减少或无。

具备病因中任意一条及临床表现中 1、2 条即可高度怀疑本病；再具备临床表现中 3 即可临床诊断；确诊尚需维生素 K 测定或活性Ⅱ / Ⅱ因子总量比值测定。

四、鉴别诊断

该病最重要的特点是用维生素 K 治疗有效，当用维生素 K 治疗无效时应想到下列疾病：先天性凝血因子缺乏（先天性纤维蛋白原缺乏症、Ⅷ缺乏、Ⅸ缺乏等）、先天性血小板减少性紫癜、新生儿败血症等。应进行必要的检查。

五、治疗要点

（1）静脉注射或肌内注射维生素 K$_1$ 1 ~ 5mg，连用 3 ~ 5 日。

（2）重症出血者可输新鲜血 10 ~ 20 mL/（kg·d）或新鲜血浆 1 ~ 3 次。

（3）早期喂养，可酌情予以微生态制剂平衡治疗。

第六节　新生儿肺透明膜病

一、概述

新生儿肺透明膜病（HMD），又称新生儿呼吸窘迫综合征（RDS），多见于早产儿，由于肺发育不成熟，肺表面活性物质（PS）产生或释放不足，引起肺泡萎陷和肺顺应性降低所致的一种疾病。临床主要表现为进行性呼吸困难、明显的吸气三凹征，呼气性呻吟，吸氧不能缓解的发绀。

二、病因病机

1. 肺表面活性物质（PS）产生或释放不足是该病的主要发病原因，PS 不足或缺乏肺泡表面张力增加，呼气末肺泡萎陷，功能残气量（FRC）明显减少，吸气时做功增加，且肺泡难以扩张，肺泡通气量减少，导致 CO_2 潴留；通气 / 血流值降低，引起缺氧及代谢性酸中毒，进而形成肺间质水肿和纤维蛋白沉着于肺泡表面加重气体弥散障碍和缺氧酸中毒，抑制 PS 合成，形成恶性循环。

2. PS 产生不足或缺乏的主要原因：早产、围生期窒息、低体温、前置胎盘、胎盘早剥、母体血容量减少以及糖尿病母亲，婴儿由于血中高浓度胰岛素能拮抗肾上腺皮质激素对 PS 合成的促进作用所致。

三、诊断要点

（一）病史

1. 本病多见于早产儿，尤其是胎龄 32 周以下的极低体重儿。

2. 胎龄虽较大，但为剖宫产，有母亲产道流血和宫内窘迫史的婴儿发生新生儿呼吸窘迫综合征的也较多见。

（二）临床表现

1. 多数患儿出生后情况尚可，不久即出现进行性呼吸困难，表现为呼吸增快，青紫，胸廓吸气性凹陷，和呼气性呻吟，早期呼吸音弱，胸廓隆起，以后两肺底出现捻发音，胸廓下陷。

2. 轻症病例一般经吸氧治疗，经 48 ~ 72 h 后症状逐渐减轻，重症病例可在生后数小时产生严重的呼吸困难，肺水肿，肺不张而死亡。

（三）辅助检查

所有病例均出现低氧血症及高碳酸血症；X 线胸平片检查早期出现细小颗粒及网状阴影；继而出现密集颗粒网状阴影；再继而两肺呈磨砂玻璃状；可见支气管充气征；最后呈“白肺”。

具备病史和临床表现，应高度怀疑本病，加临床表现 2 可临床诊断；确诊还要依据 X 线胸片结果。

四、鉴别诊断

1. 吸入性肺炎

该病也有呼吸困难和缺氧表现，但 X 线平片表现为肺气肿及斑片状阴影，与 HMD 胸平片截然不同。

2. 湿肺

多见于足月儿，其症状轻，哭声响亮，吃奶正常，可见胸平片无 HMD 胸平片的表现。

五、治疗要点

（一）一般治疗

1. 早产儿，尤其有呼吸困难症状时，生后 6 h 内不给静脉输液，注意保温和吸氧，密切观察病情变化，同时一经发现应立即予以肺表面活性物质治疗，每次剂量为 60 ~ 200 mg/kg，经气管内给药，可用 2 ~ 4 次。

（1）预防性用药可在出生后 30 min 内应用，一般在产房内进行。

（2）已确定为该病时应尽早应用肺表面活性物质制剂，天然制剂优于人工合成制剂，但药价昂贵。常用药为固尔苏 240 mg，气管内滴入。

2. 出生 6 h 后，静脉滴注 5% ~ 10% 葡萄糖，滴速不超过 4 mL/（kg·h），葡萄糖滴入速度为 5 ~ 8 mg/（kg·min）。

液体总量第 1、第 2 个 24 h 液体量 60 ~ 70 mL/kg，滴速 2.5 ~ 3 mL/（kg·h）；第 3 个 24 h 液体量 80 ~ 100 mL/kg，滴速 3 ~ 3.5 mL/（kg·h）；以后不超过 140 mL/（kg·d）。

为预防感染可用氨苄西林 100 mg/（kg·d），分 2 次静滴，或用头孢菌素。

（二）对症治疗

1. 在未经 X 线检查确诊前，可给鼻导管吸氧，流量为 0.5 L/min。

2. 疑似病例在入院后应争取及早 X 线胸部检查、确诊，若鼻导管吸氧青紫仍不减轻，在摄片后立即以呼吸机持续气道正压呼吸（CPAP）。

3. CPAP 开始时压力 392.3 ~ 588.4 kPa（4 ~ 6 cmH$_2$O），氧浓度（FiO$_2$）0.6，以后可逐渐增加压力到 784.6 ~ 990.7 kPa（8 ~ 10 cmH$_2$O），FiO$_2$ 0.8 ~ 1.0。如青紫不消失，应考虑改用间歇正压通气（IPPV）

［用 CPAP 0.5 h，青紫不消失，即刻加呼气末正压通气（PEEP）］，重症病例 X 线胸片表现在 Ⅱ 级以上、已出现严重青紫、呼吸困难和末梢循环不良者，立即用 IPPV + PEEP。

4. 在未用 CPAP 前不予碱性药纠正酸中毒，或根据血气结果给半量，只是在用 CPAP 后才可彻底纠正代谢性酸中毒。

5. 使用呼吸机时应有血气和血压监护，若血压偏低或有血容量不足，应补充血容量和加用多巴胺 5 ～ 10 μg/（kg·min），补充血容量可用血浆每次 5 ～ 10 mL/kg。

6. 出生 48 h 后（第三日）可改用维持液，在使用呼吸机过程中，一定要用输液泵控制滴速。

7. 重症病例开始进行 IPPV 治疗时，若一般呼吸机参数效果不明显，可用倒吸 / 呼比例（2 ∶ 1）和较高 PEEP 0.490 ～ 0.588 kPa（5 ～ 6 cmH$_2$O），较慢呼吸率 30 次 / 分，待 PaO$_2$ 上升至 5.32 kPa（40 mmHg）以上并稳定时，可逐渐调整至通常的呼吸条件，尽量避免给高吸气压 2.9 kPa（＞ 30 cmH$_2$O）和高氧浓度（＞ 0.8）。

8. 使用呼吸机治疗时间一般重症为 72 h，若有并发症则需要延长时间，使用过程中加强注意保温、供给热量、补充水分和电解质、预防感染和维持血压等支持疗法。

9. 在使用呼吸机治疗最初 3 日内，每日至少摄 2 张胸片，查血气 3 ～ 4 次，气管导管应固定牢靠，注意在胸片上观察气管导管的位置，防止插入过深。

10. 使用呼吸机治疗过程中，病情突然恶化，在除外呼吸机的故障后，应注意检查气管导管有无脱出或阻塞，有无气胸，是否合并肺炎或肺出血，应迅速寻找并解决病因，不允许低氧血症持续 1 h 以上。

11. 关闭动脉导管：在用呼吸机的第 3、第 4 日，病情转好后又突然恶化，心前区听到明显杂音，心率增快至 160 次 / 分左右，应考虑合并动脉导管开放，可鼻饲吲哚美辛每次 0.2 mg/kg，q 8 h，共用药 3 次，用来关闭动脉导管，同时可用西地兰及呋塞米，减慢心率。

12. 撤离呼吸机的时机。

（1）生后 72 h 以后血气检测结果正常。

（2）自主呼吸恢复，无三凹征。

（3）胸片显示肺泡已扩张，无明显肺炎表现。

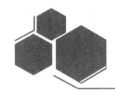

第五章　儿科呼吸系统疾病

第一节　小儿呼吸系统解剖生理特点

小儿时期易患呼吸系统疾病，其发生发展与小儿呼吸系统解剖、生理特点及机体免疫功能密切相关。了解这些特点对本系统疾病的防治有重要意义。

一、解剖特点

（一）上呼吸道包括鼻、鼻旁窦、咽、耳咽管、喉

1. 鼻

婴幼儿鼻腔比成人短，无鼻毛，黏膜柔嫩富于血管。炎症时充血、水肿，后鼻腔易堵塞而发生呼吸和吸吮困难，婴幼儿鼻泪管短，开口部瓣膜发育不全，鼻腔感染后易引起结膜炎。

2. 鼻旁窦

新生儿与婴幼儿鼻旁窦未发育，上颌窦和筛窦极小，婴幼儿很少发生鼻旁窦炎。

3. 咽

婴幼儿咽部狭小，方向垂直，耳咽管相对宽、直而短，因而咽部感染易引起中耳炎；腭扁桃体出生时很小，1岁末逐渐增大，婴儿扁桃体炎很少见。

4. 喉

喉部相对较长。呈漏斗形，喉腔较窄，软骨柔软，声带及黏膜薄弱，且富于血管、淋巴组织，轻微炎症即可引起喉头狭窄。

（二）下呼吸道包括气管、支气管和肺泡

1. 婴幼儿气管、支气管相对狭窄，软骨柔软，缺乏弹性；黏膜层柔嫩富于血管；黏液腺分泌不足，易干燥；黏膜纤毛活动力差，易发生感染及分泌物阻塞。右主支气管较垂直，易坠入异物。

2. 肺基本组织单位与成人相同，但肺泡数目少，肺间质组织发育旺盛，含血量多，含气量少，易发生感染，引起间质性炎症、肺不张等。

（三）胸廓

婴幼儿胸廓短小，呈圆桶状，肋骨呈水平位，膈肌位置较高，呼吸肌不发达，呼吸时胸廓活动度小，肺扩张受阻。小儿直立行走后肋骨渐倾斜，胸腔形状接近成人。小儿纵隔相对较成人宽大、柔软、周围组织松软。当胸腔积液、积气时，易引起纵隔移位。

二、生理特点

（一）呼吸频率和节律

小儿年龄越小，呼吸频率越快，各年龄呼吸频率见（表5-1）。婴幼儿因呼吸中枢发育不完善，易出现呼吸节律不齐，尤以早产儿、新生儿最明显。

（二）呼吸形式

婴幼儿呈腹膈式呼吸，随年龄增长，呼吸肌逐渐发育成熟，出现胸腹式呼吸。

（二）呼吸功能的特点

小儿各项呼吸功能的储备能力均较低。当患呼吸道疾病时，较易发生呼吸功能不全。

表5-1　不同年龄小儿呼吸、脉搏频率（次／分）

年龄	呼吸	脉搏	呼吸：脉搏
新生儿	40~45	120~140	1：3
1岁以下	30~40	110~130	1：（3~4）
2~3岁	25~30	100~120	1：（3~4）
4~7岁	20~25	80~100	1：4
8~14岁	18~20	70~90	1：4

1. 肺活量指1次深吸气后最大呼气量，小儿约为50~70 mL/kg。在安静情况下年长儿仅用肺活量的12.5%来呼吸，而婴儿则需用30%左右，说明婴幼儿的呼吸潜在量较差。

2. 潮气量指安静呼吸时每次吸入的气体量，小儿肺容量较小，潮气量亦小。

3. 每分钟通气量指每分钟呼吸频率和潮气量的乘积，正常婴幼儿由于呼吸频率较快，每分钟通气量如按体表面积计算小儿与成人相近。

4. 气体弥散量 CO_2 的排出主要靠弥散作用，小儿肺脏小，肺泡毛细血管总面积和总容量均比成人小，故气体总弥散量也小，但若以单位肺容量计算可与成人近似。

总之，从上述各项呼吸功能特点来看，若以体表面积计算小儿并不比成人差，但各项呼吸功能的储备能力均较低，所以患呼吸系统疾病时小儿仍易发生呼吸功能不足。

（四）呼吸道免疫特点

婴幼儿的呼吸道黏膜缺少分泌型IgA，分泌型IgA是保护呼吸道黏膜局部免受感染的重要因素。新生儿及婴儿血中其他免疫球蛋白含量皆较低，因而婴幼儿期易患呼吸道感染。

第二节　急性上呼吸道感染

急性上呼吸道感染（acute upper respiratory infection，AURI）简称"上感"，俗称"感冒"，主要是由呼吸道合胞病毒、流感病毒、副流感病毒、腺病毒、鼻病毒、柯萨奇病毒等感染引起鼻、咽、扁桃体的炎症，是婴幼儿时期最常见的疾病。一年四季均可发病，但多发于冬春季节及气候骤冷时，通过空气飞沫传播，具有一定的传染性。上感90%以上的病原体是病毒，病毒感染后常继发细菌感染。

一、病因

90%以上由病毒引起，如呼吸道合胞病毒（RSV）、流感病毒、副流感病毒、腺病毒、鼻病毒、柯萨奇病毒等。在病毒感染的基础上也可继发细菌感染，常见有溶血性链球菌、肺炎球菌等。婴幼儿时期由于上呼吸道的解剖生理和免疫特点易患呼吸道感染，若有疾病影响（如维生素D缺乏性佝偻病、营养不良、贫血、先天性心脏病等）、环境因素（如居室拥挤、通风不良、冷热失调）及护理不当则易发生反复上呼吸道感染或使病程迁延。

二、临床表现

本病症状轻重不一。与年龄、病原和机体抵抗力不同有关，年长儿症状较轻，而婴幼儿较重。

（一）一般类型上感

婴幼儿局部症状不显著而全身症状重，可骤然起病、高热、咳嗽、食欲差，可伴有呕吐、腹泻、烦躁，甚至高热惊厥。年长儿症状较轻，常于受凉后 1～3 d 出现鼻塞、喷嚏、流涕、干咳、咽痛、发热等；有些在发病早期可有阵发性脐周疼痛，与发热所致阵发性肠痉挛或肠系膜淋巴结炎有关。

体检可见咽部充血，扁桃体肿大、颌下淋巴结肿大、触痛等；肺部呼吸音正常；肠病毒感染者可见不同形态的皮疹。

病程约 3～5 d，如体温持续不退或病情加重，应考虑感染可能侵袭其他部位。

（二）两种特殊类型上感

1. 疱疹性咽峡炎

病原体为柯萨奇 A 组病毒，好发于夏、秋季。表现为急起高热、咽痛、流涎、厌食、呕吐等。体检可见咽部充血，咽峡部（即咽腭弓、腭垂（悬雍垂）、软腭）等处黏膜上有数个 2～4 mm 大小灰白色的疱疹，周围有红晕，1～2 日后破溃形成小溃疡。病程 1 周左右。

2. 咽结合膜热

病原体为腺病毒，好发于春、秋季，散发或发生小流行。以发热、咽炎、结合膜炎为特征。表现为高热、咽痛、眼部刺痛。体检可见咽部充血、一侧或两侧滤泡性眼结合膜炎，结膜充血明显，但眼分泌物不多，主要是畏光、流泪，颈及耳后淋巴结增大。病程 1～2 周。

三、实验室检查

白细胞计数，因病原不同而异。病毒感染时，减少或正常；细菌感染时，一般增高。

四、诊断和鉴别诊断

根据临床表现不难诊断，诊断标准如下：

急性上呼吸道感染是小儿时期最常见的疾病，发病率占儿科疾病的首位。病原学证实 90% 以上为病毒感染。临床诊断如下：

轻型：发热 37～38℃，伴流涕、喷嚏、鼻塞、头痛，有中度咳嗽、声嘶、咽充血、扁桃体肿大、咽后壁淋巴滤泡增生、全身不适、食欲减退。

重型：发热 37℃以上，伴全身不适、精神差、食欲不振、畏寒、头痛、咳嗽及鼻部症状较重、语声嘶哑、咽痛、咽充血明显、扁桃体肿大、咽峡部或扁桃体有点斑状渗出物，口腔、软腭、悬雍垂的黏膜上亦有灰白色疱疹或溃疡，眼结膜充血、水肿或有滤泡等。

本病应与下列疾病鉴别：

1. 某些急性传染病的早期

如麻疹、百日咳、猩红热、脊髓灰质炎、流行性脑脊髓膜炎等的早期表现均与上感症状相似，在鉴别诊断时需结合流行病学、接触史、病情发展情况和实验室检查资料，进行综合分析，加以鉴别。

2. 流行性感冒

为流感病毒、副流感病毒所致，有明显的流行性。以发热、头痛、肌痛、四肢痛较重，上呼吸道局部症状较轻。

五、并发症

上呼吸道感染可累及邻近器官或向下蔓延而并发中耳炎、鼻窦炎、咽后壁脓肿、扁桃体周围脓肿、颈淋巴结炎、喉炎、支气管炎及肺炎等。年长儿可因链球菌感染而并发急性肾炎及风湿热等。

六、治疗

患病期间应充分休息，重视一般护理及支持疗法，严格掌握抗生素及抗病毒的应用指征，预防并发症，也可进行中西医结合治疗。

（一）一般治疗

发热及症状较重者应充分休息，多饮水，给予高热量易消化饮食。加强护理，室内温度及湿度应适宜。

（二）病因治疗

常用抗病毒药物：①双嘧达莫（潘生丁，persantine）对 RNA 病毒及某些 DNA 病毒均有抑制作用，每日 3 ~ 5 mg/kg；②三氮唑核苷（病毒唑，virazole）具有广谱抗病毒作用，疗程为 3 ~ 5 日。如病情重、有继发细菌感染，或有并发症者可选用抗生素，常用者有复方新诺明、青霉素，疗程 3 ~ 5 日。如证实为溶血性链球菌感染，或既往有风湿热、肾炎病史者，青霉素疗程应为 10 ~ 14 日。

局部可用 1% 病毒唑滴鼻液，每日 4 次；病毒性结合膜炎可用 0.1% 阿昔洛韦（aeielovir）滴眼，每 1 ~ 2 h 1 次。

（三）对症治疗

高热可给予物理降温，如头部冷敷、酒精擦浴。婴儿应用退热药后，可发生体温骤降至 35℃以下与虚脱。年龄小于 1 岁者，尽可能不用或少用退热剂。退热药常用扑热息痛片或柴胡注射液。高热烦躁不安者同时给苯巴比妥钠每次 4 ~ 6 mg/kg，肌注。鼻塞用 0.5% 麻黄素滴鼻。咳剧痰多可用祛痰止咳药，但婴儿不宜用大剂量止咳药。

七、预防

居室要经常通风，保持室内空气清新；在集体小儿机构中，应早期隔离患儿，如有流行趋势，可用食醋熏蒸法消毒；呼吸道疾病流行期间，尽量避免去人多拥挤的公共场所；合理饮食起居，保证充足的营养和睡眠；提倡母乳喂养，加强体格锻炼，多进行户外活动，以增强体质；气候变化时及时增减衣服，避免过热或过冷；积极防治营养不良、佝偻病、贫血和各种传染病，按时预防接种。

第三节　急性感染性喉炎

急性感染性喉炎（acute infectious laryngitis）为喉部黏膜急性弥漫性炎症。以犬吠样咳嗽、声嘶、喉鸣、吸气性呼吸困难为临床特征。可发生于任何季节，以冬、春季为多。多见于婴幼儿，新生儿极少发病。

一、病因

常为急性上呼吸道病毒或细菌感染的一部分，亦可并发于流行性感冒或其他传染病。由于小儿喉腔狭小，软骨柔软，黏膜血管丰富，黏膜下组织疏松，炎症时易充血水肿而出现喉梗阻。

二、临床表现

起病急，症状重，可有不同程度的发热，以犬吠样咳嗽、声嘶、喉鸣、吸气性呼吸困难为临床特征。一般白天症状较轻，夜间入睡后因喉部肌肉松弛，分泌物潴留阻塞致症状加剧。严重时迅速出现烦躁不安、吸气性困难、三凹征、青紫等缺氧症状。

三、实验室及其他检查

做喉镜检查，可见喉黏膜充血、肿胀，尤以声门区及声门下区黏膜红肿为著，使喉腔显著狭窄。声门常附有黏膜脓性分泌物。

四、诊断和鉴别诊断

根据急起犬吠样咳嗽、声嘶、喉鸣、吸气性呼吸困难等临床表现不难诊断，但应与白喉、喉痉挛、急性喉气管支气管炎、支气管异物等所致的喉梗阻相鉴别。

五、治疗

（一）保持呼吸道通畅

防止缺氧加重；吸氧；可用 1% ～ 3% 麻黄素和肾上腺皮质激素超声雾化吸入，有利于黏膜水肿消退。

（二）控制感染

由于起病急、病情进展快，难以判断系病毒抑或细菌感染，一般给予全身抗生素治疗。有气急、呼吸困难时，及时静脉输入足量广谱抗生素，常用者为青霉素类、大环内酯类、氨基糖苷类或头孢菌素类等。

（三）激素

有喉阻塞症状时，加用类固醇激素，常用者有强的松，口服，每日 1 ～ 2 mg/kg；地塞米松，肌注或静脉滴注每日 0.2 mg/kg；氢化可的松静脉滴注，每日 4 ～ 8 mg/kg，可减轻喉部组织水肿，减轻喉部阻塞症状。

（四）气管切开

重度喉阻塞或经药物治疗，喉阻塞症状未缓解者，应及时作气管切开术。如无条件，在紧急情况下可先做环甲膜穿刺以缓解喉阻塞症状，方法为：病人仰卧，头向后，摸清环状软骨的前弓，在环状软骨的上缘与甲状软骨下缘之间即是环甲膜，用 1 ～ 2 个粗针头从此处缓缓刺入，针尖一经穿透环甲膜进入声门下腔，即空气从针孔中出入，且有落空感，这样使之先通气，争取时间作正规气管切开术。亦可紧急行环甲膜切开术。

六、预防

避免受凉、感冒；加强体育锻炼，增强体质。

第四节　急性支气管炎

急性支气管炎（acute bronchitis）是因各种病原体引起的支气管黏膜的急性炎症，气管常同时受累，故又称急性气管支气管炎。多见于婴幼儿，常继发于上感，也可能是肺炎的早期表现，或为一些急性呼吸道传染病（麻疹、百日咳等）的一种临床表现。以发热、咳嗽、肺部可变的干、湿啰音为主要特点，哮喘性支气管炎以喘息为主要表现，肺部听诊可闻哮鸣音。

一、病因

病原体常为各种病毒或细菌，或为混合感染。凡能引起上呼吸道感染的病原体均可引起支气管炎。免疫功能低下、特异性体质、营养不良、佝偻病和支气管局部结构异常等均为本病的危险因素。

二、临床表现

大多先有一般上呼吸道感染症状，随后以咳嗽为主要症状，开始为刺激性干咳，以后有痰。婴幼儿全身症状较重，常有发热、纳差、乏力、呕吐、腹泻等。体检：两肺呼吸音粗糙，可闻及不固定散在的干、湿啰音。啰音常在体位改变或咳嗽后随分泌物的排出而发生改变。

婴幼儿可发生一种特殊类型的支气管炎，称为哮喘性支气管炎，也称喘息性支气管炎，泛指一组有喘息表现的婴幼儿急性支气管感染。除上述临床表现外，其特点为：①多见于 3 岁以下，有湿疹或过敏史的患儿；②有类似哮喘的临床表现，如呼气性呼吸困难，肺部叩诊呈过清音，听诊两肺满布哮鸣音及少量粗湿啰音；③大多病例复发与感染有关；④近期预后大多良好，3 ～ 4 岁后发作次数逐渐减少，但少数可发展成为支气管哮喘。

三、实验室及其他检查

（一）血象

白细胞计数正常或稍高，合并细菌感染时可明显升高。

（二）X线检查

可见肺门阴影扩大，肺纹理增粗。

四、诊断

根据上述临床表现，结合实验室检查可作诊断。

五、治疗

（一）一般治疗

适当休息，多饮开水，给予易消化食物，加强护理，室内温度及湿度应适宜。婴儿须经常调换体位，或抱起拍背片刻，使呼吸道分泌物易于排泄。咳嗽多而妨碍休息时，可给适量镇静药，但应避免过量以致抑制分泌物的排泄。

（二）对症治疗

1. 止咳祛痰

一般不用止咳剂，以免影响排痰。干咳严重影响小儿休息者可用咳必清、克咳敏等。痰液黏稠用祛痰剂并可雾化吸入。

2. 止喘

哮喘发作时，可用解除支气管痉挛的药物，口服氨茶碱，每次 4 mg/kg，1 日 3 次。喘重者可加用肾上腺皮质激素。

3. 控制感染

对考虑为细菌感染或混合感染者可使用抗生素，轻者可口服红霉素干糖浆、乙酰螺旋霉素等，对重症患儿可用青霉素、氨苄西林或头孢唑啉等。

4. 康复治疗

加强营养，适当开展户外活动，进行体格锻炼，增强机体对气温变化的适应能力。根据气温变化增减衣服、避免受凉或过热。在呼吸系统疾病流行期间，不要让小孩到公共场所，以免交叉感染。积极预防营养不良、佝偻病、贫血和各种传染病，按时预防接种，增强机体的免疫能力。

六、预防

与上呼吸道感染的预防相同。对反复发作者可用气管炎疫苗，在发作间歇期开始注射，每周 1 次，每次 0.1 mL，若无不良反应，以后每次递增 0.1 mL，至每次 0.5 mL 为最大量，10 次为一疗程。效果显著者可再用几个疗程。

第五节　肺炎

肺炎（pneumonia）指各种不同病原体及其他因素（如吸入、过敏等）所引起的肺部炎症。小儿肺炎主要为支气管肺炎（broncho pneumonia），又称小叶性肺炎，其最基本的病理生理改变是缺氧（低氧血症）和二氧化碳潴留（高碳酸血症）。临床以发热、咳嗽、呼吸急促、呼吸困难和肺部固定的中、细湿啰音为特点。当有营养不良、佝偻病、缺铁性贫血、先心病时，肺炎发生率更高，病情严重，容易迁延不愈，病死率也高。肺炎为婴幼儿时期的常见病，被国家卫生部列为儿童重点防治的四病之一。一年四季均可发病，多发生于寒冷季节和气候骤变时。

发达国家中，小儿肺炎病源以病毒为主，发展中国家则以细菌为主，细菌感染以肺炎链球菌多见，近年来流感嗜血杆菌和肺炎支原体有增多趋势。

一、分类

目前，小儿肺炎的分类尚未统一，常用的分类方法有：

（一）病理分类

可分为大叶性肺炎、小叶性肺炎（支气管肺炎）、间质性肺炎等。

（二）病因分类

1. 感染性肺炎

如病毒性肺炎、细菌性肺炎、真菌性肺炎、支原体肺炎、衣原体肺炎、原虫性肺炎。

2. 非感染性肺炎

如吸入性肺炎、过敏性肺炎等。

（三）病程分类

急性肺炎：病程在 1 个月以内；迁延性肺炎：病程在 1～3 个月；慢性肺炎：病程在 3 个月以上。

（四）病情分类

轻症：病情轻，无全身中毒症状，除呼吸系统症状外其他系统仅有轻微受累。

重症：病情重，全身中毒症状明显，除有较严重的呼吸系统症状外，其他系统亦受累。

（五）典型及非典型

根据临床表现是否典型分类。

1. 典型性肺炎

肺炎链球菌、流感嗜血杆菌、金黄色葡萄球菌、革兰阴性杆菌及厌氧菌肺炎。

2. 非典型肺炎

肺炎支原体、衣原体、军团菌肺炎，某些病毒感染引起的肺炎。

（六）其他肺炎分类

1. 社区获得性肺炎（CAP）

指无明显免疫抑制的患儿在院外或住院 48 h 内发生的肺炎。

2. 院内获得性肺炎（HAP）

指住院 48 h 后发生的肺炎，也包括呼吸机相关性肺炎。

二、病因和发病机制

肺炎多为上呼吸道感染和支气管炎发展所致，亦可继发于麻疹、百日咳等呼吸道传染病后。病原较复杂，细菌感染有肺炎球菌、金黄色葡萄球菌、链球菌、流感杆菌及大肠杆菌等。病毒引起的有腺病毒、流感病毒和副流感病毒、呼吸道合胞病毒等。支原体肺炎亦不少见。病原体常由呼吸道入侵，少数经血行入肺。

病原体侵入呼吸道以后，由于机体抵抗力低下，病变不能局限，炎症向下蔓延至支气管、细支气管及肺泡。病变呈点片状播散性分布，多见于两肺下叶。病变以肺组织充血、水肿、炎症浸润为主，肺泡内充满渗出物。炎症使呼吸道黏膜增厚及下呼吸道阻塞而导致通气与换气功能障碍，主要表现为低氧血症，重症尚可出现高碳酸血症。高碳酸血症是由于通气不足二氧化碳潴留所致。换气不足则导致动脉血氧分压（PaO_2）和动脉血氧饱和度（SaO_2）降低，严重者出现发绀。若严重缺氧（PaO_2 及 SaO_2 降低）又有 CO_2 排出受阻，$PaCO_2$ 增高，则可发生呼吸衰竭。由于缺氧、二氧化碳潴留及病原体毒素和炎性物质的吸收，可导致机体细胞酶代谢失常和器官功能障碍。

三、临床表现

（一）轻症肺炎

仅表现为呼吸系统症状和相应的肺部体征。

1. 症状

大多起病较急。主要表现为发热、咳嗽、气促和全身症状。①发热：热型不定，多为不规则热，新生儿和重度营养不良患儿可不发热，甚至体温不升；②咳嗽：较频，初为刺激性干咳，以后咳嗽有痰，新生儿表现为口吐白沫；③气促：多发生在发热、咳嗽之后；④全身症状：食欲不振、精神萎靡、烦躁不安、嗜睡、呕吐、腹泻等感染中毒症状。

2. 体检

呼吸加快，40～80次/min，可有鼻翼扇动、点头呼吸、三凹征、唇周发绀。肺部可听到较固定的中、细湿啰音，以背部、两肺下方、脊柱两旁较易听到，深吸气末更为明显。

（二）重症肺炎

除呼吸系统症状和全身中毒症状加重外，常有循环、神经和消化系统受累的表现。

1. 循环系统

常见心肌炎、心力衰竭。前者主要表现为面色苍白、心动过速、心音低钝、心律不齐，心电图显示ST段下移、T波低平或倒置；后者主要表现为呼吸困难加重，呼吸加快（>60次/分），烦躁不安，面色苍白或发绀，心率增快（婴儿>180次/分，幼儿>160次/分），心音低钝或出现奔马律，肝脏迅速增大等。重症革兰阴性杆菌还可发生微循环障碍、休克甚至DIC。

2. 神经系统

发生脑水肿时出现烦躁或嗜睡、意识障碍、惊厥、前囟隆起、瞳孔对光反射迟钝或消失、呼吸节律不齐甚至停止；脑膜刺激征等。

3. 消化系统

表现为食欲减退、呕吐或腹泻。发生中毒性肠麻痹时出现明显腹胀，呼吸困难加重，肠鸣音消失；发生消化道出血时出现呕吐咖啡样物，大便潜血试验阳性或柏油样便。

若延误诊断或金黄色葡萄球菌感染者可引起并发症。如在肺炎的治疗过程中，中毒症状及呼吸困难突然加重，体温持续不退或退而复升，应考虑脓胸、脓气胸、肺大疱等并发症的可能。

四、实验室及其他检查

（一）血常规检查

病毒性肺炎白细胞总数大多正常或降低；细菌性肺炎白细胞总数及中性粒细胞常增高，并有核左移。

（二）病原学检查

可做病毒分离或细菌培养，以明确病原体。血清冷凝集试验在50%～70%的支原体肺炎患儿中可呈阳性。

（三）胸部X线检查

早期肺纹理增粗，以后出现大小不等的斑片状阴影，可融合成片，可伴有肺不张或肺气肿。

五、诊断

典型肺炎常有发热、咳嗽、气促或呼吸困难，肺部有较固定的中细湿啰音，即可诊断。确诊后，应进一步判断病情轻重，有无并发症，作病原学检查，以便指导治疗。

六、鉴别诊断

1. 急性支气管炎

以咳嗽为主，全身症状较轻，多无发热或仅有低热，肺部呼吸音粗糙或有不固定的干湿啰音。

2. 支气管异物

多有异物吸入史，突然出现呛咳，结合胸部 X 线检查多可鉴别。病程迁延，继发感染时可反复发热，肺部闻及湿啰音。必要时行支气管纤维镜检查术。

3. 肺结核

根据临床表现、结核接触史、结核菌素试验、血清结核抗体检测、血沉及 X 线胸片等加以鉴别。

七、治疗

（一）一般治疗

保持呼吸道通畅，及时清除上呼吸道分泌物，经常变换体位，多饮水，有利于痰液的排出。给予足量的维生素和蛋白质，少量多餐。

（二）抗生素治疗

1. 原则

在使用抗菌药物前应采集合适的呼吸道分泌物进行细菌培养和药物敏感试验，指导治疗；在未获培养结果之前，可根据经验选择敏感药物；选用的药物在肺组织中应有较高的浓度；重症患儿宜静脉联合用药，应注意早期、联合用药，足量、足疗程。

2. 根据不同病原菌选择抗生素

肺炎球菌肺炎多选用青霉素或阿莫西林，青霉素过敏者选用大环内酯类抗生素如红霉素等；金黄色葡萄球菌甲氧西林敏感者首选苯唑西林钠或氯唑西林钠，耐药选用万古霉素或连用利福平；流感嗜血杆菌首选阿莫西林加克拉维酸或加舒巴坦；大肠杆菌和肺炎杆菌首选第三代头孢如头孢曲松，铜绿假单胞菌首选替卡西林加克拉维酸。

3. 抗生素用药时间

一般应持续至体温正常后 5 ~ 7 d，症状、体征消失后 3 d 停药。但葡萄球菌肺炎疗程长，一般在体温正常后 2 ~ 3 周可停药。

《我国急性呼吸道感染抗生素合理使用指南（试行）》关于抗生素的应用作了如下指导：

1. 社区获得性肺炎（CAP）

应选用至少能覆盖肺炎链球菌和流感嗜血杆菌的抗生素，病情严重者还应覆盖金黄色葡萄球菌。

（1）轻至中度肺炎：首选青霉素或阿莫西林或氨苄西林或第一代头孢菌素，备选第二代头孢菌素（如头孢克洛等）口服。考虑病源为支原体、衣原体或百日咳杆菌者可选用大环内酯类抗生素。

（2）重度肺炎：应视患儿具体情况选用下列方案之一。

方案①：阿莫西林 – 克拉维酸或氨苄西林 – 舒巴坦。

方案②：头孢呋辛或头孢曲松或头孢噻肟。

方案③：苯唑西林或氯唑西林，适用于对甲氧西林敏感的金黄色葡萄球菌（MSSA）、甲氧西林敏感的表皮葡萄球菌（MSSE）。

方案④：大环内酯类抗生素 + 头孢曲松或头孢噻肟，适用于重症细菌性肺炎或高度怀疑合并支原体、衣原体等感染者。

2. 院内获得性肺炎（HAP）

（1）轻至中度 HAP，可按重度 CAP 方案①、②、③、④选用抗生素。

（2）轻至中度 HAP 伴有下列因素之一者：原有心肺基础疾病、恶性肿瘤、机械通气、长期 ICU、长期使用抗生素或肾上腺糖皮质激素或其他免疫抑制剂、胸腹部手术、昏迷伴有吸入、糖尿病或肾功能不全等，可采用以下方案之一：

方案⑤：方案①、②、③或④ + 克林霉素或甲硝唑，适用于考虑合并厌氧菌感染者。

方案⑥：替卡西林 – 克拉维酸或哌拉西林 – 他唑巴坦，适用于考虑为假单胞菌感染者。

（3）轻至中度 HAP 并存多种危险因素，可参照下述重度 HAP 方案。

（4）重度 HAP：可选用方案⑥或下列方案之一：

方案⑦：头孢他啶或头孢哌酮或头孢哌酮—舒巴坦或头孢吡肟，适用考虑假单胞菌等革兰阴性杆菌感染者。

方案⑧：方案⑥/⑦+⑨氨基糖甙类抗生素，限于 6 岁以上患儿或病情严重、必须使用氨基糖甙类抗生素患者。

方案⑨：亚胺培南或美洛培南，适用于产生 β 内酰胺酶的细菌感染者。

方案⑩：方案⑥/⑦/⑨+万古霉素，针对极重度 HAP 和考虑甲氧西林耐药金黄色葡萄球菌（MRSA）及甲氧西林耐药表皮葡萄球菌（MRSE）感染的肺炎患儿。

（三）抗病毒治疗

明确为病毒感染者用抗病毒制剂，一旦确立细菌感染应该加用有效抗生素。

1. 利巴韦林（病毒唑）

为广谱抗病毒剂，已广泛用于各类病毒性感染。早期应用雾化吸入或静脉给药，有一定疗效，但对重症病毒性肺炎单独使用作用尚不可靠。10 ~ 15 mg/（kg·d），必要时 30 ~ 40 mg/（kg·d），分 2 次静脉滴注，也可肌肉注射，或 0.1% 溶液喷雾吸入。国外主要通过雾化吸入治疗严重 RSV 感染。

2. 金刚烷胺或金刚乙胺

可用于流感病毒 A 感染的防治。后者活性比前者强，呼吸道药物浓度亦较高。但由于它们的神经系统的不良反应、对 B 型流感病毒无效及耐药株的出现，限制了其在临床的应用。

3. 神经氨酸酶抑制剂

神经氨酸酶抑制剂是一类新型的抗流感病毒药物。目前已用于临床的神经氨酸酶抑制剂包括扎那米韦、奥司他韦，可选择性抑制 A 型和 B 型流感病毒的神经氨酸酶活性，从而改变病毒正常的凝集和释放功能，减轻受感染的程度，缩短病程。前者只能吸入给药，因而婴幼儿患者常无法使用。奥司他韦（达菲）则口服给药，儿童每次 2 mg/kg，每日 2 次。

4. 免疫球蛋白

近年来有报道 RSV 免疫球蛋白静脉使用（IGIV）可显著减轻病情、缩短住院时间。取得较好疗效。

5. 干扰素

可使受感染细胞转化为抗病毒状态，不断生成具有高度抗病毒活性的蛋白质，从而发挥抗病毒作用。可肌肉注射、静脉注射或静脉滴注，也可滴鼻或喷雾吸入。

6. 无环鸟苷（阿昔洛韦）

主要适用于单纯疱疹病毒、水痘—带状疱疹病毒及巨细胞病毒感染者。一般情况下每次 5 mg/kg，静脉滴注，一日 3 次，疗程 7 d。

7. 丙氟鸟苷（更昔洛韦）

丙氟鸟苷是抑制 CMV 作用较强的药物。诱导期 10 mg/（kg·d），每日 2 次，连用 14 ~ 21 d，静脉滴注；维持量 5 ~ 7.5 mg/（kg·d），每日 1 次，每周 5 ~ 7 次，静脉滴注，或每次 5 ~ 10 mg/bg，每日 2 次，口服。

8. 其他

白细胞介素 –2（IL–2）、胸腺肽、阿糖腺苷、潘生丁、聚肌胞、泰瑞宁和丙基乙磺酸及中药制剂，如双黄连、莪术油葡萄糖注射液等。

（四）对症治疗

1. 缺氧者可采用鼻前庭给氧，氧流量 0.5 ~ 1.0 L/min；还可面罩给氧，2 ~ 4 L/min，氧浓度不超过 40%。亦可用氧帐改善缺氧状况。

2. 保持呼吸道通畅：及时清除呼吸道分泌物；应用祛痰剂以及雾化吸入；严重患者短期可使用机械通气。

3. 高热患儿可用物理降温如酒精擦浴，冷敷等；口服对乙酰氨基酚或布洛芬等。烦躁不安可给予氯丙嗪、异丙嗪或苯巴比妥肌注。

4. 腹胀的治疗：伴低钾者应及时补钾，如系中毒性肠麻痹，应禁食、胃肠减压，酌情联用酚妥拉明。

5. 肺炎合并心力衰竭的治疗：吸氧、镇静、利尿、强心、血管活性药物（详见心力衰竭有关章节）。

（五）糖皮质激素的应用

糖皮质激素可减少炎性渗出物，解除支气管痉挛，改善血管通透性，降低颅内压，改善微循环。适应证：①中毒症状明显；②严重喘憋；③伴有脑水肿、中毒性脑病、感染性休克等；④胸膜有渗出的病例。常用琥珀酸氢化可的松或地塞米松，疗程 3～5 d。

（六）其他

肺部理疗有促进炎症消散的作用。如同时有免疫功能低下，可应用静脉注射用丙种球蛋白，3～5 d 为一疗程。

（七）康复治疗

经综合治疗，精心护理，大部分病儿可痊愈出院，但仍要告知家长，为预防肺炎的发生，平时要加强体格锻炼，坚持户外活动，增强呼吸道对冷空气的适应能力。

气候变化时，注意增减衣服，防止感冒。尽量不带小儿到人多、空气不好的公共场所。家人感冒后，最好少接触小儿，室内可用食醋熏蒸，每立方米空间用 5 mL 加水稀释一倍，熏蒸时将门窗关闭。肺炎经治疗如啰音未消失者，可采用物理疗法，如红外线照射、超短波治疗等，并定期复查。

八、预防

婴幼儿应尽可能避免接触呼吸道感染患者，注意宣传儿童有呼吸感染时尽量不外出，流行季节少串门，不到公共场所。父母感冒时应尽可能少接触年幼子女，接触时应戴口罩。

小儿患病要早诊早治，要求家长在患儿仅有发热、咳嗽时在家中或去当地卫生所及时治疗；当患儿有呼吸增快、轻度呼吸困难时应注射青霉素和适当剂量的强心剂（毒毛旋花子甙 K 或西地兰）后送医院治疗。注意勿包裹小儿过紧，要让患儿呼吸通畅，以防窒息。

做好儿童的计划免疫，特别是麻疹活疫苗和百白破混合制剂注射，以减少继发性肺炎的发生。积极提倡母乳喂养，合理添加辅食。积极预防佝偻病、营养不良，提倡户外活动，多晒太阳，培养良好的饮食及卫生习惯，小儿衣着不宜过厚或太薄，婴儿不宜包裹过紧，平日居室内要定时开窗换气。加强早产儿及体弱儿（包括先天性心脏病患儿）的保护。

已患肺炎的婴幼儿抵抗力弱，易染其他疾病，应积极预防可能引起严重后果并发症，如脓胸、脓气胸等。在病房中应将不同病因的患儿尽量隔离，特别是对腺病毒肺炎的患儿，应予单间隔离。恢复期及新入院患儿也应分开，医务人员接触不同患儿时，应戴口罩，接触每一患儿后，都应该用肥皂洗手。

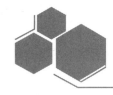

第六章　儿科循环系统疾病

第一节　概述

儿科心血管疾病以先天性心脏病多见，其次为风湿性心脏炎、心肌炎、心包炎、感染性心内膜炎、心律失常等。克山病及高原性心脏病发生于我国某些地区。另外，小儿常见的传染病、结缔组织病、内分泌及遗传代谢病等可并发心脏疾病。从年龄特点看，婴幼儿以先天性心脏病为主，年长儿则以风湿性心脏炎、病毒性心肌炎多见。自上世纪70年代以来，风湿性心脏炎的发病率有所下降，而病毒性心肌炎和心律失常较前增多。近10年来，川崎病引起的心血管改变已有不少报道。

随着心导管术、心血管造影术及双向录像、超声心动图、放射性核素造影检查等新技术的迅速发展，提高了心血管疾病的诊断水平，对较复杂的先天性心血管畸形在新生儿期即可作出确诊。治疗方面，介入性心导管术在纠正缺损及血管成形方面，获得满意效果。对于新生儿及婴儿期的严重心血管畸形的外科治疗也取得了较快进展。

一、临床表现

（一）青紫（紫绀）

青紫（cyanosis）与皮肤黏膜浅表毛细血管血液中还原血红蛋白的含量直接相关。当浅表毛细血管血液中还原血红蛋白 > 150 g/L（5 g/dL）时，皮肤黏膜便可出现青紫。青紫的出现除血氧含量降低外，还与血液血红蛋白浓度有关。如血红蛋白在50 g/L以下，即使微血管内全部为还原血红蛋白，血氧含量很低，也不出现青紫。反之，血红蛋白增多，如高原地区或青紫型先心病，微血管内还原血红蛋白极易达到50 g/L，因而青紫容易出现。青紫可由多种原因引起，可分为：

1. 中央性青紫（central cyanosis）

中央性青紫（central cyanosis）由动脉血氧饱和度降低所引起。如先天性心血管畸形右向左分流，静脉血分流入左心或主动脉，使动脉血氧饱和度降低而发生青紫。重型肺炎、肺气肿、肺水肿时肺泡通气不足，肺通气/灌注比率失调，氧弥散障碍；高山氧分压过低等均使静脉血在肺部不能充分氧合，回左心致动脉血氧饱和度过低而发生中央性青紫。

2. 周围性青紫（peripheral cyanosis）

周围性青紫（peripheral cyanosis）由周围循环障碍引起。多见于休克、右心衰竭、缩窄性心包炎等。四肢末端青紫、厥冷、皮肤发花；经按摩或保暖后青紫改善或消失。

3. 差异性青紫（differential cyanosis）

差异性青紫（differential cyanosis）指上、下肢的青紫程度有别；如动脉导管未闭伴肺动脉高压，使动脉血向降主动脉分流，则见下肢青紫而上肢不紫。

此外，青紫常见于异常血红蛋白血症。由于药物或化学药品中毒所致的高铁血红蛋白血症，因血红蛋白分子中的二价铁被三价铁所取代，而失去与氧结合能力，常见于亚硝酸盐、硝基苯、非那西丁中毒。此种青紫多突然发生，有服药史或食用含有亚硝酸盐的蔬菜。血液光谱分析有助于诊断。

（二）晕厥

由于心搏出量骤减，脑缺血引起的急性发作性短暂意识丧失，又称阿－斯综合征（心源性脑缺氧综合征）。发作时先有头晕、面色苍白，随之皮肤青紫、意识不清。多因严重心律失常、心脏排血受阻等因素致病；以各种心脏病或药物副作用引起的心脏停搏、严重心动过缓、完全性房室传导阻滞、心室颤动最为常见。左房黏液瘤、肥厚性心肌病引起左室排血受阻而致病。婴儿重症法鲁四联症，于哭啼或用力时，发生右室流出道梗阻、血氧饱和度下降，引起脑缺氧发作（anoxic spells）。心源性晕厥须与癫痫区别，后者突然意识丧失，呼吸暂停，皮肤青紫，四肢呈强直性抽搐，口吐白沫，脑电图可见癫痫波型。

（三）水肿（edema）

水肿（edema）是右心衰竭的重要表现。各种心脏病引起心力衰竭时，先于下肢、腰部以下低垂部位出现可凹性水肿，重者波及全身，出现胸水和腹水。小婴儿则表现为面、睑、手足非可凹性水肿，体重增加。

（四）心悸

见于各种心脏病引起的代偿性窦性心动过速或快速性异位心律失常。

（五）咳嗽

左心衰竭引起肺淤血及水肿，或左向右分流型先天性心脏病伴有呼吸道感染时，都有剧烈咳嗽。肺动脉扩张压迫喉返神经时，可有声音嘶哑及金属声咳嗽。

（六）呼吸困难（dyspnea）

呼吸频率加快，轻者仅于活动时出现，重者并有三凹征、端坐呼吸及青紫，为左心衰竭的主要症状。

（七）咯血（hemoptysis）

左向右分流先天性心脏病合并肺动脉高压及二尖瓣狭窄者，因肺淤血可有咯血，痰中带血丝或粉红色泡沫状痰液。法鲁四联症肺侧枝循环丛破裂而大量咯血。

（八）杵状指（趾）（clubbingdigits）

指（趾）端毛细血管袢扩张，血流量增多，软组织增生，使指甲基底部及指端变粗，呈鼓槌样。见于青紫型先天性心脏病、肺源性心脏病及感染性心内膜炎。

（九）生长发育落后

多见于有大量左向右分流或青紫型先天性心脏病。因体循环血流量或血氧含量降低，组织缺氧，影响患儿生长发育。

（十）心前区疼痛

患儿烦躁不安。见于急性心包心肌炎、肥厚性心肌病、迷走左冠状动脉及川崎病合并心肌梗死等。

二、实验室及其他检查

（一）X 线检查（X-ray examination）

通常采用后前位、左前斜位及右前斜位透视与摄片。胸部 X 线透视可了解肺血多少，有无肺门舞蹈，心房、心室及大血管位置、形态、大小及搏动情况。胸片宜取吸气状态后前位，观察左室时可做左前斜位摄片，要了解左房情况可吞钡做右前斜位摄片。分析胸部 X 线片时，应注意以下几点。

1. 测量心胸比值

一般年长儿应小于 0.5，婴儿小于 0.55，新生儿可达 0.60。

2. 肺血多少

①肺血减少，肺血管阴影变细、稀疏，肺野透亮度增加，提示流入肺血流受阻，如先天性肺动脉瓣狭窄。②肺血增多，有两种情况：一是肺动脉充血，见于左向右分流先天性心脏病，肺血管阴影增多，边缘清楚，右下肺动脉增粗，肺野透明度正常；另一为肺静脉淤血，见于二尖瓣病变和左心衰竭，肺血管阴影增多，边缘模糊，自肺门向外扩散，肺底尤著，肺野透明度降低。

3. 心脏的形态、大小、位置

各房室有无增大，大血管有否异位，肺动脉圆锥有否突出和凹陷，主动脉结饱满和凹陷。左心室增大时，后前位心尖向左下延伸，左缘第四弓延长，左前斜位心后缘下部向后突出，与脊柱重叠。右室增大时，后前位心尖圆隆上翘；左前斜位心前缘下部向前突出，使胸骨后心前间隙变小。左房增大时，后前位心右缘右房处见密度增高的阴影，与右房影相重叠，形成双重边缘；左前斜位见左主支气管抬高或气管分叉角度增大，右前斜位吞钡造影，增大的左房压迫食管，出现弧形压迹，或将食管局部后移。右房增大时，后前位右心缘弧形凸出；左前斜位心前缘上部向前凸出。右位心时，心脏在右侧胸腔，心尖朝右。

（二）心电图检查

对心律失常的诊断有特异性。除对先天性和后天性心脏病的诊断提供一定的证据外，对电解质紊乱、药物反应同样提供重要的依据。描记小儿心电图应加 V_{3R}、V_{4R}。

1. 小儿心电图的特点

①年龄愈小，心率愈快，各波间期相应缩短。②新生儿及 3 个月以内的婴儿右室占优势，心电轴右偏，V_1、V_{3R}、V_{4R} 导联 QRS 波呈 RS 型。③年长儿胸壁较薄，左室电压增高。④右心室导联 QRS 波可有粗钝、错折，不可一律诊断为不完全性右束支传导阻滞。⑤新生儿生后 5 d 内右心前导联 T 波直立，此后转为倒置或双向，至 8 岁以后再出现直立 T 波；V_4 导联 T 波在 10 岁以前可为倒置或双向。

2. 心电图各波的正常值及变异

正常小儿心电图各波时限随年龄而异。①心率：窦性心律正常范围 1 岁以内为 100 ~ 140 次 / 分，1 ~ 6 岁 80 ~ 120 次 / 分，6 岁以上 60 ~ 100 次 / 分；低于或超过此范围为窦性心动过缓和窦性心动过速。②P 波 Ⅰ、Ⅱ、aVF、$V_{4~6}$ 直立，aVR 倒置，Ⅲ、aVL、$V_{1~3}$ 可双向或倒置。电压 < 2.5 mV。③P-R 有一定时限，超过高限为一度房室传导阻滞。常见于心肌炎、低血钾及洋地黄反应。④QRS 波：新生儿及 3 个月内婴儿心电轴右偏。婴幼儿 Q < 1/3R，年长儿 < 1/4R，时间 < 0.04 s。Q 波加深加宽为异常 Q 波，见于心肌梗死及心肌病。电压：肢体导联除 aVR 外，R 波均 > 0.5 mV。RaVL < 2.0 mV。RaVF < 2.5 mV。RV_1 < 1.0 mV，SV_1 < 2.0 mV，3 岁以下 RV5 < 3.0 mV，3 岁以上 < 3.5 mV。3 岁以下 RV_5 + SV_1 < 4.5 mV，3 岁以上 < 5.0 mV。3 岁以上 RV_1+SV_5 < 1.5 mV。QRS 电压在每个肢体导联均 < 0.5 mV，或每个心前导联都 < 0.8mV，为低电压，见于心肌炎、心包积液、缩窄性心包炎、肥胖及严重水肿。⑤ST 段正常偏移下降 < 0.05 mV，抬高：肢体导联 < 0.1 mV，$V_{1~3}$ < 0.2 mV，$V_{4~6}$ < 0.2 mV；ST 段下降见于心肌炎、心肌病及使用洋地黄等；ST 段抬高见于急性心包炎；ST 段抬高，弓背向上形成单向曲线多见于心肌梗死及急性心肌炎。⑥T 波：aVR 导联倒置，Ⅰ、Ⅱ、$V_{4~6}$ 直立，Ⅲ、aVL、aVF、$V_{1~3}$ 可倒置。R 波为主的导联中，T 波应大于同导联 R 波的 1/10。T 波高尖见于高血钾；T 波低平、倒置见于心肌炎、心肌病、低血钾、洋地黄反应、β 受体功能亢进等。⑦U 波：方向与 T 波一致，振幅小于同导联 T 波的 1/2；U 波升高见于低血钾、高血钙等。⑧Q-T 间期：受心率影响，心率愈快，Q-T 间期愈短，反之愈长。由于 Q-T 间期受心率影响较大，通常用校正 Q-T 间期。Q-Tc 是 R-R 间隔为 1 s（心率 60 次 / 分）时的 Q-T 间期。正常 Q-Tc：6 个月婴儿 < 0.45 s，儿童 < 0.44 s，青少年 < 0.425 s，超过此值为延长。Q-T 间期延长见于奎尼丁、乙胺碘呋酮等药物副作用、低血钾、低血钙、低血镁、中枢神经系统损伤、心肌炎及 Q-T 间期延长综合征。Q-T 间期延长伴 T 波异常可出现严重的室性心律失常。

3. 房室肥厚诊断标准

（1）右房肥大：P 波高耸，电压 > 0.25 mV，Ⅱ、Ⅲ、aVF 导联较明显。

（2）左房肥大：P 波顶端切迹，间距 > 0.04 s；P 波时间增宽 > 0.09 s，PV_1 双向，终末负向深度 > 0.1 mV。

（3）右室肥厚：RV_1 ≥ 2.0 mV；1 ~ 7 d SV_5 ≥ 1.4 mV，8 ~ 30 d ≥ 1.0 mV，1 ~ 3 个月 ≥ 0.7 mV，3 个月以上 ≥ 0.6 mV；V_{3R}、V_1 导联呈 qR 型；出生后 4 d TV_1 直立；V_1 导联 R/S 比值：0 ~ 3 个月 ≥ 6.5，3 ~ 6 个月 ≥ 4.0，0.5 ~ 3 岁 ≥ 2.4，3 ~ 5 岁 ≥ 1.6，6 岁以上 ≥ 1。

（4）左室肥厚：小于 3 岁 RV_5 ≥ 3.0 mV，RV_5+SV_1 > 14.5 mV，大于 3 岁 RV_5 ≥ 3.5 mV，RV_5+SV_1 ≥ 5.0 mV；SV_1 ≥ 2.0 mV；V Ⅲ 导联 Q 波 > 0.4 mV；$V_{5~6}$ 导联 ST 段下降，T 波倒置。

（三）超声心动图检查（echocardiographyexamination）

超声心动图是诊断心脏病的重要技术之一。它具有无痛、方便、可重复检查及无创伤的优点。目前超声心动图仪，兼有 M 型二维及多普勒超声心动图装置，直观地显示心脏血管结构的空间方位关系，观察各腔室瓣膜的动态情况，从而判断各种心血管结构异常，包括大血管、半月瓣、房室瓣、心房及房间隔、心室及室间隔、腔静脉、近端冠状动脉等，并测量心腔及血管各参数。多普勒超声心动图可显示心脏或血管内某一部位血流的方向、速度及血流性质，并可推算压力阶差。对复杂的先天性心脏病，如单心室、大动脉转位、主动脉骑跨、瓣膜闭锁、左室发育不良综合征、永存动脉干等均能确诊；另外对心肌病、心瓣膜病、心脏肿瘤、心内赘生物及血栓形成、心包积液、冠状动脉瘤等的诊断也很有价值。彩色多普勒用颜色显示血流方向、速度及性质。近年来有三维超声心动图仪，可进行三维重建，更直观地显示心脏血管结构的空间方位关系。

超声心动图可用来测定心功能。常用参数有：①射血分数：反映心脏泵功能，正常值 0.72 ± 0.04（范围 $0.64 \sim 0.80$）。②短轴缩短率：反映心肌收缩力，正常值 $35 \pm 2.7\%$（范围 $29.7 \sim 40.3$）。③收缩时间间期：与心脏前、后负荷及心肌收缩力有关。正常左室收缩时间间期与心脏后负荷及总电机械收缩时间成正比，与前负荷及收缩力成反比。

（四）心导管检查及心血管造影

心导管检查（cardiac catheterization）是先天性心脏病明确诊断和决定手术前的重要检查方法之一。它分为右心及左心导管检查。在 X 线透视下，经皮穿刺将导管插入肘部静脉经上腔静脉入右心房，或自腹股沟部大隐静脉入右心房，再入右心室到达肺动脉称为右心导管。若将导管自股动脉插入，经主动脉，然后到达左心室者，称左心导管。根据导管的走向，测定不同部位的心腔及大血管的压力及血氧含量，并进一步计算心排血量、分流量及血流阻力，分析各种资料和数据做出诊断和鉴别诊断。若导管进入异常通道，对诊断也很有帮助。

心血管造影常与心导管检查相结合，在导管检查过程中，根据诊断需要，安置于选择的心腔或大血管部位，将造影剂以一定的压力快速注入心腔或大血管，同时进行快速摄片或电影摄影、录像，观察造影剂显示心腔血管的结构、血流方向以及心脏收缩舒张活动的动态变化。

除诊断性导管术外，介入性（治疗性）导管术近年来获得长足的进展，对一些心脏病作非开胸的姑息或根治治疗，愈来愈成为心导管的重要部分。

（五）放射性核素诊断（radionuclide diagonosis）

用放射性核素 ^{99m}Tc 静脉注射时，应用 γ 闪烁照相机将放射核素释放的 γ 射线转换成电脉冲，数据有计算机记录、储存，并进行重组图像分析。它具有无创伤性，检查过程中保持着生理状态，能多次重复和结果可靠等优点。对小儿心脏病有价值的诊断方法包括：放射性核素心血管造影、心室功能测定和心肌灌注显像。

（六）心脏磁共振成像（magnetic resonance imaging）

心脏磁共振成像（magnetic resonance imaging）是上世纪 80 年代应用于临床的一项非侵入性心脏检查技术，具有不使用造影剂、无电离辐射和三维成像的优点。当前快速成像技术的的发展，MRI 回波平面成像及电影磁共振成像技术使 MRI 能替代心导管检查，用于心内分流、定性及定量研究瓣膜返流，计算心室容积和射血分数，且能用于心肌灌注、心肌代谢等生理功能研究。

第二节　先天性心脏病

一、概述

先天性心脏病（congenital heart disease，CHD）是胎儿时期心脏及大血管发育异常而致的先天畸形，是小儿最常见的心脏病，发病率为 $7\textperthousand \sim 8\textperthousand$。近半个世纪以来，由于心导管检查，无创性心脏诊断技术如超声心动图、磁共振等的应用，以及在低温麻醉、体外循环下心脏直视手术和心脏介入手术的发展及术后监护技术的提高，使临床上对先天性心脏病的诊断、治疗和预后都有了显著的进步。现在更可以在怀孕的早中期通过胎儿超声心动图及染色体、基因诊断等手段进行早期诊断和干预。

（一）病因

本病病因尚未彻底了解，但与遗传及环境均有一定关系。

1. 遗传因素

（1）染色体畸变约占先心病的 4%～5%。21-三体综合征患儿中约有半数有先心病，其中以房室间隔缺损、室间隔缺损（室缺）及房间隔缺损（房缺）多见。

（2）单基因病变约占先心病的 1%～2%，如马凡综合征，病变多累及全身纤维结缔组织，60% 合并先心病，表现为升主动脉扩大、主动脉瓣及二尖瓣关闭不全。

（3）多基因病变多数先心病属此类，同时受遗传及环境的影响，常表现为单纯的先心病。

2. 环境因素

母亲妊娠初 3 个月内患病毒感染，尤其风疹感染，小儿出生后先心病的发病率高，其他病毒感染也有类似报道。其他有害因素有接触放射线、某些药物、高原缺氧、酗酒等。

（二）血液动力学及分型

先天性心脏病可一种或多种畸形并存。根据畸形所在的位置和左、右心腔及大血管之间有无直接分流分为三大类：

1. 左向右分流型（潜伏青紫型）

正常情况下，体循环压力高于肺循环压力，血液从左向右分流而不出现青紫。当屏气、剧烈哭闹或病理情况下，肺动脉或右心室压力超过左心压力，使氧含量低的血液自右向左分流而出现暂时性青紫，又称潜伏青紫。这是最常见的类型，约占先天性心脏病的 50%，包括室间隔缺损（ventricular septal defect，VSD）、房间隔缺损（atrial septal defect，ASD）和动脉导管未闭（patent ductus arteriosus，PDA）等。

2. 右向左分流型（青紫型）

由于心脏构造的异常，致右心压力增高并超过左心，使血液经常自右向左分流，或大动脉起源异常，使大量静脉血流入体循环，出现持续性青紫。常见有法洛四联症（tetralogy of fallot，TOF）、大动脉错位等。

3. 无分流型（无青紫型）

无分流型（无青紫型）指心脏左、右两侧或动、静脉之间无异常通路或分流，如肺动脉狭窄和主动脉缩窄等。

（三）临床表现

1. 心脏杂音

由于婴儿保健工作在全国范围内广泛开展，目前绝大多数先心病患儿于婴幼儿期甚至新生儿期已被发现，表现为病理性心脏杂音，为诊断本病提供有力的依据。在多数无青紫型的先心病中心脏杂音为唯一的主诉。

2. 呼吸道症状

心脏畸形造成的血流异常可使肺部血流增加或减少。肺血增多者肺组织弹性减低，呼吸频率增加，呼吸变浅，严重者反复呼吸道感染，迁延不愈。肺血减少者多有缺氧症状，呼吸加快加深，活动后更明显以致活动耐受性减低。阵发性缺氧发作是青紫型先心病缺氧表现的一种特殊类型，多见于法鲁四联症婴儿期，其发作与右室流出道肥厚肌束痉挛使血流骤然下降有关。

3. 青紫（紫绀）

先心病青紫多因静脉血液未通过肺部氧合而直接流入动脉（右向左分流）引起，属中心性青紫。临床青紫在血流丰富部位容易见到如口腔黏膜、舌、唇、眼结合膜及甲床等。青紫多提示复杂先心病，其中 1/2 患儿青紫为唯一症状，多见于新生儿期，病情常进展迅速，预后差。

4. 心力衰竭

先心病心力衰竭多见于 1 岁以内大型室缺或动脉导管未闭的婴儿。大量分流增加左室负荷，早期左心衰竭，迅速发展为全心衰竭。临床表现呼吸急促、面色苍白、多汗、喂奶时呛奶、体重不增、肝脏肿大，严重时呼吸困难、肺部湿啰音，可伴四肢浮肿。除室缺及动脉导管未闭外，完全性大动脉转位及新生儿早期的左心发育不良综合征等复杂畸形也时有所见。预后严重，常需积极抗心衰治疗及早期手术干预。

5. 生长发育落后

轻型患者生长发育多正常，分流量较大者，体格发育可轻度滞后，体重不足较身高所受影响为大。严重患儿伴心力衰竭或青紫者常有较明显的体格发育落后现象，其因素是多方面的，如慢性缺氧、反复呼吸道感染、摄入量不足及心衰所致代谢过盛状态等。偶见法洛四联症伴严重缺氧发作的患儿表现有神经精神发育落后状态。

（四）诊断

在目前具有各种先进的检查仪器设备和技术的条件下，体格检查仍是先心病诊断的重要基础。常见的左向右分流先心病，通过细致的体格检查即可得出初步诊断，但准确而全面的诊断还需辅以其他检查项目，包括心电图、胸部 X 线及超声心动图，复杂病例尚需心导管造影检查。

1. 体格检查

体格检查包括一般检查及循环系统检查。一般检查重点是发育营养状况，有无其他畸形，有无紫绀及杵状指（趾）。完整的循环系统检查除心脏检查外必须包括四肢脉搏及血压测量。心脏检查应在患儿安静时胸部暴露良好情况下进行，重点检查如下：

（1）望诊

注意心前区有无膨隆、心尖搏动部位及强弱。正常心尖搏动范围不超过 $2 \sim 3 \, cm^2$，如心前区膨隆、心尖搏动扩大或增强提示心室扩大或肥厚，心尖搏动位于左乳线外下侧提示左室增大，位于胸骨左下缘提示右心室增大。

（2）触诊

触诊可辅助望诊所得，并检查有无震颤。震颤部位常提示病变所在部位。

（3）叩诊

叩诊仍是检查心脏增大的最简单的方法，但在婴幼儿尤其新生儿中准确性较差，目前已由 X 线检查代替。

（4）听诊

听诊应包括各瓣膜区、胸骨左右缘，必要时颈部及肩胛区，首先注意第一及第二心音的强弱或消失，有无病理性第三心音。肺动脉瓣区第二心音（P2）在先心病诊断中具有重要临床意义。先心病并发肺动脉高压时 P2 增强亢进，肺动脉瓣狭窄至闭锁时 P2 减低以至消失，房缺时 P2 固定分裂。收缩早期喷射音是紧接于第一心音后的高频率的短促附加音，多出现在心底部。肺动脉瓣区喷射音提示严重肺动脉高压或肺动脉瓣狭窄，主动脉瓣区喷射音（有时可放射至心尖部）提示主动脉瓣狭窄或升主动脉严重扩张。杂音是心脏听诊的重点，注意杂音的性质、强度、时限、部位、传导及与体位呼吸的关系，从而区别生理性或病理性及其病变的性质。

2. 心电图检查

在先心病中心电图主要反映心脏各房室的负荷状态以协助诊断及鉴别诊断，并估计其严重程度以作随访病情用。少数先心病有特征性的心电图改变，如房室间隔缺损表现有电轴显著左偏、不完全右束支传导阻滞、左室或双室肥厚，青紫的新生儿心电图如有电轴左偏、左室肥厚提示三尖瓣闭锁。

3. 胸部 X 线检查

胸部 X 线检查可显示心影大小及心脏形态，反映心脏增大程度并鉴别左房室或右房室增大。在诊断心脏增大时须结合患儿年龄及投照因素。正常新生儿心胸比例可达 0.60，至 1 岁左右逐渐缩小至 0.50。除心脏情况外须注意肺部血流状态。左向右分流先心病肺血增多，表现为肺纹理粗而多、肺门影重。肺血减少则表现为肺门影小，肺血管纤细、稀少，肺野清晰，提示右室流出道或肺动脉瓣狭窄病变。

4. 超声心动图

近年来随着超声诊断仪器性能不断提高及检查技术经验不断积累，超声心动图已成为准确诊断先心病的必要手段，改变着过去依赖心导管检查确诊的状态，并可预见其将发挥更重要的作用。

常规检查包括二维超声检查及多普勒超声检查。前者可形象地观察心内结构，后者可反映功能状态及血液动力学改变，如瓣膜功能、关闭不全或狭窄程度、压力测定等，两者结合可较全面地反映病变的全貌，如室间隔缺损的部位、大小、两室的压差等。为了提高检查质量，检查时须强调从不同平面、不同透声窗口全面检查病变部位，同时对小婴儿及复杂先心病人须采用有步骤的节段性检查方法。一般分为心房、心室及大动脉三个节段，辨认其有无、位置，互相之间连接关系，再系统地检查间隔、瓣膜、腔静脉、肺静脉及冠状动脉，最后综合得出全面诊断。

5. 心导管造影检查

随着超声心动图诊断的准确性日益提高，多数常见先心病在应用上述无创性检查后已能肯定诊断，心导管造影检查已不再是诊断的必要步骤，但在以下情况时仍有其适应证。

（1）复杂先心病，或常见先心病临床表现不典型者，或合并肺气肿影响超声检查等原因，在无创性检查后仍不能确诊者。

（2）先心病并发严重肺动脉高压，须准确测量肺小动脉阻力以决定是否为手术适应证。

（3）外科手术需病变部位的细致解剖情况，而超声观察不够满意者。

决定心导管造影检查应全面考虑检查对解决问题的必要性、可能性以及最终有无治疗措施。心导管造影术前须全面了解患儿情况，包括体格检查及各项无创性检查的资料，必要时重复超声检查以明确导管检查的目的，然后制订检查方案，包括造影部位等。术前须积极控制心衰，纠正可能存在的酸碱失衡及低血糖，并备血以便急用。术中操作要轻柔，避免不必要的探查以缩短检查时间，加强监护，注意输液速度避免过量。术后监护至患儿清醒，并注意穿刺部位出血及血管损伤等并发症。

诊断先天性心脏病并不困难，但要明确其类型，全面地了解其病变情况并非容易。提高诊断准确性的要点是：①了解各种先心病的血液动力学改变是首要关键。②掌握好心脏检查的基本功，包括体格检查、心电图、胸部X线、超声心动图及心导管造影检查术。

（4）善于综合分析各项检查资料，切忌单凭一项检查结果即做诊断。尤其在婴幼儿，心内畸形常多发，要得出全面而准确的诊断须养成遵循一定检查步骤的良好习惯，即病史、体检、心电图、胸部X线、超声心动图，必要时做心导管造影检查，认真综合分析各项资料，分清各畸形的主次关系，正确评价其严重程度，在此基础上方可制订出科学的治疗方案。

（五）鉴别诊断

除根据临床特点和各种检查对先心病做出诊断外，还须与以下情况鉴别。

1. 生理性（功能性）杂音

常见的生理性杂音有两种：

（1）位于胸骨左缘三、四肋间（L3、4）或偏外，弹弦乐音杂音；

（2）位于L2喷射性杂音。

两者均属收缩早期杂音，强度Ⅱ/Ⅳ级以下，柔和，不传导，并随体位变动、运动或发热杂音强度有改变，且患儿无心脏病症状，各项检查均正常。

2. 后天性心脏病

后天性心脏病有病理性杂音，须与先心病鉴别者有：

（1）风湿性心脏病起病于学龄期，多有急性风湿热活动性表现、血沉抗"O"增高、心脏为全心炎表现，单纯慢性瓣膜病变少见。

（2）感染性心内膜炎临床有明显感染及栓塞现象，病程中杂音强度可有变化，血培养阳性，超声心动图见心内膜上附有赘生物可确诊。但本病常继发于先心病的基础上，常规超声心动图检查可确诊。

（3）其他青紫性疾病

青紫性先心病多属心脏复杂畸形，常见于新生儿期及婴幼儿期，心脏异常体征有时不明显，须与心脏外疾患引起青紫者鉴别，常见者有：

①呼吸系统疾患：如新生儿肺不张、肺炎、胎粪吸入、肺透明膜病等疾患均可表现有青紫，其鉴别点有：呼吸困难严重而青紫相对较轻，青紫在吸入100%氧气后可缓解，胸部X线检查可发现肺部

病变而心脏正常，超声心动图可帮助确诊。

②持续性胎儿循环（新生儿持续性肺动脉高压）：临床常明显青紫而呼吸困难相对较轻，须与青紫先心病鉴别。鉴别要点为右上肢或颞动脉血氧分压明显高于下肢或脐动脉血氧分压。最重要的是超声心动图检查，未见心内畸形的改变，却有明显肺动脉高压表现。

③脑部疾患：如颅内出血、脑水肿或脑膜炎等疾患，因中枢性呼吸不规则及暂停引起青紫者，临床均有脑功能异常表现，不难鉴别。

其他少见疾患如新生儿红细胞增多症、异常血红蛋白血症，各有其临床特征。超声心动图可提供最后诊断。

（六）治疗

合理的内科治疗可增强患儿体质，改善心功能，预防和治疗并发症，尽量使患儿存活到手术较安全年龄再进行选择性手术。病情严重需即刻紧急手术者，要做好术前充分准备，使病儿能最大程度地耐受手术创伤，以取得较满意的手术效果。

1. 一般治疗

先心病患儿一般多能根据自身心功能状态控制活动量，除剧烈活动外不必过多加以限制。安排合理的生活制度，给富于营养的饮食，注意维生素的摄入。有青紫的患儿保证充分水分摄入量，注意预防呼吸道感染疾病。除病情严重者外应按照常规进行计划免疫接种。强调定期随访检查，观察病情进展情况，选择最佳手术时机。

2. 并发症的治疗

（1）充血性心力衰竭

充血性心力衰竭是有大量左向右分流的先心病的常见并发症。是死亡的主要原因，多见于婴儿。预防呼吸道感染可减少心衰发作。心衰治疗见有关内容。内科治疗可减轻症状，根本的治疗方法是手术纠治畸形。

（2）感染性心内膜炎

任何类型先心病均可并发感染性心内膜炎，尤其多见于室间隔缺损、动脉导管未闭及法鲁四联症。本病也是引起死亡的常见原因。凡先心病患儿发热原因不明超过 1 周者须警惕本病。如能做到早诊断、早治疗，则预后明显优于晚期病例。治疗方法见本章有关内容。预防感染性心内膜炎是治疗先心病的重要环节，积极防治急性感染性疾病，清除慢性感染病灶，凡需拔牙、扁桃体摘除、任何化脓病灶切开引流时，须预防性应用青霉素，术前 0.5 ~ 1 h 给药 1 次，术后用药 2 ~ 3 d。对青霉素过敏者，可口服红霉素。如需进行肠道或泌尿道手术，须加用庆大霉素。

（3）艾森曼格综合征

凡具有大量左向右分流的先心病晚期均可并发本病。由于肺动脉压力增高，左向右分流逐渐减少。晚期当肺小血管阻力达到体循环阻力水平，分流以右向左为主时，称为艾森曼格综合征。临床表现有青紫，疲乏易累，气急及右心衰竭表现，可发生猝死。本病应以预防为主，对肺动脉压力进行性增高病例应及时手术矫治原发病变。如已发生本症，则只能内科对症治疗，禁忌手术。

二、室间隔缺损

单纯室间隔缺损（室缺 Ventricular septal defect）是儿童中最常见的一种先心病，约占总发病数的一半。缺损可位于：①膜部或膜周部，最多见，约占室缺的 80%；②漏斗部（包括嵴上型及干下型）约占10%；③流入道，三尖瓣隔瓣下方；④小梁部。本病约有 20% ~ 50% 患者缺损可自行闭合，尤其是小缺损。本病产生左向右分流，分流量大小决定于缺损大小及肺循环阻力的高低。分流量大者因严重增加左室容量负荷，多于婴儿期并发心衰。同时因异常血流冲击肺血管床，部分患儿于疾病晚期可发生进行性肺血管梗阻性病变，即艾森曼格综合征。

（一）临床表现

1. 症状

缺损小，患儿可长期无症状或有轻微症状。缺损大者可影响生长发育，体重增加迟缓，喂养困难。患儿活动后气急、心慌、气喘、咳嗽、乏力，易患呼吸道感染。肺动脉高压出现右至左分流者可有发绀。

本病并发症常有支气管肺炎、充血性心力衰竭、感染性心内膜炎等。

2. 体征

典型的体征是于胸骨左缘第 3～4 肋间的响亮而粗糙的全收缩期吹风样返流性杂音，杂音响度可达Ⅳ～Ⅴ级，可扪及收缩期震颤，在心前区广泛传播，杂音的响度与血流量不成正比。缺损大的患儿发育较差，可有心脏增大，心尖搏动增强，肺动脉瓣区第二心音亢进与分裂，在心尖区有舒张期隆隆样杂音（相对性二尖瓣狭窄）。肺动脉显著高压的病人胸前左缘第 3～4 肋间的收缩期杂音减轻，肺动脉瓣区可有舒张期吹风样杂音（相对肺动脉瓣关闭不全）。由左向右分流时，有发绀和杵状指。

（二）实验室及其他检查

1. 心电图

小型缺损患者心电图正常或呈左室高电压。大型缺损者呈双室肥厚图形，V_3 导 R+S 常超过 6 mV。随着肺动脉压力增高，右室肥厚逐渐突出，电轴右偏，左室肥厚消失。症状严重、出现心力衰竭者，多伴有心肌劳损。

2. X 线检查

小型缺损胸片显示心影丰满或轻度肿大，肺血管纹理稍粗，大型缺损者左右心室均增大以左室大为主，肺动脉段膨隆，肺血管影粗，左心房往往也增大，主动脉弓影较小。合并严重肺动脉高压时，肺动脉段明显突出，透视下搏动强烈，而肺野血管变细，心影较前缩小。

3. 超声心动图

M 型超声显示左室容量负荷增加，表现为左室内径增大，室间隔及左室后壁运动幅度增强，二尖瓣开放幅度增大。二维超声见室间隔回声中断，显示缺损大小、部位及数目。多普勒超声于缺损部位右侧面可探及收缩期湍流。彩色多普勒见有以红色为底，五色相间的异常血流，从左室通过缺损至右室。伴肺动脉高压者有相应改变。全面系统超声检查可帮助发现有无其他合并畸形。

4. 心导管造影检查

经以上非侵入性检查后诊断仍不明确，或并发明显肺动脉高压，或不能除外其他合并畸形时应做心导管造影检查。阳性发现为右室血氧含量高于右房血氧含量 1.0 % 以上，右室及肺动脉压力可增高，计算肺小动脉阻力可增高。左室造影显示缺损部位、大小、有无多发缺损，并可探查有无其他合并畸形。

（三）诊断与鉴别诊断

根据临床特点和辅助检查一般可做出诊断，但须与以下病变相鉴别：

1. 肺动脉瓣狭窄干下型室缺

于体检时发现 L2 有收缩期杂音伴震颤可与肺动脉瓣狭窄相混淆。前者心电图左室肥厚，胸片肺血增多，而后者右室肥厚，肺血减少可资鉴别，超声心动图可帮助确诊。

2. 法洛四联症

少数法洛四联症患儿于婴儿期无青紫，常被误诊为室缺，但心电图多有明显右室肥厚改变。超声检查可帮助确诊。

3. 完全性房室间隔缺损

本症为左向右分流类先心病中较复杂的一种，室缺是其病理改变中的一部分。临床具有肺血增多、双室负荷增加及早期发展肺动脉高压的特点，且体格检查具有类似室缺的杂音，故诊断大型室缺时，须除外本症。鉴别要点，为本症具有特有的心电图改变，电轴显著左偏，不完全右束支传导阻滞，一度房室传导阻滞。超声心动图可帮助确诊。

4. 其他室缺

可合并其他畸形，如右室流出道狭窄、右室双腔、主动脉瓣脱垂、主动脉瓣下狭窄、房缺、动脉导管未闭或其他复杂畸形。当临床表现与其他检查项目互相有不符合或矛盾时，必须引起重视，须排除其他合并畸形。重复超声心动图检查，必要时心导管检查多能帮助确诊。

（四）治疗

小型缺损临床无症状，心电图及胸片改变不明显，肺循环与体循环血流量之比（Qp/Qs）< 1.5，肺

动脉压力正常者，尤其缺损位于膜部或小梁肌部，闭合机会较多者，不需手术治疗，可等待其自然闭合，但必须定期随访检查，并注意感染性心内膜炎的预防。

手术适应证为临床有症状，血液动力学改变明显，Qp/Qs > 1.5，或肺动脉压力增高而分流仍以左向右为主的患儿，选择性手术年龄为 2 ~ 6 岁。大缺损婴儿并发心力衰竭，内科治疗无效，应早做手术。肺动脉压力中度以上增高者，须于 2 岁以前手术，肺小动脉阻力重度增高，以右向左分流为主的艾森曼格综合征因手术死亡率高，术后远期效果不好，属手术禁忌。

单纯室缺手术目前均用低温麻醉，体外循环下心内直视修补术。手术死亡率近年来已下降至 1% 以下。术后症状多能明显改善，杂音消失，心脏逐渐缩小。约有 40% ~ 75% 患儿心电图上遗留有右束支传导阻滞图形，但无临床意义。

随着介入治疗技术的发展，部分室缺患儿可通过介入性心导管如蘑菇伞（amplatzer）关闭缺损。

（五）预后

自行愈合及早期手术者，大多预后良好。术后可能存在的后遗症：

1. 残余分流

术后仍有Ⅲ级以上粗糙全收缩期杂音，超声心动图可确诊。如心影不缩小，有心功能不全表现，心导管检查 Qp/Qs > 1.5 者，有再次手术适应证。

2. 完全性房室传导阻滞

由于目前手术技术的提高已很少见。治疗上于术后早期应用体外人工起搏，维持 1 个月仍不恢复者应安永久起搏器。

3. 肺动脉高压

术前严重肺动脉高压及肺小动脉阻力重度增高患者，术后肺血管病变不易好转，常遗留有肺动脉高压症，活动后仍有气急等症状，其中约有 25% 患者肺血管病变继续恶化，于术后 5 年内死亡。一般说来，手术时年龄越小术前肺小动脉阻力越低，术后肺动脉压力恢复正常的机会越大。

三、房间隔缺损

房间隔缺损（房缺 atrial septal defect）也是常见先心病之一，发病率约占先心病的 20% ~ 30%。女性较多见。由于小儿时期症状多较轻，不少患者到成年时才被发现。单纯原发孔缺损按胚胎发育观点属于房室间隔缺损，但其诊断治疗与继发孔相似，故于本节内一并叙述。本症在心房水平血液左向右分流，右房室除接受腔静脉回流外，还接受左房分流血液，故容量负荷过重。小儿时期少见心衰及肺动脉高压。

（一）病因和病理解剖

心房间隔缺损可分为原发孔房缺和继发孔房缺。通常所指的房缺即为继发孔房缺。原发孔房缺实际上是心内膜垫发育不良所致，与房室共同通常同属一类，比较少见。继发性房缺根据其缺损部位的不同分为中央型、上腔型、下腔型、混合型。由于房缺的存在，导致了心房水平血液左向右分流，分流量大小取决于缺损大小及两心房间的压力阶差大小。分流的方向也取决于左右心房的顺应性和肺动脉的阻力。

（二）分型

1. 继发孔（二孔型）房缺

缺损位于卵圆孔，一般直径为 1 ~ 3 cm。

2. 原发孔（一孔型）房缺缺损

位于房间隔下部，多伴有二、三尖瓣裂缺并出现关闭不全。该型较为少见，但病情也比较严重。

3. 高位房缺

在房间隔上部，少见。

4. 巨大房间隔缺损

可形成为单心房。房间隔缺损合并二尖瓣狭窄者，称为鲁登巴格综合征。

（三）病理生理

出生时及新生儿早期，右心房的压力可略高于左心房，血流自右向左，因而发生暂时性青紫。随着肺循环量的增加，左心房的压力高于右心房，故左心房的血液分流入右心房。分流量的大小随缺损和肺循环阻力的大小、右心室的顺应性及两侧心房的压力差而不同。此时右心室不但接受由上下腔静脉流入右心房的血液，同时还接受由左心房流入右心房的血液，故右心室的工作负担增加，排血量增大。但大量血液在从右心房到右心室、肺血管、左心房，最后又回到右心房这一途径中进行的循环是无效循环。肺循环的血流量增加，常达到体循环的 2～4 倍，体循环的血流量则正常或略降低。肺动脉压与右心室压可正常或增高，右心室与肺动脉收缩压间可有差别（相对性的肺动脉口狭窄）。长期的肺血流量增加，可导致肺小动脉内膜增生、管腔狭窄，肺动脉阻力明显增高而出现显著的肺动脉高压，当右心房压力高于左心房时，便出现右向左分流而引起持久的青紫。第一孔未闭伴有二尖瓣关闭不全时，左心室亦有增大。

（四）临床表现

1. 症状

轻者分流量小可无症状，仅在体检时发现。缺损大、分流量大的患儿，主要症状有：初生婴儿由于胎儿期的肺循环高阻力状态尚存在，偶有暂时性青紫，年龄稍大症状渐明显，发育迟缓，活动后气喘，易咳，因右心肥大左胸常隆起，频发呼吸道感染，偶有声音嘶哑（扩大的肺动脉压迫喉返神经）。

2. 体征

心前区隆起，心尖搏动弥散，心浊音界扩大，胸骨左缘第 2～3 肋间可闻及 Ⅱ～Ⅲ 级有时达 Ⅳ 级收缩期吹风样杂音。肺动脉瓣区第二音亢进、分裂，分流量大，三尖瓣听诊区可闻及由于三尖瓣相对狭窄引起的隆隆样舒张期杂音。肺动脉高压时肺循环与体肺循环压力差减少，杂音常减轻或消失。

（五）实验室及其他检查

1. X 线检查

缺损小者可无明显改变。缺损较大时可见右心房、右心室增大，肺动脉段突出，肺门血管影增粗，搏动增强，可有"肺门舞蹈"、肺野充血，主动脉影较小。

2. 心电图检查

心电图表现电轴右偏，可有不完全性右束支传导阻滞，右心室和右心房肥大。第一孔未闭病例，电轴左偏，左心室肥大。

3. 超声心动图

右房增大，右室流出道增宽，室间隔与左室后壁呈矛盾运动，主动脉内径较小。扇形切面可直接显示房间隔缺损的位置及大小。多普勒彩色血流显像可直接观察到分流的位置、方向，且能估测分流量的大小。

4. 心导管检查

右心导管检查可发现右心房血氧含量高于上、下腔静脉平均血氧含量。能计算出肺动脉阻力及分流量大小。导管可通过缺损而由右心房进入左心房。

（六）诊断

根据典型 X 线及彩色多普勒血流显像大多可以确诊，临床需与室间隔缺损相鉴别，心室间隔缺损的杂音位置较低，常在胸骨左缘第 3～4 肋间，多伴有震颤，左心室常有增大。超声心动图及右心导管可以确诊。

（七）治疗

1. 内科治疗

发生左室或右室衰竭可给予洋地黄和（或）利尿剂；心律失常者按心律失常治疗。

2. 外科治疗

主要进行手术修补，最好手术年龄为 5～7 岁。一般需应用人工心肺机作体外循环，暂时中断心脏血流后切开心房，在直视下施行。有显著肺动脉高压时，尤其是已有右至左分流的病例不宜手术治疗。

3. 内科

心导管房缺堵塞法近些年来，开展了应用心导管技术行房缺堵塞治疗，如伞堵法、纽扣堵塞法等。

四、动脉导管未闭

动脉导管未闭（patent ductus arteriosus，PDA）是指主动脉和肺动脉之间的一种先天性异常通道，亦为小儿先心病的常见类型，约占小儿先心病总数的15%～20%，女性较多见。未闭的动脉导管有管型、窗型、漏斗型3种，其长度20～30 mm，直径5～10 mm不等，窗型几乎没有长度，漏斗型肺动脉端较窄。本病与其他先天性心血管畸形可合并存在。

（一）病因和病理解剖

动脉导管是位于主动脉峡部和左肺动脉根部之间的主动脉－肺动脉通道，是胎儿期间生理状态所必须有的通道，但绝大多数动脉导管在出生后两个月内逐渐闭合成为动脉韧带。如果出生后持续开放会构成主动脉和肺动脉之间的异常通道，在肺动脉水平产生左向右分流而发生一系列病理生理变化。

（二）分型

1. 管型

为管样，长度一般为10 mm，也有长达30 mm者，直径5～10 mm不等。

2. 窗型

主、肺动脉紧贴呈窗样，直径略大。

3. 漏斗型

主动脉端粗大，肺动脉端细小。

由于左向右分流，血流自左心室→主动脉→肺动脉→肺→左心房→左心室→主动脉，形成肺循环大量血流，左心室舒张期负荷加重，脉压差加大。在分流量加大伴有肺动脉高压时，开始为动力型，进而成为阻力型改变，引起双向或右向左分流，表现青紫等症状。

（三）病理生理

在无并发症的动脉导管未闭，由于主动脉压高于肺动脉压，故不论在心脏收缩期或舒张期中，血液分流均由左至右，即由主动脉连续地流入肺动脉。于是肺循环的血流量增多，常达体循环血流量的2～4倍，使肺动脉及其分支扩大。回流至左心房与左心室的血液亦相应增加，使左心室的负荷加重，因而左心室增大。由于在心脏舒张期。中，主动脉血液仍分流入肺动脉，故周围动脉舒张压下降、脉压增宽。

未闭的动脉导管较粗，分流至肺动脉血量大者可引起肺动脉压力轻度增高。少数病人可伴有肺血管阻力增高，而引起显著肺动脉高压，导致右心室肥大和衰竭，当肺动脉压力超过主动脉时，即发生右至左分流，造成下半身青紫，称差异性紫绀。

（四）临床表现

1. 症状

轻症者无症状，重症病例常有乏力，活动后心慌、心悸、气喘、胸闷、咳嗽等，体循环血量减少可引起生长发育迟缓。晚期患儿可出现心力衰竭，肺动脉显著高压；伴差异性发绀（下半身发绀较上半身更为明显）。扩张的肺动脉压迫喉返神经引起声音嘶哑。

2. 体征

最典型的体征是在胸骨左缘第二肋间有响亮的连续性机器样杂音，占据整个收缩期与舒张期，在收缩期末最响并伴有震颤，杂音可向左锁骨下、颈部和背部传导。婴儿期伴肺动脉高压或发生充血性心力衰竭者多只有收缩期杂音。分流量大的患儿可有右心浊音界增大、心尖搏动增强。由于相对性二尖瓣狭窄，在心尖部可出现舒张期杂音。由于动脉舒张压低，可出现周围血管征，包括脉压增宽、水冲脉、毛细血管搏动、股动脉枪击音。

（五）实验室及其他检查

1. X线检查

分流量小者，心影正常，分流量大者，多见左心室增大（左心房亦可增大），主动脉结增宽，可有漏斗征，肺动脉段突出，肺门血管充盈。双侧肺野有轻度至中度充血。透视下搏动强烈，有"肺门舞蹈征"，严重病例呈左右心室均肥大。婴儿期可无主动脉结增宽的特征。

2. 心电图检查

分流量小者心电图可正常，分流量中度者可示电轴正常，左房大，左心室高压或左心室肥厚，$RV_{5、6}$高大，$QV_{5、6}$增深，$TV_{5、6}$高尖，对称。分流量大或肺动脉压力较高时，电轴可正常或左偏，双室肥大，V_3、V_4 的 R 与 S 波电压均增大。肺动脉压力与体循环压力相等时，电轴可右偏，右心室显示收缩期负荷加重。

3. 超声心动图检查

左房、左室内径增加。二维超声心动图可直接显示未闭动脉导管，确定诊断。

4. 右心导管检查

当有肺动脉高压或合并其他畸形致诊断不能明确者，应作导管检查，可出现肺动脉血氧含量高于右心室血氧含量 0.5 vol/dL 以上，以及压力超过左心室。部分病例导管还可通过未闭的动脉导管到降主动脉，则诊断无疑。

（六）诊断

根据典型的杂音、X 线、心电图表现和超声心动图改变可作出正确诊断，右心导管检查可进一步确诊，对 PDA 合并其他先天性心血管复合畸形则需做心血管造影或其他进一步检查。本病需与其他引起心脏连续杂音的疾病相鉴别。

（七）治疗

手术结扎或切断未闭的动脉导管，是根治本病的方法。未闭动脉导管被结扎后，约有 10% 的病人可重新畅通，故现多用切断缝合的方法。在目前条件下，本病手术治疗的危险性很小，手术死亡率接近于 0，故多数意见认为，除非病人年龄已超过 50 岁，凡已确诊的动脉导管未闭均应早期手术治疗；有心力衰竭或感染性动脉内膜炎的，在两者得到控制后亦可施行手术。合并肺动脉高压者，更应积极采取手术治疗。

五、肺动脉狭窄

肺动脉狭窄（pulmonary stenosis），按狭窄的部位不同分为肺动脉瓣狭窄、漏斗部狭窄及肺动脉分支狭窄。单纯肺动脉瓣狭窄（pulmonary valvular stenosis）也是常见先心病之一，发病率约占先心病的 10%。

（一）临床表现

1. 症状

取决于狭窄的严重程度。轻中度狭窄患儿大多无症状或仅于活动后出现轻度气急。重症患儿多有活动后气急、乏力、胸闷、心悸，儿童期可诉心前区疼痛甚至晕厥。严重狭窄使右室继而右房压力增高，如同时存在未闭卵圆孔或房缺可产生右向左分流，临床出现不同程度紫绀。最严重患者婴儿期即有明显紫绀及右心衰竭，需紧急手术治疗。

2. 体征

患儿生长发育多正常，重症可见紫绀。听诊于 L2 闻 Ⅲ～Ⅳ/Ⅵ级收缩期喷射性杂音，伴震颤。狭窄越重，杂音越响，杂音响度的高峰越晚，P2 减低。轻中度狭窄患儿可闻收缩早期喷射音，重症患儿常无喷射音，偶见右心衰竭体征。

（二）实验室及其他检查

1. 心电图

心电图可用以判断狭窄严重程度。主要表现为电轴右偏、右室收缩期负荷过重。轻症心电图常正常或可疑右室肥厚。随着狭窄加重右胸导联 R 波逐渐增高，波型由 Rs 型→R 型→qR 型，并逐渐出现 ST 段下降，T 波倒置。凡 V_1 导联 R > 2.5 mV，或呈 qR 型，或有明显 ST–T 波改变者均属重症。

2. X 线检查

对本症具有诊断意义的 X 线变化是肺动脉段直立性突出，是由于肺动脉瓣狭窄后主肺动脉及左肺动脉扩张引起的。除少数婴幼儿或肺动脉瓣发育不良型的患儿外，绝大多数患儿均有此表现。轻中型患儿心影不大，肺血正常或稍少。重型患儿心影增大，肺血管纤细，少数心衰患儿则心影显著扩大有肺淤血表现。

3. 超声心动图

超声心动图已成为无创性确诊并评价肺动脉瓣狭窄严重程度的最灵敏可靠的手段。二维超声可见肺动脉瓣增厚、僵硬，收缩期呈圆顶状突出于肺动脉内，右室壁及室间隔增厚多普勒超声于肺动脉内可检出收缩期湍流，并可较准确地测出其最大流速，按改良 Bernoulli 公式：压差 kPa $= 4 \times$ 流速^2（m/s）计算出跨瓣压差。

4. 右心导管造影检查

右室收缩压增高，肺动脉收缩压正常或降低。根据跨瓣压差可将本症分为：①轻度狭窄：压差 < 5.33 kPa（40 mmHg）；②中度狭窄：压差 $=5.47\text{-}10.7$ kPa（41 ~ 80 mmHg）；③重度狭窄：压差 > 10.8 kPa（81 mmHg）。右室造影可显示狭窄部位、程度、瓣叶形态、瓣环大小，瓣后扩张，有无右室漏斗部狭窄，并可估计右室功能状态。在发育不良型可见：①肺动脉瓣增厚：呈不规则或结节状，不呈幕顶状运动；②瓣环发育不良：小于正常平均值；③瓣后主肺动脉轻度扩张或无。

（三）诊断

根据临床特点和检查可做出诊断。

（四）治疗

轻度无症状者，经多年随访狭窄也不加重，可正常生活，每 1 ~ 2 年复查心电图及超声心动图，以观察病情变化，必须注意预防心内膜炎。中度狭窄患儿应及时手术治疗，严重患儿或有症状的新生儿应紧急手术治疗，手术效果一般良好。50% ~ 90% 患儿于术后发生轻度肺动脉瓣关闭不全。

近年来经皮球囊肺动脉瓣成形术已成功地应用于临床，并已逐渐替代外科开胸手术。与外科手术相比，本手术简便、安全，现已成为本症的首选治疗方法。

本法对发育不良型瓣膜狭窄效果差，但近期也有报道，应用超大球囊法扩张取得较好疗效，但尚待进一步研究以明确适应证。

六、法洛四联症

法洛四联症（tetralogy of fallot）是一种常见的联合的先天性心脏血管畸形，包括肺动脉狭窄、心室间隔缺损、主动脉右位（骑跨于缺损的心室间隔上）、右心室肥大四种畸形。为最常见的青紫型（右向左分流型）先心病，占小儿先心病总数的 15% 左右。

（一）病理解剖

法洛四联症的病理改变包括肺动脉狭窄、室间隔缺损、主动脉右跨及右心室肥大。肺动脉狭窄部位包括漏斗部、瓣、瓣环。肺动脉总干及分支，其中以漏斗部或漏斗部伴瓣狭窄常见，单独肺动脉瓣狭窄少见。狭窄的严重程度差异颇大。严重者肺动脉闭锁，可同时伴动脉导管未闭或主动脉与肺动脉间侧支循环血管。由于圆锥间隔向前上移位，均有不同程度的漏斗部狭窄，有的在漏斗部呈环形隆起形成狭窄，在狭窄与肺动脉瓣环间构成第三心室。室间隔缺损为大型，对位不良型。约 25% 法洛四联症患儿伴右位主动脉弓。

（二）病理生理

由于肺动脉口狭窄，血液进入肺循环受阻，引起右心室的代偿性肥厚，右心室排出的血液大部分经由心室间隔缺损进入骑跨的主动脉，肺部血流减少，而动静脉血在主动脉处混合被送达身体各部，造成动脉血氧饱和度显著降低，出现紫绀并继发红细胞增多症。肺动脉口狭窄程度轻的病人，在心室水平可有双向性的分流。右心室压力增高，其收缩压与左心室和主动脉的收缩压相等，右心房压亦增高，肺动脉压则降低。

（三）临床表现

1. 症状

典型病例出生时可无症状，生后数月当动脉导管闭合时逐渐出现青紫。少数肺动脉闭锁或严重狭窄患儿出生时即显青紫。青紫于哭闹后加剧并气急。于婴儿期多有缺氧发作，表现为青紫逐渐加重，呼吸变急而深长，烦躁不安，意识模糊，每次发作持续数分钟至数小时，可自行缓解，严重者可昏迷、惊厥甚至死亡。活动、哭闹或感染均可为诱发因素。缺氧发作于患儿 1～2 岁以后逐渐减少最后停止。年长后则表现为活动后气促、乏力，喜作蹲踞位以提高血氧饱和度。本症患儿很少有心衰表现。

2. 体征

生长发育较差，缺氧发作严重者智力发育也稍落后，明显青紫，杵状指（趾）。心前区稍饱满，$L_{2\sim4}$ 有 Ⅲ/Ⅵ级左右喷射性收缩期杂音，部分病人可伴震颤，肺动脉口狭窄越严重，杂音越轻，有时在 1A 可闻室缺引起的收缩期杂音。P2 常单一。

（四）实验室及其他检查

1. 心电图

心电图常见电轴右偏，右室肥厚，部分重症右房肥大。

2. X 线检查

典型表现为心影轻度增大或不大，肺动脉段略下陷或平直，心尖上翘，可呈靴形。肺纹理较细少，肺门周围常见网状侧支循环血管影。

3. 超声心动图

超声心动图对本症可作出明确诊断。阳性所见为右室流出道有肥厚肌束变窄，也可伴有肺动脉瓣增厚、瓣口狭窄或肺动脉狭窄改变，主动脉内径增宽并骑跨于室间隔之上，主动脉前壁与室间隔连续中断形成大室缺，主动脉后壁与二尖瓣前叶连续存在，大动脉关系正常。

4. 心导管造影检查

本检查除确定诊断外尚可清楚显示肺动脉口狭窄的详细解剖情况，以及周围肺动脉的发育情况，为手术方案提供重要依据。检查阳性所见有右室压力增高与左室相等，右室与肺动脉之间有压差，动脉血氧饱和度降低，导管可自右室至左室或直接入升主动脉。除右室造影显示肺动脉口狭窄及周围肺血管发育情况外，必要时做左室或升主动脉造影观察室缺情况、有无动脉导管未闭及冠状动脉前降支起源于右冠状动脉。

（五）并发症

1. 脑血管意外

本症患儿由于心内有右向左分流，静脉系统血液可直接到达体动脉血管，故容易引起脑血管栓塞，同时因缺氧继发红细胞增生症使血液黏稠淤滞，是引起脑血栓的常见原因，多见于夏季多汗、高烧及腹泻等水分补充不足时发生，也可无任何诱因发作，临床表现为突发头痛、偏瘫。若血球压积 > 70%，应考虑放血治疗，同时补充等量血浆或白蛋白液，以免发生循环衰竭。

2. 脑脓肿

由于脑缺氧、组织坏死继发感染或感染性栓子引起。多见于 2 岁以上儿童。起病多急，有发热、头痛、呕吐、嗜睡、惊厥及局部神经系统阳性体征，CT 可确诊。治疗应用大剂量抗生素，常需外科手术引流或切除，预后差。

3. 感染性心内膜炎

也是本症常见的并发症。

（六）诊断

根据临床特点和检查可以作出诊断。

（七）治疗

1. 内科治疗

（1）合理喂养

1 岁以内必须注意铁剂的补充，防止因贫血加剧缺氧发作。保证足够的液体入量，尤其夏天多汗、高烧、腹泻入量减少时，以免血液过于黏稠发生血栓。

（2）缺氧发作的防治

预防发作可口服心得安，剂量为每次 0.5 ～ 1 mg/kg，每日 3 ～ 4 次，发作控制后可减量维持。贫血可使缺氧发作频繁。紫绀病儿血红蛋白虽在正常范围，仍可能有贫血存在。检查血涂片，如红细胞少而浅染，或血红蛋白 < 140 g/L 者，应予以铁剂口服，提高血球压积至 60%。经以上处理而发作仍频繁者是即刻手术的指征。

治疗缺氧发作主要是镇静、缓解痉挛、改善缺氧。常用方法有：①膝胸位，双腿卷曲于胸前，以增加体循环阻力，有利于增加肺血流量；②吸氧；③发作较重者给吗啡 0.1 ～ 0.2 mg/kg 皮下注射；③缺氧迅速加剧酸中毒，进一步刺激流出道肌肉痉挛，形成恶性循环，故给 5% 碳酸氢钠 2 ～ 5 mL/kg 稀释后静注；⑤以上措施无效时可用心得安 0.1 mg/kg 稀释 10 mL 后 10 分钟内静脉缓慢注入，症状缓解后即停止注射，同时监护心率及血压。

2. 手术治疗

包括姑息手术和根治术两种。

（1）姑息手术

对于肺动脉狭窄较重患儿在体循环与肺循环之间造成分流，增加肺循环的血流量，使氧合血流增加。本手术不改变心脏本身畸形，可为以后根治手术创造条件。具体有主动脉与肺动脉吻合，锁骨下动脉与肺动脉吻合等方法。

（2）根治手术

在体外循环下，切开心脏直视修补心室间隔缺损，切开狭窄的肺动脉瓣或肺动脉，切除右心室漏斗部的狭窄。根治术疗效好，但手术死亡率高。近十余年来随着小儿外科技术的发展，死亡率显著下降，手术年龄已将过去 5 ～ 8 岁后施行的惯例打破，有年龄愈来愈小的趋势。

七、完全性大动脉错位

完全性大动脉错位（complete transposition of the arteries）是青紫型先天性心脏病中较常见的一种，发病率为先天性心脏病的 10% 左右，男性多见。

（一）病理生理

完全性大动脉错位是主动脉与肺动脉的位置相互转换，主动脉出自右心室，肺动脉出自左心室，形成两个隔绝的循环系统，如能存活，需有动脉导管未闭或房、室间隔缺损使体、肺循环中建立交通。

血液动力学变化：不论体、肺循环的交通在何处分流，血的堆积总偏于一侧，向左分流的血回左心；右向分流的血回右心。当一侧压力增高大于对侧时，血液又分流至对侧并堆积，出现两心室周期性扩大与缩小，引起两心室的扩张及肥厚，最后因缺氧及心力衰竭而死亡。

（二）临床表现

症状：完全性大动脉错位不伴其他畸形者，出生后很快死亡。合并有其他畸形者，1 个月内均有青紫、气急、进行性心脏扩大、早期心力衰竭等症状。

体征：①发育不良，杵状指（趾）出现早；②心脏扩大，心尖搏动在剑突下较强烈；③心脏杂音可有可无，伴动脉导管未闭者可闻及连续性杂音；伴大型室间隔缺损者在生后 10 d 内可有全收缩期杂音；伴肺动脉狭窄者可听到收缩期喷射样杂音。

（三）辅助检查

1. 心电图

典型病例表现电轴右偏，右室肥厚，合并室缺者常双室肥厚。

2. X 线检查

心影出生时多正常，以后日益增大，呈斜卵形，上纵隔影窄，肺血管影正常或稍粗。如合并室缺心影常增大，肺血多，伴心衰时心影明显增大有肺瘀血表现。如合并肺动脉狭窄则心影不大，肺血正常或减少。

3. 超声心动图

应用系统的节段性的检查方法可以明确本病诊断并避免遗漏其他异常情况。胸骨旁左室长轴切面可见前后平行的大动脉。前方主动脉与右室相连，后方肺动脉与左室相连，二尖瓣前叶与肺动脉后壁相连而主动脉不相连，在胸骨旁大动脉短轴则见两个呈圆形结构的大动脉切面，主动脉多在右前，肺动脉在左后，但主动脉也可在肺动脉的正前方、左前方或左右并列。除以上主要改变外应注意其他并发症。多普勒超声测量心室功能，有助于手术方法的选择。

4. 心导管造影检查

如超声心动图不能确诊时应即刻进行心导管检查。心导管检查适应证是进行球囊导管房隔撕裂术。导管检查阳性所见是肺动脉血氧含量明显高于主动脉血氧含量，压力测定在新生儿初期两心室及两大动脉压力相似，数天后左室及肺动脉压力明显低于右室及主动脉压力，左室造影见造影剂全部流入肺动脉有诊断意义。

（四）诊断

根据临床特点和检查可以作出诊断。

（五）治疗

1. 内科治疗

本症缺氧是由于体循环与肺循环分开成两个并行循环引起，故增加体循环血液交流是治疗缺氧的最有效办法。方法有：

（1）应用前列腺素 E_1

扩大动脉导管，静滴起始剂量为 $0.1\mu g/（kg\cdot min）$，有效后减半量。副作用有发热、低血压、呼吸抑制等。发热在继续治疗过程中常能自行下降，低血压在减慢滴速后也能恢复。呼吸停止是最严重的副作用，在给药过程中必须随时准备气管插管辅助呼吸改善通气。

（2）球囊导管房隔撕裂术

此手术一般于心导管室 X 线透视下进行，也可在超声心动图的监视下进行。在撕裂房隔之前一定要肯定球囊导管头在左房内以免损伤房室瓣及心房，最好的办法是将导管头先送至左肺静脉（此时在透视下导管头已伸至左心缘外，侧位时指向后方，且活动度小），然后拉回至左房，在左心缘及脊柱之间，缓慢注入造影剂至球囊能承受的最大容量，再拉回充盈的球囊至房间口边缘，然后用快速急促的动作拉回球囊至右房，撕裂房隔扩大卵圆孔，然后以同样的动作重复几次以期能再稍扩大撕裂口。一般于扩大卵圆孔后婴儿面色即刻好转，动脉血氧分压可上升 1.33 kPa（10 mmHg）以上，缺氧状态明显好转，为日后进一步手术创造条件。

2. 外科治疗

（1）房内血流改道术（mustard 或 sennling 术）

一般在患儿 6 个月至 1 岁时行此手术。手术是在心房内利用房间隔或置入的心包片作为血流改道的障板，其目的是使上下腔静脉回流血改道经二尖瓣至左室，然后入肺循环，而肺静脉回流血改道经三尖瓣至右室入体循环，达到生理性矫治。手术死亡率较低（10% 以下），但后遗症较多，如腔静脉及肺静脉回流梗阻、心律失常及体循环心功能不良。

（2）大动脉解剖矫正术（switch operation）

手术是切断升主动脉及主肺动脉的近心端，互换位置后再端端吻合上，达到解剖学上矫正。本手术成功的必要条件是左室功能可经受住体循环的阻力及压力。在无并发症的患儿出生后 1 周左右，左室压力就已下降至体循环压力的一半以下，故此手术必须于生后 2 周内进行。对合并大型室缺病例，手术可推迟至生后数月，但须在发生艾氏综合征之前进行。近年来手术死亡率已逐渐下降，存活者并发症少，左室功能良好。

（3）Rastelli 手术

适应证为合并室缺及严重肺动脉狭窄的患儿。手术为切开右室用补片做内通道，使左室血经过室缺引导至主动脉口，然后置一外通道于右室及肺动脉之间，使右室血经过肺动脉至肺循环。

第三节　心律失常

心律失常（cardiac arrhythmia）是指心脏冲动的频率、节律、起源部位、传导速度与激动次序的异常。小儿心律失常除可见于各类心脏病外，还可见于正常心脏和心脏手术后。精神因素、自主神经功能失调、代谢障碍、药物中毒、电解质紊乱、某些感染及药物等均可引起心律失常。许多心律失常如期前收缩找不到病因，多不需治疗。有些婴幼儿心律失常是由于心脏传导组织未成熟。随着小儿的成长，这种心律失常有自然消失的可能。小儿心律失常以窦性心动过速最常见，其次为室性期前收缩、Ⅰ度房室传导阻滞、房性期前收缩、窦性心动过缓、不完全性右束支传导阻滞、窦房结游走心律及阵发性室上性心动过速。

一、窦性心动过速

窦房结发放冲动的频率加快，超过各年龄组正常最高范围称为窦性心动过速，是最常见的心律失常，多数属于生理性，因激动哭闹运动等引起。窦性心动过速也是心脏病、贫血、感染、甲状腺功能亢进等疾病的常见症状。不引起血液动力学障碍，随病因消除而恢复。

（一）病因

1. 生理性

紧张、恐惧、哭闹、活动、高温环境等。

2. 病理性

见于心脏病、心力衰竭、休克、贫血、感染、甲状腺功能亢进等疾病。

3. 药物作用

阿托品、肾上腺素、多巴胺及酊剂（酒精）等。

（二）临床表现

1. 心率逐渐加快，自觉心悸不适。

2. 心率快而规则，婴儿 > 140 次 / 分，1 ~ 6 岁 > 120 次 / 分，6 岁以上 > 100 次 / 分。

3. 原有疾病的特异症状和体征。

（三）诊断与鉴别诊断

1. 根据临床特点和原发病因考虑诊断为本症。

2. 根据心电图改变确定诊断。心电图有以下特点：①窦性 P 波：Ⅰ、Ⅱ、aVF、V_5 导联直立，aVR 倒置。②P-R 间期不短于正常低限。③心率加快，超出正常窦性心律高限。④心率过快时，P 波可与 T 波重叠，P-R 段及 ST 段可下降，T 波低平。

3. 鉴别诊断

婴儿窦性心动过速心率可高达 200 次 / 分以上，应与阵发性室上性心动过速鉴别。

（四）治疗

1. 病因治疗

窦性心动过速因药物作用、心脏病、心力衰竭、贫血、甲状腺功能亢进等引起，必须针对以上病因分别治疗。

2. 对症治疗

选用下列药物减慢心率：①安定，每日 0.2 ~ 0.3 mg/kg，分 3 次口服；②苯巴比妥，每日 2 ~ 3 mg/kg，分 3 次口服；③心得安，每日 1 ~ 2 mg/kg，分 3 次口服；③无心力衰竭者，不宜用洋地黄类药物。

二、窦性心动过缓

窦房结发放冲动的频率减慢，低于各年龄组最低值（婴儿 < 100 次 / 分，1 ~ 6 岁 < 80 次 / 分，6 岁以上 < 60 次 / 分，）称为窦性心动过缓。见于长期锻炼的运动员。窦性心动过缓为病态窦房结综合征、

颅压增高、阻塞性黄疸及甲状腺功能低下的常见症状，通常不引起血液动力学障碍。

（一）病因

1. 生理性见于久经体育锻炼的运动员。

2. 病理性窦房结功能低下，颅压增高，呆小病及急性传染病的恢复期。

3. 药物作用利血平、β-阻滞剂、洋地黄过量等。

（二）临床表现

1. 可无症状，心率低于 50 次/分者，可有心悸、胸闷、头晕、乏力等。

2. 心率过缓，在运动、情绪激动或用阿托品后心率明显增加。

3. 伴有引起窦性心动过缓的病因所见。

（三）诊断与鉴别诊断

1. 根据临床特点可以考虑诊断。

2. 根据心电图改变确定诊断。心电图有以下改变：窦性 P 波：①Ⅰ、Ⅱ、aVF、V_5 导联直立，aVR 倒置；②心率婴儿 < 100 次/分，1~6 岁 < 80 次/分，6 岁以上 < 60 次/分；③P-R 间期在正常范围；④常伴有窦性心律不齐，P-R 间期有不同程度差异；⑤严重窦性过缓，心率低于 50 次/分，可出现交接性逸搏。

3. 应与病态窦房结综合征及完全性房室传导阻滞鉴别。

（四）治疗

1. 病因治疗

窦性心动过缓因颅压增高、阻塞性黄疸、呆小病等原因引起者，需要根据不同病因分别治疗。

2. 对症治疗

如心率低于 50 次/min，伴有症状者，可选用下列药物增快心率：①阿托品，每次 0.01~0.03 mg/kg，每日 3 次；②麻黄素，每次 0.5~1 mg/kg，每日 3 次；③异丙基肾上腺素 5~10 mg/次，舌下含服，每日 3~4 次。

三、过早搏动

异位起搏点于正常窦房结冲动到达之前抢先发出冲动称过早搏动（早搏），分为房性、室性及房室交界性，其中以室性最多见。房性和交界性早搏统称室上性早搏。早搏≤5 次/分为偶发，6 次/分以上者为频发。早搏如每隔 1、2、3……个正常窦性搏动出现者为二联律、三联律、四联律等。如 2 个早搏连续出现称为成对早搏，早搏连续 3 个则为心动过速。同一导联上早搏联律间期不同，形态各异者称多形性早搏；联律间期相等，形态相同者为单形性早搏。无器质性心脏病的患者，早搏虽可持续多年，远期预后良好。

（一）病因

常见于无器质性心脏病的小儿。可由疲劳、精神紧张、植物神经功能不稳定等引起，但也可发生于心肌炎、先天性心脏病或风湿性心脏病。另外，药物如拟交感胺类、洋地黄、奎尼丁中毒及缺氧、酸碱平衡失常、电解质紊乱(低血钾)、心导管检查、心脏手术等均可引起过早搏动。健康学龄儿童中约 1%~2% 有过早搏动。

（二）临床表现

小儿症状较成人为轻，常缺乏主诉。个别年长儿可述心悸、胸闷、不适。早搏次数因人而异，同一患儿在不同时间亦可有较大出入。某些患儿于运动后心率增快时早搏减少，但也有反而增多者。后者提示可能同时有器质性心脏病存在的可能。为了明确诊断，了解早搏的性质，必须作心电图检查。根据心电图有无 P' 波的存在、P' 波的形态、P-R 间期长短以及 QRS 波的形态来判断早搏属于何种类型。

（三）诊断与鉴别诊断

1. 根据临床特点可以考虑诊断。

2. 根据心电图改变可确定诊断。

心电图有以下改变：

（1）房性早搏：①期前出现的 P 波，其形态与窦性 P 波不同。②P-R 间期在正常范围，或有干扰性 P-R 间期延长。③QRS 波与窦性 QRS 波相同，如房性早搏发生过早，则有室内差异性传导，或早搏之后无 QRS 波（未下传房性早搏）。④代偿间歇多为不完全性。

（2）室性早搏：①期前出现的 QRS 波，其形态异常，时间增宽，T 波方向与之相反。②期前 QRS 波之前无 P 波。③代偿间歇为完全性。

（3）交界性早搏：①期前出现的 QRS 波，其形态与窦性者相同。②期前的 QRS 波之前或后可有逆传 P 波。若逆传 P 波在 QRS 波之前，则 P-R 间期 < 0.10 s 在 QRS 波之后，则 R-P 间 < 0.20 s。③代偿间歇多为完全性。

早搏心电图有下列特点为复杂性，易发生心动过速，应予重视：①多形性、成对和连续 3 个以上。②室性早搏 QRS 波时间明显增宽，婴幼儿达 0.12 s，年长儿达 0.14 s。③室性早搏发生过早，R 波落在 T 波上。

病因诊断需进行有关病史、X 线胸片、超声心动图、运动心电图及 24 h 动态心电图检查，以明确早搏的原因及性质。

（四）治疗

必须针对基本病因治疗原发病。一般认为，若早搏次数不多，无自觉症状，或早搏虽频发呈联律性，但形态一致，活动后减少或消失则不需无特需用药治疗。有些病人早搏可持续多年，但不少病人最终自行消退。对在器质性心脏病基础上出现的早搏或有自觉症状、心电图上呈多源性者，应予以抗心律紊乱药物治疗。根据早搏的不同类型选用药物。可服用心律平或心得安等 β 受体阻滞剂。房性早搏若用之无效可改用洋地黄类。室性早搏必要时可选用利多卡因、慢心律和乙吗噻嗪等。

四、阵发性室上性心动过速

阵发性室上性心动过速（简称室上速）是儿科常见的严重心律失常。患者常并发心力衰竭和（或）心源性休克，为儿科急症。近年来，应用心脏电生理检查提高了对室上性心动过速发生机制的了解，以折返机制最为常见，自律性增高及触发活动较少见。不同病因和机制引起的室上性心动过速，应选用不同的治疗方法。

（一）病因

约 50% 患儿心脏正常，多见于婴儿患者。预激综合征约占 25%，其中 1/3 为隐性旁路。其余患者可有先天性心脏病（如爱勃斯坦畸形、大动脉转位等）、心肌炎、病窦综合征、洋地黄中毒、甲状腺功能亢进、心导管检查及心内手术等。部分患儿因情绪激动或呼吸道感染而诱发。

（二）临床表现

为阵发性，突然发作和突然终止。每次发作持续数秒至 1 ~ 2 天。发作时心率加快，儿童 180 ~ 220 次 / 分，婴儿达 250 ~ 300 次 / 分。婴儿多出现烦躁不安、面色苍白、拒食、呼吸急促等。年长儿可有心悸、头痛、心前区不适，少数有心绞痛。发作如持续 1 ~ 2 d，常发生心衰、休克。

（三）心电图表现

R-R 间隔绝对均齐，心室率婴儿 200 ~ 300 次 / 分，儿童 180 ~ 220 次 / 分，QRS 波群形态正常，如有差异性传导则 QRS 波群可有变异。多数可见 P 波，但 P 波与窦性 P 波不同，多为逆行 P 波，紧随 QRS 波之后。ST-T 可呈缺血性改变。本病需与窦性心动过速、心房扑动及室性心动过速鉴别。

（四）治疗

治疗原则：视病因、发病机制、持续时间及心功能状态而异。

1. 兴奋迷走神经，使发作中止

具体方法如下：

（1）屏气法

深吸气后屏气，但一般成功率较低。

（2）压迫颈动脉窦

每次只压迫一侧，不超过 2 s，成功率较屏气法高，但需警惕心脏停搏的危险。适用于 4 岁以上的较大儿童。

（3）刺激咽喉部

用压舌板或手指刺激咽喉部引起恶心、呕吐。

（4）冰水袋敷面

用 5℃左右的冰水袋敷整个面部，每次 10 ~ 15 min，1 次无效时每隔 3 ~ 5 min 可再用两次。

2. 药物复律

静脉用药应监测心电图，转复后改为静滴或口服维持。

（1）心律平

心律平为钠通道阻滞剂，对自律性增高的心律失常，小儿可作为首选。剂量：0.5 ~ 2 mg/kg 加入 10% 葡萄糖液 20 mL 中，缓慢静脉注射，如无效 20 min 后可重复使用 1 次。严重心功能不全时禁用。

（2）毛花甙丙（西地兰）

兴奋迷走神经，减慢房室结传导使室上速转为窦性心律，且能增加心肌收缩力，婴幼儿及伴心衰者应作为首选。一般采用快速饱和法（即饱和量，< 2 岁 0.03 ~ 0.04 mg/kg，> 2 岁 0.02 ~ 0.03 mg/kg），首次用总量的 1/2，加入 50% 葡萄糖液 20 mL 中缓慢静注，余量分 2 次，4 小时 1 次。若因低钾、心肌炎、室上速伴房室传导阻滞应慎用。

（3）异搏定

抑制钙离子进入细胞内，减慢房室内传导，延长不应期，中断折返途径，终止室上速发作。剂量每次 0.1 ~ 0.2 mg/kg（1 次量不超过 5 mg），选用 5 mL 生理盐水水稀释，在心电图监测下，以每分钟 1 mL 的速度静推。副作用为急性血管扩张、血压降低和心肌收缩力减弱，心衰者禁用。

（4）新福林

可用于年长儿，通过升高血压，兴奋迷走神经，尤适宜于血压偏低者。剂量：0.05 mg/kg 加入 10% 葡萄糖液 10 mL 中缓慢静注。用药时密切监测血压及心率，收缩压不宜超过 17 ~ 20 kPa（130 ~ 150 mmHg）。对反复发作的患者，发作终止后应继续口服地高辛或心得安维持 2 ~ 3 个月或更长。

3. 电学治疗

（1）同步电流电击复律

除洋地黄中毒引起的室上速外，同步电流电击复律为紧急治疗方法，尤其伴有心力衰竭、心源性休克者。对宽大畸形 QRS 波的心动过速，难以鉴别室上性伴室内差异性传导与室性心动过速，病情危重者也首选电击复律。术前应排除窦房结功能不全，必要时在临时心脏起搏条件下进行。

（2）心房起搏

经食管心房起搏或右房内起搏终止室上速。多用于药物及电击治疗无效者。

4. 预防复发

室上速反复发作，症状严重者，需服药 6 个月至 1 年以预防复发。常口服地高辛维持量或心得安，或两者合用。房室旁路折返室上速可服用心律平或乙吗噻嗪。

5. 射频消融术

药物治疗无效，发作频繁影响正常生活，以及逆传型房室旁路折返室上速，可考虑射频消融旁路或慢径根治。

6. 外科治疗

先天性心脏病并发室上速，在心内纠治手术中，同时行旁路或异位灶切除术。

五、阵发性室性心动过速

阵发性室性心动过速（简称室速）为起源于希氏束分叉以下的心动过速，是一种严重快速性心律失常，多伴有血液动力学改变，易发展为心室颤动，可致猝死，应紧急处理。依据病因、基础心脏情况、心电图特点和治疗的不同，临床可分为单形性室速、特发性室速和多形性室速。

（一）单形性室性心动过速

单形性室速，QRS 形态一致，可持续 30 s 以上或短暂发作。其发生机制为心室内局部折返，少数可为触发活动晚期后除极引起，多出现严重临床症状，应及时治疗。

1. 病因

多见于重症心肌炎、各型心肌病，尤其是扩张型心肌病，致心律失常性右室发育不良、心肌梗死、心脏肿瘤、冠状动脉起源异常、法洛四联症术后及心力衰竭等，偶因药物副作用及电解质紊乱引起。

2. 临床表现

急性起病，有突发突止的特点，多呈持续发作，每次发作持续数秒、数分钟以至数小时。患者在原有心脏病的基础上突然感到心悸、气促、胸闷、头晕，重者发生心力衰竭、心源性休克、阿 – 斯综合征，甚至猝死。心脏检查：心率一般 160 ~ 250 次 / 分，稍有不齐，第一心音强弱不等，血压下降。

3. 诊断

（1）根据临床特点可初步作出诊断。

（2）结合心电图检查以进一步确诊。心电图有以下改变：① QRS 波畸形，呈单一形态，时间增宽，婴幼儿 > 0.10 s，儿童 > 0.12 s，心电轴左偏或右偏；②室率 160 ~ 250 次 / 分，R–R 间隔基本匀齐；③心率稍慢时，可见房室脱节、心室夺获及室性融合波。

4. 鉴别诊断

（1）阵发性室上性心动过速伴 QRS 波增宽

见于室上速伴室内差异性传导、原有速支传导阻滞或逆传型房室折返性室上速 QRS 波具有以下特点有助于室速的诊断：① QRS 波时间 > 0.14 s。②电轴左偏 –30° ~ –90°。③ QRS 波呈右束支阻滞型，V_1 导呈 qR、QR、Rs，如为 RSR' 应 R > R'；V_6 导主波向下或双向波。④ QRS 波呈左束支阻滞型，V_1 导 R > 30 ms；V_6 导为 QR 或 Qs 型。⑤心前导联 QRS 波全部向上或全部向下。

（2）非阵发性室上性心动过速

非阵发性发作，心室率 60 ~ 130 次 / 分，接近窦性心律，常与窦性心律交替出现，呈不完全性房室脱节。因心室率慢，多不发生血液动力学改变或转为心室颤动。本病见于心肌炎、完全性房室传导阻滞及洋地黄过量等。

5. 治疗

1）终止发作

（1）消除病因因药物副作用或电解质紊乱引起者，应立即停药或纠正电解质紊乱，并可首选利多卡因静脉注射。婴儿室速因心肌内错构瘤引起者，应手术切除肿瘤。

（2）伴有血液动力学障碍、血压下降、晕厥或心力衰竭者，首选同步直流电击复律，电能量 1 ~ 2（W·s）/kg，转复后静脉滴注利多卡因维护疗效。洋地黄中毒者禁忌电击治疗。

（3）心功能代偿者，选用静脉注射利多卡因、慢心律或心律平终止发作。

2）预防复发

（1）先天性心脏术后发生室速服用苯妥英钠，肥厚型心肌病采用异搏停或心得安口服。

（2）致心律失常右室发育不良患者，如药物治疗无效，可行手术切除病灶区。

（3）药物不能有效防治，有心室颤动倾向者，宜植入自动复律除颤器。

（二）特发性室性心动过速

室速呈单一形态。无器质性心脏病，好发于青年，不引起血液动力学改变，预后较好。

1. 病因

病因不明。患儿通过 X 线、超声心动图及心脏核素检查无器质性心脏病依据。部分患者经心内膜心肌活检可见局灶心肌炎改变，认为可能为亚临床性心肌炎。

2. 临床表现

多见于青年及学龄儿童，有复发倾向，运动或情绪激动可诱发。自觉症状轻，当室速发作持久，心室率较快时，可有心功能不全表现。预后良好，不发生猝死。

3. 诊断与鉴别诊断

临床特征对诊断帮助不大，主要靠心电图检查确诊。心电图有以下改变：① QRS 波宽大畸形，单一形态。根据 QRS 波形态可分为 2 型：一为 V₁ 导 QRS 波呈右束支阻滞型，心电轴左偏；异位激动起源于左后分支的浦肯野纤维，较多见；少数呈心电轴右偏，激动起源于左前分支的浦肯野纤维。其产生机制可能与浦肯野纤维折返或触发活动有关。另有因运动或于静脉注射异丙肾上腺素诱发，又称运动诱发性或儿茶酚胺敏感性室速，此性较少见。②心室率 150 ~ 200 次 / 分，节律基本匀齐。③心室率慢者，易见房室脱节，心室夺获及室性融合波。

4. 鉴别诊断

（1）单形性室速

特发性室速见于学龄儿童及青年，心脏检查正常，症状不著，预后好。心电图多呈右束支阻滞型，心电轴左偏。以上特点与单形性室速不同。

（2）非阵发性室速

心室率较慢，无阵发特点，与阵发性室速不同。

（3）其他

运动或情绪激动诱发室速患儿中，少数可引起晕厥，可误诊为癫痫，后者心电图正常，而脑电图异常。

5. 治疗

1）终止发作

（1）非持续发作，无临床症状，无需用抗心律失常药，应定期随访。

（2）持续性发作，有复发倾向，或症状明显者，应用抗心律失常药终止发作，异搏定及心律平效果较好，运动诱发性特发室速可用心得安或氨酰心安。利多卡因多无效。

2）预防复发

（1）抗心律失常药对反复发作有症状者，可选用异搏停、心律平或心得安口服以预防复发。

（2）射频消蚀发作频繁，症状明显，药物治疗无效者，可选用射频消蚀根治，

（三）多形性室性心动过速

多形性室速指心电图显示室速伴连续变化的 QRS 波形态，节律不规则，室律 > 200 次 / 分，可进展为心室颤动。按室速发作前基础 Q-T 间期、长度，可分为 2 类：①多形性室速伴发于 Q-T 间期延长；②多形性室速伴发于正常 Q-T 间期。

关于多形性室速的分类与尖端扭转形态问题，目前认识尚不统一。有些作者根据室速的多变形态，不论其 Q-T 间期长度，将多形性室速统称为尖端扭转室速；多数学者认为，Q-T 间期是否延长，反映了心肌复极化过程状态，在发病机制和治疗上均有区别，故将尖端扭转室速作为多形性室速的一种类型。有的作者认为心电图中"尖端扭转"的形态学表现并不具备特殊意义：①很多室速的心电图记录无法明确有无 QRS 波尖端围绕等电位线扭转现象；②正常 Q-T 间期的室速可有典型扭转现象；③ Q-T 间期延长伴发室速可无尖端扭转形态。总之，认为以多形性室速伴发于 Q-T 间期延长名称较妥，本节即采用这一分类。

1. 多形性室速伴发于 Q-T 间期延长

即尖端扭转型室速。临床常见，分为先天性与获得性两种，以后者多见。

1）先天性多形性室速伴发于 Q-T 间期延长

本症与基因遗传有关，包括以下 3 种：① Jervell-Lange-Nielsen 综合征：系常染色体隐性遗传，伴先天性神经性耳聋；② Romano-Ward 综合征：系常染色体显性遗传，听力正常；③散发型：无家族史，听力正常。本类室速的发生与心室交感神经张力不平衡或触发活动有关。室速发作与儿茶酚胺水平升高有关，如情绪激动、体力运动、应激反应或使用 β 受体兴奋药，心率增快至一定水平而诱发，符合儿茶酚胺依赖型特征。

（1）临床表现

反复晕厥发作，可致心脏性猝死。发作于婴幼儿期开始，最早见于新生儿期，但多数发作在儿童或少年期，随年龄增长，发作逐渐减少。常因哭闹、紧张或运动而诱发。可有家族史先天性耳聋。

（2）诊断

对本病的诊断主要根据心电图的改变。心电图特征有：①室速伴连续变化的 QRS 波形态，或 QRS 极性及振幅呈进行性改变，使 QRS 波呈围绕等电位线扭转形态；②室率 200～250 次/分，节律不规则，可进展为心室颤动；③基础心律时 Q-T 间期延长，T 波或 U 波增宽、增大。

（3）治疗

治疗上采取以下措施：①首选 β 受体阻滞剂、心得氨酰心安等；②提高基础心率以达 110 次/分以上，可静注阿托品或心房、心室早搏；③持续发作采用同步直流电击复律；④禁忌 IA、IC 及 III 类抗心律失常药和异丙肾上腺素；⑤可试用抗癫痫药卡马西平，每天 5 mg/kg，分 3 次服；⑥药物无效可植入自动复律除颤器；⑦药物无效可做左侧交感神经节切除。

2）获得性多形性室速伴发于 Q-T 间期延长

（1）病因

①电解质紊乱；②药物反应，③中枢神经系统病变；④心动过缓；⑤自主神经不平衡等。

（2）临床表现

以反复发作性晕厥为特征，可进展为阿-斯综合征而死亡。伴随相应病因的临床表现。

（3）诊断与鉴别诊断

主要依据心电图表现：①室速伴连续变化的 QRS 波，节律不规整，室率 > 200 次/分；@QRS 波可呈扭转型；③基础心律时 Q-T 间期延长，T 波或 u 波增宽、增大；④可进展为室颤；⑤室速由一长一短间歇诱发，即长间歇后的提早心搏引起发作；⑥长间歇后心电显示 Q-T 间期进一步延长，T 波或 u 波增宽，随后室速发作。

治疗上采取以下措施：①纠正及消除病因；②提高基础心率达 110 次/分以上，可用异丙基肾上腺素、阿托品或心房、心室起搏；静注阿托品或心房、心室早搏；③静脉补钾及镁：钾离子与复极过程关系密切，镁可辅助细胞内外钾的转移，使复极趋于一致；④禁忌 IA IC 及 III 类抗心律失常药，可试用 IB 类药；⑤持续发作采用同步直流电击终止。

2. 多形性室速伴发正常 Q-T 间期

多形性室速基础心律时无 Q-T 间期延长，或 T 波、U 波变化，交感神经兴奋药物可加重室速发作。依据临床和心电图特点分为两种：

1）多发于冠状动脉病变

发病机制多数与折返激动有关。临床与心电图特点有：①室速发作可伴发或不伴发急性心梗；②发作短暂，猝死率高；③室速呈多形性，基础心律时，Q-T 间期，T 波、u 波均正常；④异丙基肾上腺素可使病情恶化。治疗措施有：①用 I、III 类抗心律失常药可终止发作；②必要时植入自动复律除颤器；③用抗心肌缺血药物治疗，如 β 受体阻滞剂、硝酸脂类、钙通道阻滞剂或经皮冠状动脉成形术对预防发作有效。

2）多形性室速伴发于极短的联律间期

发生机制与触发活动有关。

临床与心电图特点有：①表现为心悸、眩晕、晕厥，反复发作可致死亡；②反复发作多形性室速，但并无器质性心脏病证据；③单一或诱发室速的室性早搏均显示有极短的联律间期，通常在 280～320 ms 之间；④基础心律时，Q-T 间期，T 波、u 波均正常；⑤交感神经兴奋药物可加重发作。治疗措施有以下两点：①静脉或口服异搏定对终止及预防发作十分有效；②I、II、III 类抗心律失常药通常疗效不佳。

六、心房扑动与心房颤动

心房扑动(atrial flutter)是规则而快速的房性心律失常,其心房率为300～450次/分。心房颤动(atrial fibrillation)是心房各部分心肌纤维不协调地、无规则的乱颤,400～700次/分,心室率通常也显著增快且节律极不规则。

(一)病因

房扑可发生在心脏正常患者。多数病儿有器质性心脏病伴心房扩大者,如爱勃斯坦畸形、三尖瓣闭锁、风湿性二尖瓣病变。偶见于病态窦综合征、预激综合征、洋地黄中毒及甲状腺功能亢进患者。

(二)临床表现

视心脏病的轻重及心室率的快慢而定。重者可发生心衰、晕厥、抽搐、心源性休克。心脏检查,如心房扑动房室按比例传导,则听诊心律规则。心房颤动患者,心律完全不规则,心音强弱不等,有心搏脱落。

(三)心电图表现

1. 心房扑动

P波消失,代之以连续、快速、均齐、振幅相同的心房扑动波(F波),F波在Ⅱ、Ⅲ、aVF、V3R导联最明显,心房率300次/分以上,婴儿可达450次/分;QRS波形态正常;心室率视房室传导比例而不同,常为2:1、3:1或4:1传导。

2. 心房颤动

P波消失,代之以连续、快速、纤细、零乱、形态不同的心房颤动波(f波),在V_{3R}、V_1导联中明显,频率400～700次/分;QRS波形态正常,心室律极不规则,R-R间隔不等。

(四)治疗

1. 病因治疗

可酌情采用手术纠治心脏畸形。此外,洋地黄中毒及甲状腺功能亢进也可导致本病。故须针对病因进行治疗。大血管易位Mustard手术后常发生病态窦房结综合征,引起心房扑动或颤动,应改进手术操作,防止损伤心脏传导系统。

2. 电学治疗

(1)电击复律

同步直流电击复律对房扑及房颤效果好,用于新生儿、小婴儿,无明显心脏病者更佳。接受洋地黄治疗的病人,进行电击复律可引起严重心律失常。术前应停用洋地黄1～4d,视洋地黄制剂作用时间而定。地高辛停用24小对,洋地黄贰停药2～3d。采用电能量为每次1～2(W·s)/kg,新生儿5～10(W·s)/kg,最大不超过20(W·s)/kg;婴幼儿10～20(W·s)/kg,最大不超过50(W·s)/kg;儿童20～50(W·s)/kg,最大不超过100(W·s)/kg。多数1次电击成功,每回治疗电击不宜超过3次。复律后,用地高辛或(及)奎尼丁维持量6～12个月,以防复发。

(2)电起搏

超速起搏抑制异位节律点,从而恢复为窦性心律。采用经皮电极导管进入大隐静脉,送至右房,电极至于心内膜。连接体外起搏器,或经食管心房起搏。起搏频率较原有房率或室率提高10～20次/分,进行超速起搏夺获心房或心室,终止起搏即可转为窦性心律。

3. 药物治疗

选用地高辛,可减慢心室率,加强心肌收缩力,使症状减轻并可控制心力衰竭,其中少数病例可转复为窦性心律。为转复者可加用奎尼丁。转复后仍需用地高辛或(及)奎尼丁维持量,以防复发。其他抗心律失常药,如心律平、心得安、双异丙吡胺、胺碘酮亦可酌情选用。预激综合征并发房扑或房颤忌用洋地黄,因可导致快速性室性心律失常而发生猝死,故易采用胺碘酮或心律平。病态窦房结综合征患儿发生房扑、房颤,用电击复律或药物治疗易发生心脏停搏,故易应用电起搏治疗。

婴儿原发生性房扑、房颤患者,无器质性心脏病,用地高辛减慢心室率,改善心功能。往往持续数月,自行缓解。

七、房室传导阻滞

房室传导阻滞是冲动自心房到心室通过房室结区时传导速度减慢或发生阻滞。根据阻滞的程度不同，心电图上分 3 度：一度，全部冲动能下传到心室，但速度减慢。二度，部分冲动不能下传到心室又可分为两型：莫氏Ⅰ型（即文氏型）、莫氏Ⅱ型。三度，全部冲动不能下传到心室。一、二度为不完全性房室传导阻滞，三度为完全性房室传导阻滞。房室传导阻滞可为暂时性、间歇性或永久性。一度及二度Ⅰ型房室传导阻滞较常见，但多无重要性，二度Ⅱ型及Ⅲ型房室传导阻滞较少见，为严重心律失常。房室传导阻滞的预后和治疗，不仅取决于阻滞的程度，更重要的是阻滞的部位。记录心内希氏束电图能确定阻滞部位，分为希氏束上、希氏束内及希氏束下阻滞预后差，易发生心力衰竭、阿 - 斯综合征、严重室性心律失常，导致心脏性猝死。但希氏束电图系创伤性方法，不能普遍开展，目前房室传导阻滞所沿用传统的心电图分类。

（一）病因

1. 不完全性房室传导阻滞

一度及二度Ⅰ型房室传导阻滞偶见于健康儿童，因房室结双径路或迷走神经张力过高引起，每于卧位或睡眠时发生。急性感染（如流感、伤寒、猩红热等）、风湿热、病毒性心肌炎、洋地黄性反应、低血钾等可发生暂时性二度Ⅰ型房室传导阻滞。二度Ⅱ型房室传导阻滞多发生于器质性心脏病，如扩张型心肌病、病毒性心肌炎原发性心内膜弹力纤维增生症、克山病及先天性心脏病。

2. 完全性房室传导阻滞

分为先天性及后天性两类。先天性完全性房室传导阻滞于宫内发病，约 70% 患儿为孤立型，30% 合并先天性心脏病，常见的有大动脉易位、单心室等。患系统性红斑狼疮孕妇，血清有抗 SS-A 或抗 SS-B 自身抗体者，分娩的新生儿可患完全性房室传导阻滞。后天性多因心内手术创伤，心肌病、洋地黄中毒或其他抗心律失常药副作用引起。

（二）临床表现

1. 一度房室传导阻滞

本身无症状，听诊第一心音减弱。

2. 二度房室传导阻滞

症状与心室率快慢有关。如偶有心室漏搏，常无症状。漏搏较多，心室率缓慢时，有心悸、胸闷、乏力及头晕等不适。听诊心律不齐，在规律的搏动后有一长间歇，第一心音强弱不等，如房室传导规律，为 2∶1 或 3∶1 传导，则心率慢而规律。

3. 三度房室传导阻滞

因心率很慢，患儿感心悸、头晕、乏力、胸闷、活动耐力下降，严重者发生心力衰竭。当严重心动过缓、心室停搏或发生室性心动过速、心室颤动时则可引起阿 - 斯综合征，甚至猝死。先天性完全性房室传导阻滞，生前发病，胎心缓慢，可发生死胎，有的出生时即有全身水肿、心力衰竭。听诊心律规则，心率一般 40～60 次 / 分，少数可慢到 20～30 次 / 分，婴幼儿略快，第一心音强弱不等，可听到"大炮音"。血压收缩压可升高，脉压增大，出现外周血管征。

（三）诊断与鉴别诊断

1. 根据临床特点可初步做出诊断。

2. 结合心电图检查可以确诊。

心电图表现为：

（1）一度房室传导阻滞①按年龄及心率，P-R 间期超过正常高值；②P-R 间期虽未超过正常高限，但心率未变或增快时，P-R 间期较原先延长 0.04 s 以上。

（2）一度房室传导阻滞莫氏Ⅰ型 P-R 间期逐次延长，至少有一次 P 波不能下传到心室，发生心室脱漏，如此周而复始形成 3∶2 或 4∶3 等不同程度的房室传导阻滞。心电图呈：①P-R 间期逐次延长的同时，R-R 间隔逐次缩短，直至发生心室漏搏。②伴有漏搏的 R-R 间隔小于 2 个 R-R 间隔；③

心室漏搏后的第一个 R-R 间隔较漏搏前的任何一个 R-R 间隔短。

（3）二度房室传导阻滞莫氏Ⅱ型心电图呈：①P-R 间期恒定、正常或延长，在几个 P 波之后发生心室漏搏；②伴有漏搏的 R-R 间隔为 R-R 间隔的简单倍数；③房室传导比例为 2 : 1 或 3 : 1，严重时可为 4 : 1 或 5 : 1。

（4）三度房室传导阻滞心电图呈：①P-P 间隔 R-R 间隔各有其固定规律，P 波与 QSR 波无关，没有固定的 P-R 间期。②心房率比心室率快，心房节律多为窦性。③心室节律来自房室交界区或心室，交界性逸波心律，心室率在 40 次 / 分以上，室性逸波心律则在 40 次 / 分以下。④QRS 波形态：心室节律点在房室交界区，QRS 波正常，如在房室束分支以下，QRS 波畸形，时间超过 0.10 s，激动来自左束支者，QRS 波呈右束支阻滞型；来自右束支者，QRS 波呈左束支阻滞型。

3. 完全性房室传导阻滞病例 24 h 动态心电图

可观察心室率减慢程度，是否并发室性心律失常。

4. 希氏束心电图检查

可了解房室阻滞的部位，在希氏束以上、希氏束内或希氏束以下。

5. 胎儿超声心动图

可观察胎儿房室收缩关系，可提前确诊先天性三度阻滞。

（四）治疗

1. 病因治疗

积极消除引起房室传导阻滞的病因。暂时性房室传导阻滞多见于急性感染、风湿热、病毒性心肌炎、洋地黄中毒、高钾血症和心内手术等，应针对原发病治疗。心脏手术，应防止损伤房室传导系统，避免发生严重房室传导阻滞。

一度及二度Ⅰ型房室传导阻滞偶见于健康儿童有房室结双径路或迷走神经张力过高者，每于卧位或睡眠时发生，无须治疗。

2. 药物治疗

（1）一度及二度Ⅰ型房室传导阻滞

无须特殊治疗，二度Ⅱ型房室传导阻滞心室率较慢者及三度房室传导阻滞应积极治疗。选用下列药物提高心室率：①异丙基肾上腺素 5 ~ 10 mg 舌下含化，每 4 h 1 次；②皮下或静脉注射阿托品，每次 0.01 ~ 0.03 mg/kg，4 ~ 6 h 1 次；③必要时静脉滴注异丙基肾上腺素 0.1 ~ 0.2 μg/（kg·min），提高心率改善心功能，为安置起搏器做准备。

（2）急性发生的三度房室传导阻滞

可用氢化可的松每日 5 ~ 10 mg/kg，或氟美松 0.25 ~ 0.5 mg/kg，加入 5% 葡萄糖液 250 mL 中静脉滴注，以消除传导组织周围水肿及炎症反应。对急性心肌炎引起的完全性房室传导阻滞更为适宜。

3. 植入起搏器

对完全性房室传导阻滞病儿可根据病情采用永久性或暂时性心脏起搏。其适应证如下：①阿 - 斯综合征；②心力衰竭；③频发或多源性室性早搏；④房室传导阻滞在房室束以下，QRS 波畸形，时间增宽；⑤中度或重度活动受限；⑥婴儿心室率持续低于 55 次，儿童低于 50 次。合并先天性心脏病者，易发生心力衰竭，心率在 60 次以下者，即应采用起搏器治疗。

急性心肌炎或心内手术后发生完全性房室传导阻滞，采用暂时性起搏治疗。经静脉送入电极导管，电极置于右心室内膜，1 ~ 2 周后带传导组织炎症、水肿或出血好转，房室传导阻滞改善，即可停用。有潜在发生完全性房室传导阻滞危险的心内手术，如心内膜垫缺损及法鲁四联症矫治术，术中应安置电极导管，如术后发生完全性房室传导阻滞，即可联接体外起搏器暂时起搏。如病情进展或传导阻滞持续 2 周以上，则应植入永久性按需起搏器。

八、病态窦房结综合征

病态窦房结综合征（简称病窦综合征）是由于窦房结及其周围组织病变，使起搏冲动的形成和（或）冲动的传出发生障碍，产生的一系列心律失常，并伴有心、脑、肾供血不足的临床症状。

（一）病因

先天性心脏病、心肌炎、心包炎及心脏手术创伤等均可引起本病，大血管异位 Mustard 手术及房间隔缺损修补术，术后数日或延缓数年仍可发生本病。术中损伤窦房结及其周围组织，造成出血、坏死及窦房结动脉梗死，终致窦房结脂肪变性及广泛纤维化。国内报道，病态窦房结综合征 41 例中，心肌炎及心肌病共 31 例，青紫型先天性心脏病 2 例，先天性病态窦房结综合征 2 例，原因不明 6 例。国外报道以心内术后为主。

（二）临床表现

起病缓慢，病程迁延。患儿有乏力、头晕、心悸、胸闷等，严重者发生阿 – 斯综合征或心力衰竭。

（三）诊断

1. 根据临床特点可初步做出诊断。

2. 结合心电图和辅助检查可进一步明确诊断。

具有下列三项中的一项或几项即可诊断为本病：①长期的窦性心动过缓，婴儿心率 < 90 次 / 分，1 ~ 6 岁低于 70 次 / 分，6 岁以上低于 50 次 / 分；② 2：1 或 3：2 窦房传导阻滞或窦性停搏，房室交界性逸搏或逸搏心律；③阵发性心房颤动、心房扑动或室上性心动过速与心动过缓交替性出现，亦称心动过缓 – 心动过速综合征。

3. 24 h 动态心电图检测较准确。

4. 采用下列检查了解窦房结功能。

（1）阿托品试验

试验前取卧位，描 Ⅱ 导联心电图做对照，然后静脉迅速注射阿托品 0.02 mg/kg 溶于 2 mL 生理盐水，注射后即刻、1、3、5、7、10、15、20 min 分别描记 Ⅱ 导联心电图，或同时连续检测心电图改变。出现以下情况之一，提示窦房结功能不全：①心率未达到 90 ~ 100 次 / 分；②窦房阻滞、房室交界性逸搏心律；③室上性心动过速。

（2）运动试验

最简单方法是令病儿 1 min 内蹲立 30 ~ 50 次，较精确者为踏车或活动平板运动试验。运动后即刻心率不能达到预计最大心率的 M–25D（均值 – 2 个标准差），或出现窦房阻滞、交接区逸搏心律或室上性心动过速，应考虑本病。

（3）食管心房起搏检查

测定窦房结恢复时间，校正窦房结恢复时间及窦房传导时间。正常值分别为 913 ± 193.7 ms、247.1 ± 51.3 ms 及 102 ± 18.6 ms。超过正常上限，提示窦房结功能不全。

（四）治疗

1. 病因治疗

针对病因治疗，包括改进手术操作、避免损伤窦房结。

2. 药物治疗

严重心动过缓可选用阿托品、麻黄素和异丙基肾上腺素等提高心率，但有引起心动过速的危险。心动过速需用抗心律失常药治疗，但这些药物又能抑制窦房结功能，特别是心得安，故严重心律失常需植入起搏器。

3. 起搏器治疗

下述情况可采用起搏器治疗：①反复发生阿 – 斯综合征；②心动过缓 – 心动过速综合征，药物治疗无效；③心力衰竭不能控制。一般需植入永久起搏器。

第四节　心源性休克

心源性休克（cardiogenic shock），休克是急性心排血量不足所致的全身微循环障碍，组织不能获得足够的氧和营养物质以维持生理需要，又不能将代谢产物及时移走，造成细胞代谢紊乱和功能衰竭。心源性休克是指心脏作为血泵的功能衰竭，使循环失去有效的驱动。

（一）病因

1. 先天及后天性心脏病

左室发育不良综合征是出生 1 周内最常见的病因，先天性冠状动脉起源异常或川崎病有冠状动脉并发症者可致心肌严重缺血，发生心肌坏死而致休克。

2. 心脏手术

直接损伤心肌或心脏传导组织、围手术期发生的缺氧、电解质紊乱（如低钾、低钙、低镁血症）或严重心律失常，原患先心病有左室发育不良者，纠正术后易发生低排综合征。

3. 心肌疾病

各类心肌病、病毒或细菌感染引起的心肌炎，可因心肌收缩力减弱而致心排量下降。

4. 心包填塞症

急性化脓性或结核性心包炎、心包积血等使心室舒张充盈受限，心排量下降。

5. 心律失常

严重心律失常如室性或室上性心动过速时，心室舒张充盈不足而致心排量下降。

6. 急性肺梗塞

静脉或右心的流栓至肺动脉干或肺动脉分支而发生栓塞时，由于迷走神经的反射作用使肺小动脉痉挛，致使肺动脉压突然升高，流入左室的血量减少，心排量下降。

7. 其他

心肌创伤、低温、代谢障碍（低血糖、高血钾、酸中毒等）亦可损伤心肌致心肌收缩力下降而形成泵衰竭。

（二）临床表现

与其病理生理过程有关。心排血量下降导致血压下降为心源性休克的主要血液动力学改变。正常心脏排血指数为 3.0 ~ 3.5 U（min·m²），当减少到 2.2 L/（min·m²）时即有心衰发生，小于 2.0 U（min·m²）出现心源性休克，小于 1.5 U（min·m²）心源性休克严重，濒于死亡。除原发病表现外，休克的临床过程分为 3 期：

1 期：休克早期（代偿机制保持血压）心排血量减低后主要依靠颈动脉窦和血管压力感受器的反射作用，使周围血管阻力增加而保持血压在正常低限，以尽量保证重要脏器如心脏、大脑的血液灌注。此时临床表现为面色苍白、烦躁不安、心率增快，抢救易成功。

2 期：休克中期（组织灌流不足）上述机制不能维持正常血压，重要脏器血液灌注亦不足，脑、心、肾等脏器发生缺血、缺氧、出现休克恶化的症状如皮肤湿冷、发绀、少尿（每小时婴儿少于 5 mL，儿童少于 10 mL）、脉搏细速、反应迟钝、神志模糊等。

3 期：休克晚期（微循环衰竭及细胞膜损伤）长期严重低血压引致各脏器缺血、缺氧，功能衰退，细胞坏死。心肌缺血致心肌收缩力减弱，又加无氧代谢造成乳酸增多而致代谢性酸中毒，亦可致心肌收缩力减弱及血管扩张，加重休克。肾缺血可致急性肾小管坏死。微血管内皮细胞损害可增加毛细血管通透性，致液体及蛋白渗出细胞外，致使血容量减低及休克恶化，最终发生溶酶体酶外溢，导致血管内皮细胞损伤、坏死，逐渐形成不可逆性休克。患儿垂危、昏迷、四肢厥冷、紫绀、脉搏极弱或摸不到、肠麻痹、腹胀、无尿、心率变缓、血压进一步下降或消失，甚至死亡。

（三）诊断

1. 存在有致心源性休克的病因及休克的不同期症状。

2. 休克的监测是诊治的重要措施。一方面可持续观察休克状态的演变，另一方面可判断治疗效果，有助于选择治疗措施。

无创伤性检查：

（1）反复体格检查：观察神志、呼吸、心率、体温及周围组织血液灌注情况。

（2）连续心电图监测：了解心率、心律及心肌缺血状况。

（3）定期作多普勒超声心动图检查，了解病因，检查心功能、心排血量及射血分数。

（4）经皮测氧分压（PO_2）及血氧饱和度：组织 PO_2 能正确反映有无缺氧和组织血液灌流状况。即使无明显低血压，如经皮监测 $PO_2 < 8.0$ kPa（60 mmHg），意味着循环状态不稳定，组织血流灌注不足。此为休克监测最有意义的指标，且其降低早于血压下降。

创伤性检查：

（1）动脉压

一般选用桡动脉穿刺插管直接测量动脉压，比用袖带式血压计测量准确。亦可反复测量血气。正常婴儿平均动脉压维持在 7.8 ~ 10.4 kPa（60 ~ 80 mmHg），儿童 10.0 ~ 12.0 kPa（75 ~ 90 mmHg）。血压及脉压减低程度为休克程度的主要指标。

（2）中心静脉压

反映右室前负荷。在无肺循环障碍及瓣膜病变时可反映左室舒张压。用于与血管容量不足性休克的鉴别，并为指导输液或利尿治疗的参数。正常值为 0.57 ~ 1.09 kPa（6 ~ 12 cmH_2O）。心源性休克时，此检查值正常或接近正常。

（3）肺毛细血管楔压

反映左心房压。在无肺血管及二尖瓣病变时，反映左心室舒张末压。正常值为 1.04 ~ 1.56 kPa（8 ~ 12 mmHg）。升高时提示肺瘀血、肺水肿。

（4）尿量

插导管记录尿量。正常小儿尿量为 2 ~ 3 mL/（kg·hr），如尿量少于 2.3 mL/（kg·hr），示肾血流灌注减少。亦需记录尿比重，尿少时尿比重增高。

（四）鉴别诊断

1. 低血容量性休克

有大量出血史（注意内出血），或有腹泻、呕吐、瘘管分泌液、糖尿病酸中毒、烧伤等病史。因静脉血容量减低、中心静脉压减低而致回心血量减少，造成心排血量下降。

2. 感染性休克

感染性休克又称中毒性休克，见于各种严重感染所致，儿科常见有败血症、菌痢、重症肺炎、腹膜炎、脑膜炎等。因此时毛细血管扩张，血容量相对不足，回心血量减少致休克。

3. 过敏性休克

外界某种抗原性物质所致，常见有青霉素、链霉素、破伤风抗毒素、蜂毒等。发病急骤，半数病人在接受抗原物质后数分钟出现症状，引起周围血管扩张、血浆渗出、血容量减低，并可喉头水肿、呼吸困难、皮疹等，与原发性疾病无关。

（五）治疗

治疗目的在于提高心排出量，改善组织的血流灌注。

1. 病因治疗

及早明确病因，并予治疗。如急性病毒性心肌炎、急性克山病患儿，可静脉注射高浓度大剂量维生素 C，对促进心肌病变恢复、改善心功能及纠正休克有一定作用，剂量为每次 200 mg/kg，每 1 ~ 2 h 重复 1 次，血压恢复后每 4 ~ 6 h 1 次。同时静脉滴注氢化可的松每日 5 ~ 10 mg/kg，或氟美松每日 0.2 ~ 0.5 mg/kg，以减轻心肌炎症水肿，改善心脏传导系统功能，减轻症状，至休克恢复后减量，持续 1 ~ 2 周改为口服。严重心律失常者，如室性心动过速、多形性或尖端扭转性室性心动过速、心室扑动或颤动、心房纤颤等，积极转复心律。紧急情况下采用同步直流电击复律（洋地黄中毒除外），功量为每次 0.5 ~ 1（（W·s））/kg，不成功可反复 2 ~ 3 次，此方法简单易行，可在门诊急救室施行，或用药物转复，常用的有利多卡因 1 ~ 2 mg/kg 稀释后静脉注射，无效时可 20 min 后重复应用，共 5 次。本药负性肌力作用小，常首选使用。苯妥英钠 3 ~ 6 mg/kg 静脉滴注，对洋地黄中毒所致室性心动过速的效果好。在完全性房室传导阻滞或病态窦房结综合征患儿，心室律低于 40 次/分者，应尽快安装心脏临时起搏器，以提高室率并升高血压，待窦房结和（或）房室结的自律性和传导性改善或恢复后，逐渐减低起搏器频率全停止使用，一般需 1 ~ 5 d。在起搏器安置前可先用药物提高心室率，如异丙肾上腺素 0.05 ~ 2 μg/（mg·min）静脉滴注，控制滴速或用输液泵，维持心率 80 ~ 100 次/分为宜。也可选用阿托品 0.02 mg/kg。次静脉或肌肉注射提高心率。在心脏起搏器控制下，快速心脏起搏，可抑制异位起搏点的自律性或切断折返激动而终止心动过速，并且起搏适宜的心室率可改善血液动力学状态。在急性心包填塞及张力性气胸时，应及时行心包或胸腔穿刺，必要时行持续引流，以减轻血流回流的阻力而增加回心血量。冠状动脉畸形或冠状动脉瘤及狭窄所致缺血性心脏病严重者应行冠状动脉搭桥术或重建手术。先天性心脏病患儿在必要时应心脏畸形的矫治手术。心内膜炎者应用病原敏感的抗生素治疗。总之，在休克抢救治疗同时应尽快予以病因治疗，以利于防止休克的恶化。

2. 一般治疗

（1）绝对卧床休息，保持安静，以减少氧消耗量必要时用镇静剂，如 10% 水合氯醛 50 mg/kg 保留灌肠，或安定 0.1 ~ 0.2 mg/kg 静脉或肌肉注射，或鲁米那钠 5 ~ 10 mg/kg 肌肉注射肺水肿有极度烦躁者，可肌肉注射盐酸吗啡 0.1 ~ 0.2 mg/kg。

（2）畅通气道，吸入较高浓度的氧气或加压给氧有气道阻塞的重度低氧血症及高二氧化碳分压者可气管插管或气管切开，应用人工呼吸机呼气末正压给氧。

（3）输液通道尽快建立，如周围静脉穿刺有困难者，可行静脉切开术，或行锁骨上、下静脉及颈内静脉穿刺插管，小婴儿可用脐静脉插管，以便于静脉给药及纠正水、电解质及酸碱失衡。心源性休克时，血容量不减少，中心静脉压正常，但由于微循环障碍、毛细血管血流淤滞及血浆向组织间隙渗出，造成循环血量相对不足，如输液量过多或速度过快，可导致心衰加重及肺水肿，故输液易在强心及血管活性药物治疗的基础上，在监测中心静脉压及动脉压下进行。首次输液可给 10% 葡萄糖生理盐水，或林格液，或低分子右旋糖酐 10 ~ 20 mL/kg。如尿量增加、神志好转、血压回升、末梢循环改善时可重复 1 次。每日总液体量（包括静脉及口服）100 ~ 120 mL/kg。如有额外丢失（腹泻、呕吐、大量出汗等）可适当增加液量，液体多用 10% 葡萄糖维持。有代谢性酸中毒时，可用 1.4% 碳酸氢钠。注意纠正电解质紊乱，在低血钾者如肾功能正常可静滴 0.3% 氯化钾 2 mmol/（kg·d）。

微信扫码
◆ 临床科研
◆ 医学前沿
◆ 临床资讯
◆ 临床笔记

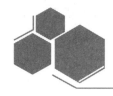

第七章　儿科消化系统疾病

第一节　消化道出血

消化道出血（gastrointestinal bleeding）是指由消化道及其他系统疾病致呕血和／或便血。临床表现视其出血量的不同而定，出血量大、速度快，可致出血性休克；若少量慢性出血，则无明显的临床症状，仅有粪隐血阳性，部分患儿可出现慢性贫血的表现。根据出血部位的不同分为上消化道出血和下消化道出血。

一、病因

（一）消化道局部病变

1. 食管

胃食管反流和各种病因所致食管炎，门脉高压所致食管下段静脉曲张破裂，食管贲门黏膜撕裂症，食管裂孔疝等。

2. 胃和十二指肠

是消化道出血最常见的部位。各种原因所致胃溃疡或胃炎、十二指肠球炎或溃疡（大多由过量的胃酸和幽门螺杆菌感染所致）、胃肿瘤等。

3. 肠

多发性息肉、肠管畸形、梅克尔憩室、肠套叠，各种肠病，如急性肠炎、克罗恩病（克隆病）、溃疡性结肠炎、急性坏死性小肠结肠炎、直肠息肉、痔、肛裂及脱肛等。

（二）感染性因素

各种病原微生物引起的肠道感染（如痢疾、肠伤寒、阿米巴痢疾等）。

（三）全身性疾病

1. 血液系统疾病

血管异常，如过敏性紫癜、遗传性出血性毛细血管扩张症；血小板异常，如原发性或继发性血小板减少、血小板功能障碍；凝血因子异常，如先天性或获得性凝血因子缺乏等。

2. 结缔组织病

系统性红斑狼疮，结节性多动脉炎，贝赫切特综合征（白塞病）等。

3. 其他

食物过敏、严重肝病、尿毒症等。

二、分类

（一）假性胃肠道出血

可由咽下来自鼻咽部的血液（如鼻出血时）引起。新生儿吞咽的来自母亲的血液也是假性胃肠道出血的原因。进食红色食物（如甜菜根、红凝胶）或某些药物后的呕吐物可类似呕血；进食铁剂、铋剂、黑霉或菠菜后排出的大便可类似黑粪。

（二）真性上消化道出血

出血发生于屈氏韧带近端。常见病因包括食管炎、胃部腐蚀性病变、消化性溃疡、Mallory–Weiss综合征（严重呕吐导致食管胃连接处或略低部位一处或多处黏膜撕裂，表现为呕血或黑粪）或食管静脉曲张。

（三）真性下消化道出血

出血发生于屈氏韧带远端。轻微出血表现为大便带血丝或排便后出几滴血，多由肛裂或息肉引起。炎症性疾病，如炎症性肠病、感染性结肠炎表现腹泻，粪便中混有血液。严重出血（便血或粪便中有血凝块）的病因包括炎症性肠病、梅克尔憩室、溶血尿毒综合征、过敏性紫癜和感染性结肠炎。

三、临床表现

（一）慢性出血

慢性、反复小量出血，可无明显临床表现，但久之可导致患儿贫血、营养不良。粪便外观正常或颜色稍深，隐血试验为阳性。

（二）急性出血

1. 呕血

呕血为上消化道出血的主要表现，呕出血为鲜红或咖啡样，主要取决于血在胃内停留时间，时间短则为鲜红，反之则为咖啡样。

2. 便血

便血可为鲜红色、暗红色、果酱样和柏油样，主要取决于出血部位及血液在胃肠腔内停留的时间，上消化道出血或血液在肠腔停留时间长者表现为暗红色或柏油样，下消化道出血或血液在肠腔停留时间短者为红色，越近肛门出血颜色越鲜红。

3. 发热

根据原发病和出血量多少可出现不同程度发热，感染性疾病所致出血常伴高热，大量出血由于血红蛋白分解吸收常导致低热，少量出血一般不导致发热。

4. 腹痛

肠腔内积血刺激导致肠蠕动增强，引起痉挛性疼痛和腹泻。

5. 氮质血症

大量出血时，血红蛋白分解吸收引起血尿素氮增高；出血导致休克，肾血流减少，肾小球滤过率下降，休克时间过长，导致肾小管坏死等均可导致氮质血症。

6. 失血性休克

出血量 < 10% 时，无明显的症状和体征；出血量达 10% ~ 20% 以内时，出现脸色苍白，脉搏增快，肢端发凉，血压下降；20% ~ 25% 以内时，出现口渴、尿少，脉搏明显增快，肢端凉，血压下降，脉压差减小；25% ~ 40% 时，除上述症状外，出现明显休克症状；> 40% 时，除一般休克表现外，还有神志不清，昏迷，无尿，血压测不出，脉压差为零。

四、实验室检查

（一）血常规检查

血红蛋白、红细胞计数、血细胞比容均下降，网织红细胞增高。

（二）粪常规

粪便呈黑色、暗红或鲜红色，隐血试验阳性。

（三）肝、肾功能检查

除原发肝病外，消化道出血时肝功能大多正常。

五、特殊检查

（一）内镜检查

1. 胃镜检查

对食管、胃和十二指肠出血的部位、原因和严重程度均有较准确的判断。一般在消化道出血 12～48 h 内进行检查，其阳性率较高，但应掌握适应证。原则上患儿休克得到纠正，生命体征稳定而诊断不确定，需要决定是否手术治疗时应尽早进行胃镜检查，以利做出正确诊断，给予及时合理的治疗，并可预防出血的复发。

2. 小肠镜检查

由于设备的限制，现在小儿小肠镜只能到达屈氏韧带，在一个较有限的范围内检查，真正意义上的小儿全小肠镜检目前尚未开展。胶囊式的电子内镜对全消化道检查，尤其是对小肠的检查填补了传统内镜的不足，有待于普及开展。

3. 肠镜检查

对以便血为主的下消化道出血，采用结肠镜检查可较准确诊断结肠病变，并可针对病变的种类采取相应的内镜下止血治疗，如电凝、激光、微波等。

（二）X 线检查

必须在患儿病情稳定、出血停止后 1～2 d 进行，钡餐可诊断食管及胃底静脉曲张，胃、十二指肠和小肠疾病。钡灌肠可对直肠及结肠息肉、炎性病变、肠套叠、肿瘤和畸形做出诊断。但诊断的准确率不如内镜，而对消化道畸形的诊断价值较高。空气灌肠对肠套叠有诊断和复位作用。

（三）造影

通过选择性血管造影可显示出血的血管，根据情况可栓塞治疗。

（四）核素扫描

用放射性 ^{99m}Tc 扫描，可诊断出梅克尔憩室和肠重复畸形；当活动性出血速度 < 0.1 mL/min 者，用硫酸胶体 Tc 静脉注射能显示出血部位；对活动性出血速度 ≥ 0.5 mL/min 者，^{99m}Tc 标记红细胞扫描，能较准确标记出消化道出血的部位。

六、判断出血是否停止

如有以下情况要考虑有活动性出血：

1. 反复呕血或鼻胃管洗出血性液体，反复排血便（红色、暗红色、黑色或柏油样便或粪隐血试验阳性）；

2. 循环衰竭经有效治疗后未得到明显改善，或好转后又恶化，中心静脉压波动稳定后又下降（< 5 cmH$_2$O）；

3. 红细胞计数、血红蛋白、红细胞压积下降，网织红细胞升高；

4. 补液扩容后，尿量正常，但血尿素氮持续增高；

5. 内镜、核素扫描、血管造影等检查提示有活动性出血。

七、鉴别诊断

（一）诊断中应注意的问题

1. 认定

首先认定是否真正消化道出血；排除食物或药物引起血红色及黑粪，如动物血和其他能使粪便变红的食物、炭粉、含铁剂药物、铋剂。

2. 排除消化道以外的出血原因

①鉴别是呕血还是咯血；②排除口、鼻、咽部出血。

3. 估计出血量

根据上述临床表现进行判断（15 min 内完成生命体征鉴定）。

4. 鉴别

鉴别出血部位

（二）询问下列关键病史

1. 有关疾病史

胃食管反流病、慢性肝病、炎症性肠病、肾功能不全、先天性心脏病、免疫缺陷、凝血障碍等。

2. 近期用药史及目前用药

阿司匹林或其他非甾体类抗炎药、类固醇激素、肝毒性药物、能引起食管腐蚀性损伤药物。

3. 有关症状

剧烈呕吐或咳嗽、腹痛、发热或皮疹；出血的颜色、稠度、出血部位及出血时伴随症状。

4. 有关家族史

遗传性凝血障碍病、消化性溃疡病、炎症性肠病、毛细血管扩张病等。

（三）体格检查应判断以下项目

1. 生命体征

心率加快是严重失血的敏感指征，低血压和毛细血管充盈时间延长是严重低血容量和休克的表现。

2. 皮肤

皮肤有无苍白、黄疸、瘀点、紫癜、皮疹，皮肤血管损伤，肛周皮肤乳头状瘤等。

3. 鼻和咽部

鼻和咽部有无溃疡和活动性出血。

4. 腹部

腹壁血管、脐部颜色、腹水、肝大、脾大。

5. 其他

肛裂、痔等。

八、治疗

（一）一般抢救措施

对严重出血或存在低血容量的患儿，要保持呼吸道通畅、维持呼吸和循环功能，给予面罩给氧，建立两条通畅的静脉通道；取血查全血细胞计数、血小板计数、交叉配血、凝血酶原时间（PT）、部分凝血活酶时间、（PTT）、肝功能检查，并测定电解质、尿素氮和肌酐。一次血红蛋白或血细胞比容正常不能排除严重出血。治疗可给生理盐水或乳酸盐林格液每次 10 mL/kg，静脉输入，至患儿情况稳定。如持续出血应输全血。

置留胃管，可判断出血情况、胃减压、温盐水灌洗，给凝血药物，抽出胃酸和反流入胃的物质。选择胃管时直径要尽可能大，距末端 5 cm 处需留置侧孔，以温生理盐水 5 mL/kg 洗胃，至少 3 次。勿使用冷盐水，可导致低体温。洗胃时胃内液体不能排空多是胃管阻塞引起，可更换胃管。严密观察生命体征和病情变化，心电、呼吸、血压监测、血气分析、出入量记录（注意尿比重）。

补充血容量，纠正酸碱平衡失调：输液速度和种类应根据中心静脉压和每小时尿量来决定。如已出现低血容量休克，应立即输血。成人一般须维持 PCV > 30%，Hb > 70 g/L，儿科应高于此标准，并根据病情进行成分输血。

（二）饮食管理

休克、胃胀满、恶心患儿禁食；非大量出血者，应尽快进食；有呕血者，一旦呕血停止 12 ~ 24 h，就可进流食；食管静脉曲张破裂者应禁食，在出血停止 2 ~ 3 d 后，仅给低蛋白流食为宜。

（三）药物治疗

药物治疗目的是为减少黏膜损伤，提供细胞保护或选择性减少内脏流血。

1. 减少内脏流血

（1）垂体后叶加压素

主要用于食管、胃底静脉曲张破裂所致出血。静脉滴注垂体后叶素，能有选择地减少 60% ~ 70% 的内脏血流（主要使肠系膜动脉和肝动脉收缩，减少门静脉和肝动脉的血流量，从而使门脉压降低）。应用剂量为 0.002 ~ 0.005 U/（kg·min），20 min 后如未止血，可增加到 0.01 U/（kg·min）。体表面积 1.73 m^2 时，剂量为 20 U 加入 5% 葡萄糖溶液中 10 min 内注入，然后按 0.2 U/min 加入 5% 葡萄糖溶液维持静脉滴注。如出血持续，可每 1 ~ 2 h 将剂量加倍，最大量 0.8 U/min，维持 12 ~ 24 h 递减。有些专家推荐成人剂量为 0.1 U/（min·1.73 m^2）增加到 0.4 U/（min·1.73 m^2）。加压素的不良反应包括液体潴留、低钠血症、高血压、心律失常、心肌和末梢缺血。在成人中加用硝酸甘油可减少心肌缺血的不良反应，儿童患者可参照上述情况使用。

（2）生长抑素及其衍生物

生长抑素能选择性的作用于血管平滑肌，使内脏血流量降低 25% ~ 35%，使门脉血流乃至门脉压力下降。使内脏血管强力收缩而不影响其他系统的血液动力学参数，也不影响循环血压和冠脉张力；对门脉高压患者，生长抑素可以抑制其胰高血糖素的分泌，间接的阻断血管扩张，使内脏血管收缩，血流下降。生长抑素还有其他如抑酸、抑制胃动力及黏膜保护作用。成人临床应用显示并发症明显低于垂体后叶素。

2. 止血药

（1）肾上腺素

肾上腺素 4 ~ 8 mg+ 生理盐水 100 mL 分次口服，去甲肾上腺素 8 mg+100 mL 冷盐水经胃管注入胃内，保留 0.5 h 后抽出，可重复多次；将 16 mg 去甲肾上腺素加 5% 葡萄糖溶液 500 mL 于 5 h 内由胃管滴入。

（2）凝血酶

将凝血酶 200 U 加生理盐水 10 mL 注入胃内保留，每 6 ~ 8 h 可重复 1 次，此溶液不宜超过 37℃，同时给予制酸药，效果会更好。其他如云南白药、三七糊等均可用于灌注达到止血效果。

（3）巴曲酶（立止血）

本品有凝血酶样作用及类凝血酶样作用，可用 1 kU，静脉注射或肌内注射，重症 6 h 后可再肌内注射 1 kU，后每日 1 kU，共 2 ~ 3 d。

（4）酚磺乙胺（止血敏）

本品能增加血液中血小板数量、聚积性和黏附性，促使血小板释放凝血活性物质，缩短凝血时间，加快血块收缩，增强毛细血管抵抗力，降低毛细血管通透性，减少血液渗出。

3. 抗酸药和胃黏膜保护剂

体液和血小板诱导的止血作用只有在 pH 值 > 6 时才能发挥，故 H_2 受体拮抗药的应用对控制消化性溃疡出血有效。可用雷尼替丁（静脉内应用推荐剂量 1 mg/kg，6 ~ 8 h 1 次）；重症消化性溃疡出血应考虑用奥美拉唑，剂量 0.3 ~ 0.7 mg/（kg·d），静脉滴注；硫糖铝可保护胃黏膜，剂量 1 ~ 4 g/d，分 4 次。

4. 内镜止血

上消化道出血可用胃镜直视止血。食管和胃底静脉曲张破裂出血，可在胃镜直视下注入硬化剂，使曲张静脉栓塞机化，达到止血和预防再出血；亦可行曲张静脉环扎术以达到上述目的，但技术要求高。胃和十二指肠糜烂、溃疡出血，可根据病情的不同，选择不同的止血方法，如直接喷洒药物、电凝、激光、微波和钳夹止血等方法。结肠、直肠和肛管出血，可用结肠镜止血，有电凝、激光、微波和钳夹止血等方法；如息肉出血，可进行行息肉切除。

（四）手术治疗

1. 手术适应证

（1）大量出血，经内科治疗仍不能止血，并严重威胁患儿生命。

（2）复发性慢性消化道出血引起的贫血不能控制。

（3）一次出血控制后且诊断明确，有潜在大出血的危险者。

2. 手术方式

主要根据不同的病因、出血的部位，选择不同的手术方式。

3. 腹腔镜治疗

国外开展腹腔镜进行腹部探察、止血成功，进行小肠重复畸形的治疗。

第二节　急性肝功能衰竭

急性肝功能衰竭（acute hepatic failure，AHF）是由多种原因引起的急性、大量肝细胞坏死，或肝细胞内细胞器严重功能障碍，致短期内进展至肝性脑病的一种综合征。AHF不仅是肝脏本身器官的严重病变，同时机体可发生肝性脑病、微循环障碍、内毒素血症、凝血功能障碍、肾功能衰竭等多方面的病理生理变化，具有病情危重、发展迅速、病死率高等特点，对本病加强监护、早期诊治、控制病情变化、积极防治并发症，是提高存活率的关键。

一、诊断

（一）病史

小儿AHF常见的病因有：

1. 病毒感染，如甲型、乙型、丙型、丁型和戊型肝炎病毒引起的重症肝炎。其他病毒有单纯疱疹病毒、巨细胞病毒、柯萨奇病毒等。

2. 中毒，包括对乙酰氨基酚（扑热息痛）、异烟肼、利福平、四环素等药物，毒蕈等食物，以及四氯化碳等化学物质中毒。

3. 代谢异常，如肝豆状核变性、半乳糖血症、酪氨酸血症、Ⅳ型糖原贮积症等。

4. 肝缺血缺氧，如急性循环衰竭、败血症引起休克等。

5. 其他，如Reye综合征等。

（二）临床表现

1. 黄疸

黄疸出现后于短期内进行性加深是一特点。但AHF发生于Reye综合征时，则大多无黄疸存在。

2. 消化道症状

如食欲低下，频繁恶心、呃逆或呕吐，明显腹胀和腹水。

3. 精神神经症状

精神神经症状即肝性脑病征象。早期有性格行为异常，短期内可进展为嗜睡、烦躁和谵妄，重者昏迷、抽搐及出现锥体束损害体征。扑翼样震颤是肝性脑病具有的特征性表现之一，但在儿童中不常见到。成人肝性脑病症状分为4级，而小儿AHF进展极快，故一般根据昏迷出现的情况分为早期肝性脑病、肝性脑病（肝昏迷）及晚期肝性脑病。

4. 肝臭与肝脏缩小

肝臭是体内由于含硫氨基酸在肠道经细菌分解生成硫醇，不能被肝脏代谢而从呼气中排出所致。肝脏进行性缩小提示肝细胞已呈广泛溶解坏死。

5. 并发症

并发症可有脑水肿、出血，肝肾综合征，低血压、心律失常，低氧血症，肺水肿，低血糖，水、电解质和酸碱紊乱，以及继发性感染等。AHF时肝外并发症可促进AHF的进展，并成为AHF的主要致死因素。

（三）辅助检查

1. 肝功能检查

血清总胆红素一般在 171.0μmol/L 以上，以直接胆红素升高为主。血清转氨酶活性随总胆红素明显升高，病情加重，反而降低，呈现"胆酶分离"现象。

2. 血清白蛋白及血胆固醇下降，血尿素氮及肌酐增高，血糖降低或正常，可出现代谢性酸中毒、碱中毒以及低钾、低钠血症等。

3. 凝血功能检查凝血酶原时间延长，凝血酶原活动度 < 40%，血浆纤维蛋白原降低等。

4. 血氨增高，但较成人少见。

5. 病原学检查如检测血清病毒性肝炎相关抗原或抗体，有助于病毒性肝炎的病因诊断。

6. B 型超声检查可监测肝、脾；胆囊、胆管等器官大小及有无腹水等。

7. CT 检查可观察肝脏的大小改变。

二、治疗

治疗原则：维持重要器官功能直至肝再生；维持营养，抑制肝细胞坏死和促进肝细胞再生；防治脑水肿、出血等各种并发症。

（一）支持疗法

注意绝对卧床休息。AHF 患儿必须限制脂肪摄入、减少蛋白质供给，但又得提供足够的热量，一般为每日提供热量为 125.5 ~ 167.4 kJ/kg（30 ~ 40 kcal/kg）。饮食可给予米汤或藕粉等碳水化合物。昏迷者鼻饲高渗葡萄糖液，或静脉滴注 10% ~ 15% 葡萄糖液。对于难以通过胃肠道提供足够热量者，可采取全胃肠外营养。同时适量给予维生素，如维生素 B 族、维生素 C、维生素 K 等。酌情每日或隔日静脉滴注新鲜血、血浆及白蛋白，不仅可补充白蛋白，促进肝细胞再生，还可提高免疫功能，防止继发感染的发生。

（二）促进肝细胞再生

1. 促肝细胞生长素

本品是从新鲜乳猪肝脏中提取的一种小分子量多肽物质，其作用机制为：刺激肝细胞 DNA 合成，促进肝细胞再生；保护肝细胞膜；增强肝脏枯否细胞功能，提高清除内毒素的能力；抑制肿瘤坏死因子（TNF）活性的诱生；对 T 细胞及自然杀伤细胞有免疫促进作用；抗肝纤维化。目前国内已广泛推广应用，用法：20 ~ 100μg 加入 10% 葡萄糖液 100 ~ 200 mL 静脉滴注，每日 1 次，疗程视病情而定，一般为 1 个月。

2. 胰高血糖素 - 胰岛素

两者共同作用是防止肝细胞继续坏死和促进肝细胞再生，并有改善高血氨症和降低芳香氨基酸的作用。用法：胰高血糖素 0.2 ~ 0.8 mg，胰岛素 2 ~ 8 U，加入 10% 葡萄糖液 100 ~ 200 mL 中静脉滴注，每日 1 ~ 2 次（亦可按 4 g 葡萄糖给予 1 U 胰岛素，0.1 mg 胰高血糖素计算），疗程一般为 10 ~ 14 d。

3. 人血白蛋白或血浆

AHF 肝脏合成白蛋白的功能发生障碍，输入白蛋白，能促进肝细胞再生，并能提高血浆胶体渗透压，纠正低蛋白血症，防止或减轻腹水与脑水肿，还可结合未结合的胆红素，减轻高胆红素血症。输入新鲜血浆能提高血清调理素水平，调节微循环，补充凝血因子，促进肝细胞再生。用法：白蛋白每次 0.5 ~ 10 g/kg，血浆每次 50 ~ 100 mL，两者交替输入，每日或隔日 1 次。

（三）改善微循环

1. 前列腺素

可抑制血栓素合成，扩张血管，抑制血小板聚集，改善微循环，增加肝血流量；还可抑制 TNF 释放，保护肝细胞膜及细胞器，防止肝细胞坏死。用法：50 ~ 150μg 溶于 10% 葡萄糖液 100 ~ 200 mL 中缓慢静脉滴注，每日 1 次，疗程 2 周。

2. 山莨菪碱（654-2）

山莨菪碱（654-2）能阻滞 α、M 受体，兴奋 β 受体，调节 cAMP/cGMP 比值而调整免疫功能，解除平滑肌痉挛，扩张微血管，改善微循环，从而减轻肝缺血及免疫损伤，阻滞肝细胞坏死。用法：每次 0.5 ~ 1.0 mg/kg，静脉注射，每日 2 次，7 ~ 21 d 为 1 个疗程。

（四）并发症的处理

1. 防治肝性脑病

（1）饮食

食物中的蛋白质是肠道细菌产氨及其他含氮毒物的主要来源，蛋白质在肠道中经细菌分解产生氨和其他含氮毒物，从而诱发和加重肝性脑病，故宜限制饮食中蛋白质摄入量。

（2）清洁肠道以减少氨的产生和吸收

①口服新霉素、头孢菌素类抗生素或甲硝唑抑制肠道内细菌，以减少氨的产生；

②应用生理盐水做清洁灌肠，然后用食醋 15 ~ 20 mL 加生理盐水 50 ~ 100 mL 保留灌肠，使肠道保持酸性环境，从而减少氨的吸入；

③应用乳果糖 1 ~ 1.5 g/（kg·d），分 3 次口服或鼻饲，也可配成液体保留灌肠，乳果糖在小肠内不吸收，至结肠经细菌作用分解为乳酸和醋酸，使肠道酸化以阻碍氨的吸收，并能抑制肠道某些细菌，而减少蛋白质分解。

（3）降低血氨

过去常用谷氨酸钠、谷氨酸钾、精氨酸等去氨药物，但精氨酸对严重肝功能障碍者效果并不明显，已较少应用。目前常用 1.0% 的门冬氨酸钾镁溶液 10 ~ 20 mL，加入葡萄糖液中静脉滴注，每日 1 ~ 2 次。该药在鸟氨酸循环中与氨结合形成天冬酰胺，转运至肾脏进行脱氨，此降氨作用较谷氨酸等为优。

（4）调整氨基酸代谢失衡

血浆和脑脊液中支链氨基酸减少与芳香族氨基酸增加，是肝性脑病的发病因素之一。现今临床常用六合氨基酸 50 ~ 100 mL/d，可用 10% 葡萄糖液 50 ~ 100 mL 稀释后缓慢静脉滴注，每日 1 ~ 2 次，疗程 14 ~ 21 d。

（5）恢复正常神经传导介质

在肝性脑病时，可能是因神经系统的神经传导介质多巴胺的缺少所致，而应用左旋多巴可通过血脑屏障进入脑内，经多巴胺脱羧作用形成多巴胺，可取代羟苯乙醇胺等假性神经传导介质，对肝昏迷有较好疗效。用法：左旋多巴口服或鼻饲剂量为每次 0.125 ~ 0.5 g，每日 3 ~ 4 次；静脉剂量为每次 5 ~ 10 mg/kg，每日 1 ~ 2 次，加入葡萄糖液中滴注。

（6）其他

近有，氟马西尼、苯甲酸钠、苯乙酸钠、醋酸锌等应用于肝性脑病的治疗，需待进一步积累临床经验。

2. 防治脑水肿

应严格限制输入液量，维持体内水的负平衡。有脑水肿时，应及时采用高渗脱水剂降低颅内压，如 20% 甘露醇静脉推注，每次 1 ~ 2 g/kg，4 ~ 6 h 1 次。

3. 防治出血

（1）补充凝血物质，可输入新鲜血及血浆，应用维生素 K_1 10 mg 肌内注射或静脉滴注，每日 1 ~ 2 次。

（2）DIC 的治疗

有 DIC 时应及早予以肝素抗凝治疗，每次采用 125 U/kg，每日 1 ~ 2 次，直至出血被控制。近年来认识到肝素的抗凝作用需要血浆辅助因子抗凝血酶Ⅲ（AT-Ⅲ）的参与。AHF 时，AT-Ⅲ 往往缺乏，因此应用肝素时，主张同时应用 AT-Ⅲ，剂量为 30 U/（kg·d）静脉输入。

（3）对症止血

如消化道出血者可应用奥美拉唑、凝血酶、奥曲肽等针对性治疗。

4. 防治肾功能衰竭

应去除低血钾、出血、感染等诱因,防止血容量不足,避免应用肾毒性药物。一旦发生急性肾功能衰竭,则应严格控制液体入量,酌情考虑血液透析或腹膜透析治疗。

5. 控制感染

AHF 患儿由于免疫功能低下,极易继发各种感染,除严密隔离、室内定时消毒外,发现感染征象时,应早期选用抗生素治疗,应避免使用损害肝、肾的抗生素,一般多采用青霉素类、头孢菌素类、氟喹诺酮类。但头孢哌酮可干扰肝脏凝血酶原合成,可加重出血倾向,故不宜采用。真菌感染可因霉菌种类和感染部位不同,选用制霉菌素、氟胞嘧啶和氟康唑等。

6. 纠正水、电解质及酸碱失衡

AHF 患儿每日进液量以体表面积计算应控制在 1 200 mL/ m^2。有脑水肿时,最好使患儿处于轻度脱水状态,并根据肾功能和周围循环状况予以调整,患儿体内血醛固酮由于不能补肝脏代谢而升高,有时抗利尿激素也增高,加上患儿伴低蛋白血症,因此常有水潴留、低钠血症。低钠血症的治疗主要采取限制水的摄入,如每日给水限制在 800 ~ 1 000 mL/m^2,直至血钠维持在 130 mmol/L 以上。如血钠低于 120 mmol/L,出现神志障碍、惊厥时,可用 3% 氯化钠 6 ~ 12 mL/kg 静脉注射 1 次,以提高血钠 5 ~ 10 mmol/L。开始治疗时还应补钾,因为 AHF 时,体内产生醛固酮增加,且肝细胞坏死,钾丢失较多,但要注意肾功能情况,当并发肾功能衰竭时,反而会形成高钾血症。

AHF 早期,常因呼吸中枢受刺激而发生通气过度,引起呼吸性碱中毒,一般不需特殊处理。低氯、低钾等亦可致代谢性碱中毒,此时体内产氨增多,并使氨易于进入脑内,使肝昏迷加重,治疗时除注意钾、氯的补充,可采用精氨酸治疗。AHF 晚期亦可发生代谢性酸中毒,主要由于糖代谢紊乱引起高乳酸血症所致。治疗上可给予小量胰岛素,每次 2 ~ 4 U,同输入 5% ~ 10% 葡萄糖液,常可收效。

(五)其他治疗

1. 人工肝支持系统(ALSS)

应用 ALSS,旨在清除血中毒性物质,争取延长其生存时间,让残存的肝细胞迅速再生,逐渐代偿丧失的肝功能,最终达到恢复。目前 ALSS 有血液透析、血液灌流、离体肝灌流、血浆分离、全身清洗疗法等几种方法,但由于 AHF 的发病机制很复杂,ALSS 与理想的人工肝还存在很大的差距,并且其方法和设备复杂,国内目前尚难开展。

2. 肝脏移植

肝脏移植适应证为:

(1)年龄 < 11 岁。

(2)重症的乙型肝炎、非甲非乙型肝炎,或药物性肝炎。

(3)肝性脑病深度昏迷 > 7 d。

(4)血清总胆红素 > 300/μmol/L。

(5)凝血酶原时间 > 50 s。

有以上 5 项中的 3 项者,或凝血酶原时间 > 100 s 者,无论其肝昏迷程度如何,均适应做肝移植。我国因经济和技术等方面限制,小儿肝移植应积极创造条件开展。

第三节 急性腹泻

急性腹泻(acute diarrhea)是一组由多病原、多因素引起的以大便次数增多和大便性状改变为特点的消化道综合征,是我国婴幼儿最常见的疾病之一,其中以小儿急性腹泻病最为常见。急性腹泻病起病急,大便每天 3 次或 3 次以上,或次数比平时增多,呈稀便、水样便、黏液便或脓血便,病程不超过 2 周。

一、临床表现

（一）腹泻的共同临床表现

1. 轻型

常由饮食因素及肠道外感染引起。起病可急可缓，以胃肠道症状为主，食欲缺乏，偶有溢乳或呕吐，大便次数增多，但每次大便量不多，稀薄或带水，呈黄色或黄绿色，有酸味，常见白色或黄白色奶瓣和泡沫。无脱水及全身中毒症状，多在数日内痊愈。

2. 重型

多由肠道内感染引起。常急性起病，也可由轻型逐渐加重、转变而来，除有较重的胃肠道症状外，还有较明显的脱水、电解质紊乱和全身感染中毒症状，如发热、精神烦躁或萎靡、嗜睡，甚至昏迷、休克。

（1）胃肠道症状

食欲不振，常有呕吐，严重者可吐咖啡色液体；腹泻频繁，大便每日十余次至数十次，多为黄色水样或蛋花汤样便，含有少量黏液，少数患儿也可有少量血便。

（2）水、电解质及酸碱平衡紊乱

由于吐泻丢失体液和摄入量不足，使体液总量尤其是细胞外液量减少，导致不同程度（轻、中、重）脱水。由于腹泻患儿丧失的水和电解质的比例不尽相同，可造成等渗、低渗或高渗性脱水，以前两者多见。出现眼窝、囟门凹陷，尿少泪少，皮肤黏膜干燥、弹性下降，甚至血容量不足引起末梢循环的改变，如四肢末梢发凉、发花、毛细血管再充盈时间延长 > 2 s。

急性腹泻患儿易合并代谢性酸中毒的原因：

①腹泻丢失大量碱性物质；

②进食少，肠吸收不良，热卡不足使机体得不到正常能量供应导致脂肪分解增加，产生大量酮体；

③脱水时血容量减少，血液浓缩使血流缓慢，组织缺氧导致无氧酵解增多而使乳酸堆积；

④脱水使肾血流量亦不足，其排酸、保钠功能低下使酸性代谢产物滞留体内。患儿可出现精神不振、口唇樱红、呼吸深大、呼出气有丙酮味等症状，但小婴儿症状可以很不典型。

低钾血症也很常见：其发生原因有：

①胃肠液中含钾较多，呕吐和腹泻丢失大量钾盐；

②进食少，钾的摄入量不足；

③肾脏保钾功能比保钠差，缺钾时仍有一定量钾继续排出，所以腹泻病时常有体内缺钾。但在脱水未纠正前，由于血液浓缩、酸中毒时钾由细胞内向细胞外转移、尿少而致钾排出量减少等原因，体内钾总量虽然减少，但血清钾多数正常。随着脱水、酸中毒被纠正、排尿后钾排出增加、大便继续失钾以及输入葡萄糖合成糖原时使钾从细胞外进入细胞内等因素使血钾迅速下降，出现不同程度的缺钾症状，如精神不振、无力、腹胀、心律紊乱、碱中毒等。

低钙血症和低镁血症亦不少见：腹泻患儿进食少，吸收不良，从大便丢失钙、镁，可使体内钙、镁减少，活动性佝偻病和营养不良患儿中更多见。但是脱水、酸中毒时由于血液浓缩、离子钙增多等原因，不出现低血钙的症状，待脱水、酸中毒纠正后则出现低钙症状（手足搐搦和惊厥）。

极少数久泻和营养不良患儿输液后出现震颤、抽搐，用钙治疗无效时应考虑有低镁血症可能。

（二）几种常见类型腹泻的临床特点

1. 轮状病毒肠炎

轮状病毒肠炎是秋、冬季婴幼儿腹泻最常见的病原，故曾被称为秋季腹泻。呈散发或小流行，经粪－口传播，也可通过气溶胶形式经呼吸道感染而致病。潜伏期 1 ～ 3 d，多发生在 6 ～ 24 个月婴幼儿，4 岁以上者少见。起病急，常伴发热和上呼吸道感染症状，无明显感染中毒症状。病初 1 ～ 2 d 常发生呕吐，随后出现腹泻；大便次数多、量多、水分多，黄色水样或蛋花汤样便带少量黏液，无腥臭味。常并发脱水、酸中毒及电解质紊乱。近年报道，轮状病毒感染亦可侵犯多个脏器，可产生神经系统症状，如惊厥等；有的患儿表现为血清心肌酶谱异常，提示心肌受累。本病为自限性疾病，数日后呕吐渐停，腹泻减轻，不喂乳类的患儿恢复更快,自然病程约 3 ~ 8 d,少数较长。大便显微镜检查偶有少量白细胞,感染后 1 ~ 3 d 即有大量病毒自大便中排出,最长可达 6 d。血清抗体一般在感染后 3 周上升。病毒较难分离,有条件可直接用电镜检测病毒,或用 ELISA 法检测病毒抗原和抗体,或 PCR 及核酸探针技术检测病毒抗原。

2. 诺沃克病毒性肠炎

主要发病季节为 9 月至次年 4 月,多见于年长儿和成人。潜伏期 1 ~ 2 d,起病急慢不一。可有发热、呼吸道症状。腹泻和呕吐轻重不等,大便量中等,为稀便或水样便,伴有腹痛。病情重者体温较高,伴有乏力、头痛、肌肉痛等。本病为自限性疾病,症状持续 1 ~ 3 d。粪便及周围血象检查一般无特殊发现。

3. 产毒性细菌引起的肠炎

多发生在夏季。潜伏期 1 ~ 2 d,起病较急。轻症仅大便次数稍增,性状轻微改变;重症腹泻频繁,量多,呈水样或蛋花汤样混有黏液,镜检无白细胞。伴呕吐,常发生脱水、电解质和酸碱平衡紊乱。自限性疾病,自然病程 3 ~ 7 d,亦可较长。

4. 侵袭性细菌引起的肠炎

全年均可发病,多见于夏季。潜伏期长短不等。常引起志贺杆菌性痢疾样病变。起病急,高热甚至可以发生热惊厥。腹泻频繁,大便呈黏液状,带脓血,有腥臭味。常伴恶心、呕吐、腹痛和里急后重,可出现严重的中毒症状如高热、意识改变,甚至感染性休克。大便显微镜检查有大量白细胞及数量不等的红细胞。粪便细菌培养可找到相应的致病菌。其中空肠弯曲菌常侵犯空肠和回肠,且有脓血便,腹痛甚剧烈,易误诊为阑尾炎,亦可并发严重的小肠结肠炎、败血症、肺炎、脑膜炎、心内膜炎和心包炎等。另有研究表明古兰 – 巴雷(格林 – 巴利)综合征与空肠弯曲菌感染有关。耶尔森菌小肠结肠炎,多发生在冬季和早春,可引起淋巴结肿大,亦可产生肠系膜淋巴结炎,症状可与阑尾炎相似,也可引起咽痛和颈淋巴结炎。

鼠伤寒沙门菌小肠结肠炎,有胃肠炎型和败血症型,新生儿和 < 1 岁婴儿尤易感染,新生儿多为败血症型,常引起暴发流行,可排深绿色黏液脓便或白色胶冻样便。

5. 出血性大肠杆菌肠炎

大便次数增多,开始为黄色水样便,后转为血水便,有特殊臭味。粪便显微镜检查有大量红细胞,常无白细胞。伴腹痛,个别病例可伴发溶血尿毒综合征和血小板减少性紫癜。

6. 抗生素诱发的肠炎

(1)金黄色葡萄球菌肠炎,多继发于使用大量抗生素后,病程与症状常与菌群失调的程度有关,有时继发于慢性疾病的基础上。表现为发热、呕吐、腹泻、不同程度中毒症状、脱水和电解质紊乱,甚至发生休克。典型大便为暗绿色,量多带黏液,少数为血便。大便显微镜检查有大量脓细胞和成簇的革兰阳性球菌,培养有葡萄球菌生长,凝固酶阳性。

(2)伪膜性小肠结肠炎,由难辨梭状芽胞杆菌引起。除万古霉素和胃肠道外用的氨基糖苷类抗生素外,几乎各种抗生素均可诱发本病。可在用药 1 周内或迟至停药后 4 ~ 6 周发病。亦见于外科手术后或患有肠梗阻、肠套叠、巨结肠等病的体弱患者。此菌大量繁殖,产生毒素 A(肠毒素)和毒素 B(细胞毒素)致病。表现为腹泻,轻症大便每日数次,停用抗生素后很快痊愈;重症频泻,黄绿色水样便,可有假膜排出,为坏死毒素致肠黏膜坏死所形成的假膜。黏膜下出血可引起粪便带血,可出现脱水、电解质紊乱和酸中毒,伴有腹痛、腹胀和全身中毒症状,甚至发生休克。对可疑病例可行结肠镜检查。大便厌氧菌培养、组织培养法检测细胞毒素可协助确诊。

(3)真菌性肠炎,多为白色念珠菌所致,2 岁以下婴儿多见。常并发于其他感染或肠道菌群失调时。病程迁延,常伴鹅口疮。大便次数增多,黄色稀便,泡沫较多带黏液,有时可见豆腐渣样细块(菌落)。大便显微镜检查有真菌孢子和菌丝,如芽胞数量不多,应进一步以沙氏培养基作真菌培养确诊。

二、诊断

根据发病季节、病史(包括喂养史和流行病学资料)、临床表现和粪便性状可以做出临床诊断。必须判定有无脱水(程度和性质)、电解质紊乱和酸碱失衡。

三、治疗

腹泻病的治疗原则：预防脱水、纠正脱水、继续饮食、合理用药。

（一）饮食疗法

腹泻时进食和吸收减少，而肠黏膜损伤的恢复，发热时代谢旺盛，侵袭性肠炎丢失蛋白等因素使得营养需要量增加，如限制饮食过严或禁食过久常造成营养不良，并发酸中毒，以致病情迁延不愈影响生长发育。故应强调继续饮食，满足生理需要，补充疾病消耗，以缩短腹泻后的康复时间。有严重呕吐者可暂时禁食 4 ~ 6 h（不禁水），好转后继续喂食，由少到多，由稀到稠。病毒性肠炎多有继发性双糖酶（主要是乳糖酶）缺乏，对疑似病例可暂停乳类喂养，改为豆奶、发酵奶或免乳糖配方奶粉以减轻腹泻，缩短病程。腹泻停止后逐渐恢复营养丰富的饮食，并每日加餐 1 次，共 2 周。

（二）纠正水、电解质紊乱及酸碱失衡

1. 口服补液

口服补液盐（ORS）可用于腹泻时预防脱水及纠正轻、中度脱水。轻度脱水口服液量约 50 ~ 80 mL/kg，中度脱水约 80 ~ 100 mL/kg，于 8 ~ 12 h 内将累积损失量补足。脱水纠正后，可将 ORS 用等量水稀释按病情需要随意口服。新生儿和有明显呕吐、腹胀、休克、心肾功能不全或其他严重并发症的患儿不宜采用口服补液。

2. 静脉补液

适用于中度以上脱水、吐泻严重或腹胀的患儿。输用溶液的成分、量和滴注持续时间必须根据不同的脱水程度和性质决定，同时要注意个体化，结合年龄、营养状况、自身调节功能而灵活掌握。

第 1 d 补液：

（1）总量，包括补充累积损失量、继续损失量和生理需要量，一般轻度脱水为 90 ~ 120 mL/kg、中度脱水为 120 ~ 150 mL/kg，重度脱水为 150 ~ 180 mL/kg，对少数合并营养不良，肺炎，心、肾功能不全的患儿应根据具体病情分别做较详细的计算。

（2）溶液种类，溶液中电解质溶液与非电解质溶液的比例应根据脱水性质（等渗性、低渗性、高渗性）分别选用，一般等渗性脱水用 1/2 张含钠液，低渗性脱水用 2/3 张含钠液，高渗性脱水用 1/3 张含钠液。若临床判断脱水性质有困难时，可先按等渗性脱水处理。

（3）输液速度，主要取决于脱水程度和继续损失的量和速度，对重度脱水有明显周围循环障碍者应先快速扩容，先给 20 mL/kg 等渗含钠液，30 ~ 60 min 内快速输入。

累积损失量（扣除扩容液量）一般在 8 ~ 12 h 内补完，约每小时 8，≤ 10mL/kg 水纠正后，补充继续损失量和生理需要量时速度宜减慢，于 12 ~ 16 h 内补完，约每小时 5 mL/kg。若吐泻缓解，可酌情减少补液量或改为口服补液。

（4）纠正酸中毒，因输入的混合溶液中已含有一部分碱性溶液，输液后循环和肾功能改善，酸中毒即可纠正。也可根据临床症状结合血气测定结果，另加碱性液纠正。对重度酸中毒可用 1.4% 碳酸氢钠扩容，兼有扩充血容量及纠正酸中毒的作用。

（5）纠正低血钾，有尿或来院前 6 h 内有尿即应及时补钾；浓度不应超过 0.3%；每日静脉补钾时间，不应少于 8 h；切忌将钾盐静脉推入，否则导致高钾血症，危及生命。细胞内的钾浓度恢复正常要有一个过程，因此纠正低钾血症需要有一定时间，一般静脉补钾要持续 4 ~ 6 d。能口服时可改为口服补充。

（6）纠正低血钙、低血镁：出现低钙症状时可用 10% 葡萄糖酸钙（每次 1 ~ 2 mL/kg，最大量 ≤ 10 mL）加葡萄糖稀释后静脉注射。低血镁者用 25% 硫酸镁按每次 0.2 mL/kg 深部肌内注射，每 6 h 1 次，每日 3 ~ 4 次，症状缓解后停用。

第 2 d 及以后的补液：

经第 1 d 补液后，脱水和电解质紊乱已基本纠正，第 2 d 及以后主要是补充继续损失量（防止发生新的累积损失）和生理需要量，继续补钾，供给热量。一般可改为口服补液。若腹泻仍频繁或口服量不足者，仍需静脉补液。补液量需根据吐泻和进食情况估算，并供给足够的生理需要量，用 1/3 ~ 1/5 张

含钠液补充。继续损失量按"丢多少补多少""随时丢随时补"的原则,用 1/2 ~ 1/3 张含钠溶液补充。将这两部分相加于 12/u24 h 内均匀静脉滴注。仍要注意继续补钾和纠正酸中毒的问题。

(三)药物治疗

1. 控制感染

(1)水样便腹泻患者(约占 70%)多为病毒及非侵袭性细菌所致,一般不用抗生素,应合理使用液体疗法,选用微生态制剂和黏膜保护剂。如伴有明显中毒症状不能用脱水解释者,尤其是对重症患儿、新生儿、小婴儿和衰弱患儿(免疫功能低下)应选用抗生素治疗。

(2)黏液、脓血便患者(约占 30%)多为侵袭性细菌感染,应根据临床特点,针对病原经验性选用抗菌药物,再根据大便细菌培养和药敏试验结果进行调整。大肠杆菌、空肠弯曲菌、耶尔森菌、鼠伤寒沙门菌所致感染常选用抗革兰阴性杆菌抗生素,如头孢菌素。金黄色葡萄球菌肠炎、假膜性肠炎、真菌性肠炎应立即停用原使用的抗生素,根据症状可选用新青霉素、万古霉素、利福平、甲硝唑或抗真菌药物治疗。

2. 肠道微生态疗法

有助于恢复肠道正常菌群的生态平衡,抑制病原菌定植和侵袭,控制腹泻。常用双歧杆菌、嗜酸乳杆菌、粪链球菌、需氧芽胞杆菌、蜡样芽胞杆菌等制剂。

3. 肠黏膜保护剂

能吸附病原体和毒素,维持肠细胞的吸收和分泌功能,与肠道黏液糖蛋白相互作用可增强其屏障功能,阻止病原微生物的攻击,如蒙脱石散。

4. 避免用止泻剂

如洛哌丁醇,因为它有抑制胃肠动力的作用,增加细菌繁殖和毒素的吸收,对于感染性腹泻有时是很危险的。

5. 补锌治疗

世界卫生组织(WHO)、联合国儿童基金会最近建议,对于急性腹泻患儿(> 6 个月),应每日给予元素锌 20 mg,疗程 10 ~ 14 d,6 个月以下婴儿每日 10 mg,可缩短病程。锌有以下作用:有利于缩短病程、能减轻疾病严重程度、能防止腹泻愈后复发、改善食欲、促进生长。

疑难点评:小儿急性腹泻时禁食与进食的矛盾及处理

小儿腹泻时,为使胃肠道获得休息,以减少腹泻次数,缩短腹泻病程,传统的治疗是采用饥饿疗法,通常禁食 8 ~ 12 h,但是禁食虽然使大便次数减少,却使患儿日后出现营养不良,故建议腹泻时继续喂养。

腹泻时肠黏膜上皮细胞分泌或吸收消化功能发生障碍,因此,对尸般食物不能耐受,确实禁食后大便次数可以暂时减少,疾病治愈较快,主张禁食也是有理的。但以下观点认为禁食是不妥的:

(1)腹泻时大便中不仅有水和电解质排出,营养物质也从粪便中丢失,营养供给不足,以致小儿营养障碍,抵抗力下降;

(2)急性腹泻时肠黏膜发生不规整病变,但仍保留部分正常黏膜,因此,消化吸收功能并未完全丧失;

(3)禁食后肠腔内营养物质减少,不利于肠黏膜生长、修复;

(4)合理的喂养可以刺激肠黏膜生长,腹泻好转,对腹泻患儿提供足够的食物,可保证儿童正常发育,保障身体健康。

患儿腹泻时,母乳喂养小儿应继续喂养,适当减少喂养次数,限制哺乳时间;人工喂养的 6 个月以下婴幼儿可先喂米汤,以后以稀释奶,渐改为全牛奶。在调整过程中,若大便次数又增加,只要患儿食欲好,无腹胀、无呕吐、脱水不明显,仍可进食。若大便次数明显增多,应减少饮食。6 个月以上患儿如平时食固体或半固体饮食,一开始就可以喂稀粥,以后可改小米粥加肉末、鱼末、菜泥等。一般恢复饮食看病情严重不等而不一样,但不宜超过一周。腹泻时不要过分的限制饮食,轻的作适当控制,停喂不易消化食物;脱水严重、呕吐频繁患儿仍要短暂禁食,一般 6 ~ 8 h 为宜,一旦脱水纠正、呕吐停止,就要恢复饮食。

第四节　急性胰腺炎

急性胰腺炎（acute pancreatitis）可发生在任何年龄，在小儿为相对少见病，其相关诱因、临床表现、诊断与治疗与成人不尽相同，发生原因也多种多样，病程最初常易被忽视或误诊。但除发生严重的多脏器功能衰竭外，绝大多数儿童急性胰腺炎预后十分良好。

一、临床表现

儿童急性胰腺炎的临床表现往往不典型。腹痛是最主要症状，常突然发生，剧痛局限于上腹部向腰、背部放射，呈束带状。进一步可发展到中上腹，脐周以致全腹。持续几小时至几天，进食加重。体检腹部膨隆、腹肌紧张、中上腹压痛反跳痛、可触及痛性包块、腹部体征常与严重症状不相称。个别患儿亦可无腹痛，仅以休克、抽搐症状为主，大部分患儿有肠麻痹，少数有发热，腹水及 Grey tumer 征（腰部瘀斑）。症状不典型给诊断造成一定困难，因此可利用特殊检查以明确诊断。

二、诊断与鉴别诊断

小儿突然发生的上腹剧烈疼痛，排除胆道系统疾病和其他急腹症，应考虑急性胰腺炎。

（一）实验室检查

1. 淀粉酶测定

血清淀粉酶一直为诊断胰腺炎筛选指标，小儿正常血清淀粉酶值为 40 ~ 150 U（Somogyi 法），血清淀粉酶在急性胰腺炎发病 1 ~ 2 h 后上升，24 ~ 48 h 达高峰，48 h 左右开始下降，持续 3 ~ 5 d。如上升至达 300 ~ 500 U（正常 40 ~ 150 U）以上对诊断有价值。淀粉酶的测定值愈高，诊断愈准确。尿淀粉酶升高较晚，一般在急性胰腺炎发作 12 ~ 24 h 开始上升，如超过 250 ~ 300 U，持续时间较长，有诊断意义。尿、腹水淀粉酶升高。血钙降至 1.75 mmol/ L（7 mg/dL）预后差。

2. 淀粉酶与肌酐血清率比值的测定

正常情况下肾脏对淀粉酶和肌酐血清的速度是相互平行的，而急性胰腺炎时肾脏对血清淀粉酶血清率增加，而肌酐血清率不变，比值 > 5 提示急性胰腺炎。其他急腹症一般不升高，对鉴别断有实际临床价值。

3. 胰脂肪酶测定

约 80% 急性胰腺炎患儿胰脂肪酶可升高，用标准氢氧化钠溶液滴定脂肪酸得出活力单位，正常值为 0.2 ~ 1.5 U。无特异性，但胰脂肪酶增高时间持续较长。当尿淀粉酶已恢复正常时该测定对急性胰腺炎仍有一定价值。

4. 放射免疫测定离子胰蛋白酶

对早期诊断起决定作用。正常人血清中胰蛋白酶在 50 ~ 100 μg/mL。一般在发病第 1 d 血清胰蛋白酶就升高，第 5 d 达到高峰，此法比传统测定淀粉酶的方法要准确且敏感性高。同时配合凝胶过滤法测定激活胰蛋白酶的抑制因子（灭活因子）、α_2 抗胰蛋白酶、α_2 巨球蛋白对于估计病情的严重程度亦有很大意义。

5. 血钙

在急性出血坏死性胰腺炎时可以降低，如低于 1.87 mmol/L，预示病情严重。

6. 其他

急性胰腺炎患儿还应检查血常规、尿常规，血清电解质、血糖、肝功能、肾功能、血气分析等。以上指标对判断病情轻重有重要意义。

（二）特殊检查

诊断胰腺疾病是个难题，直至 CT、B 型超声和 MRI 的应用，才使诊断有了突破性进展，能直接显示胰腺本身的和邻近器官的解剖结构，因此成为胰腺病变定位和定。性诊断准确而安全的检查方法，应该广为应用。

1. X 线检查

横膈抬高，胸腔积液，胰腺钙化，肠管积气；以往仅能通过 X 线征象间接地显示胰腺病变，并无特殊性。随着数字减影血管造影和经内镜作胰胆管造影（ERCP）的应用，提高了诊断水平。ERCP 能全面直接地显示胰腺的整体解剖结构，但方法是侵入性的。

2. B 超

显示胰腺肿大；逆行胰管造影，了解胰管病变。胰腺的超声检查探查胰腺的大小及与肝脏回声密度的比较对于诊断胰腺炎有很大意义，而回声密度的比较意义更大。超声检查同时还可以发现假性胰腺囊肿、胰腺脓肿、胆总管囊肿、结石等。

3. CT 及 MRI

CT 为急性胰腺炎确诊及分型的重要依据。增强 CT 检查能发现胰腺坏死、胰管有无狭窄、有无胰腺感染。MRI 是目前损伤较小能确定十二指肠乳头交汇部位病变较好的诊断方法。主要了解胰、胆管和乳头病变，对胰腺有无坏死、感染等判断不如增强 CT 检查。

（三）鉴别诊断

临床上需鉴别诊断的疾病主要是胃十二指肠溃疡穿孔、急性胆囊炎、急性肠梗阻等急腹症，经仔细的体检和实验室检查一般不难作出鉴别诊断。

此外应考虑与小儿外科有关的胰腺疾病，如环状胰腺、异位胰腺等。但亦有因遗传、外伤、感染等因素引起的疾病，还有肿瘤问题，虽然发生率较低，均应引起注意，加以鉴别和早期准确诊断。

三、治疗

治疗急性胰腺炎有两大原则。

第一，尽量消除任何导致胰腺炎发作的因素，如去除梗阻、中止不必要的药物等。

第二，提供支持、严密监护，根据病情选择治疗方案。

（一）非手术治疗

在急性胰腺炎发作期绝对禁食，胃肠减压，纠正水、电解质失衡，并需静脉营养支持。抑制胰液分泌药（阿托品、抑肽酶、奥美拉唑），止痛（山莨菪碱、阿托品，哌替啶 > 2 岁可用），抗生素宜早期应用，预防和治疗导致胰腺炎发生的感染因素及对急性胰腺炎合并周围组织感染的治疗。对急性胰腺炎的尽早诊断，早期正确治疗可大大减少病死率和手术需要。

（二）手术治疗

手术指征为：

（1）诊断不肯定，特别与外科急腹症（如肠梗阻和胃穿孔等）鉴别有困难者，需剖腹探查。

（2）有腹腔内渗出和肠麻痹，内科治疗无好转者可做腹膜后或腹腔引流。

（3）有胰腺脓肿形成应及时做引流排脓。

（4）黄疸加深，合并胆总管结石梗阻和胆道化脓性感染者。

（5）重症胰腺炎患儿，病情严重，内科治疗效果差，病死率颇高，所以亦有主张一旦确诊为急性出血坏死性胰腺炎时，即应做手术治疗。

手术原则是清除坏死组织，腹腔冲洗，经小网膜囊等处引流，合并有畸形或发育缺陷，应予矫治。

疑难点评：小儿急性胰腺炎的诊治难点

小儿急性胰腺炎的发病率是逐年上升的趋势。其病因、临床特点和诊疗与成人有所不同。小儿急性坏死性胰腺炎如能早期诊断，及时处理，可使患儿病死率明显降低，但由于该病临床发病率较低，临床经验较少，误诊率普遍较高，分析原因主要是对该病认识不足。

小儿急性胰腺炎症状不典型，婴幼儿更以哭闹为主，查体不配合。小儿急性坏死性胰腺炎一般以腹痛、呕吐起病，病情迅速加重，短期内出现腹胀、高热，鲜有早期休克、肾功能衰竭、ARDS 及脑病等成人急性坏死性胰腺炎的早期并发症，易与小儿常见的急腹症如阑尾炎、弥漫性腹膜炎、各种原因的肠梗阻相混淆。但只要临床医师警惕该病，常规对不明原因腹痛患儿行血、尿淀粉酶检查，加上现代诊断技术如 B 超、CT 等，确诊该病并不困难。但应注意 B 超和 CT 因小儿不配合、哭闹、肠胀气等检查阳性率不高。笔者体会，对疑似该病的患儿行简单的腹腔穿刺尤为重要，如果腹穿有血性腹水伴有极高的腹水淀粉酶值，基本即可确诊该病。

在成人的急性坏死性胰腺炎的治疗中，许多专家学者强调要晚期手术，但有学者结合小儿自身特点，认为在小儿急性坏死性胰腺炎的治疗中应提倡早期手术治疗。研究证明胰腺的血液供应短缺是坏死性胰腺炎的持续损害因子，

因此，有效地改善胰腺的血液供应是治疗坏死性胰腺炎的关键，急性坏死性胰腺炎的病情发展是一个渐进性的过程，在这个过程中，胰腺组织叮以局灶性坏死向全胰坏死转化，只有及早解除胰腺持续缺血这个损害因子，才能促使胰腺组织及早康复，最大限度地保留胰腺功能。特别是小儿急性坏死性胰腺炎早期病变相对局限，全身中毒症状较轻，手术耐受性好，所以一旦确诊，应早期手术治疗。

在小儿急性坏死性胰腺炎的治疗中，一般采用早期胰包膜广泛切开减压，包膜下以 1% 普鲁卡因封闭，充分的腹腔冲洗加上通畅的引流术。广泛或规则的胰腺切除并不可取，这主要是因为小儿的胰腺组织的修复能力明显高于成人，而广泛规则的胰腺切除创伤重，危险性也较大，易对小儿今后的生长发育产生严重影响。

目前，国内外对小儿急性坏死性胰腺炎尚无大宗的病例报道，有待于我们进一步总结和研究，提高对该病的诊治水平。

微信扫码
◆临床科研
◆医学前沿
◆临床资讯
◆临床笔记

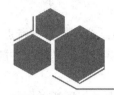

第八章　儿科泌尿系统疾病

第一节　急性肾小球肾炎

急性肾小球肾炎（acute glomeruloriephntis，AGN）简称急性肾炎，是指一组病因不一，临床表现为急性起病，多有前期感染，以血尿为主，伴不同程度蛋白尿，可有水肿、高血压，或肾功能不全等特点的肾小球疾患。可分为急性链球菌感染后肾小球肾炎（acute poststreptococcal glomerulonephritis；APSCN）和非链球菌感染后肾小球肾炎（non-poststreptococcal glomerulonephritis）。本节急性肾炎主要是指 ASPCN。

1982 年全国 105 所医院的调查结果为急性肾炎患儿占同期泌尿系统疾病的 53.7%。本病多见于儿童和青少年，以 5～14 岁多见，小于 2 岁少见，男女之比为 2：1。

一、病因与发病机制

尽管本病有多种病因，但绝大多数的病例属急性链球菌感染后引起的免疫复合物性肾小球肾炎。1982 年全国 105 所医院儿科泌尿系统疾病住院病人调查，急性肾炎中抗"O"升高者占 61.2%。呼吸道及皮肤感染为主要前驱感染，上呼吸道感染或扁桃体炎最常见，占 51%，脓皮病或皮肤感染次之，占 25.8%。溶血性链球菌感染后，肾炎的发生率一般在 0～20%。急性咽炎（B 溶血性链球菌 A 组中，致肾炎菌株主要为 12 型）感染后肾炎发生率约为 10%～15%，脓皮病与猩红热后发生肾炎者约 1%～2%。

除乙型溶血性链球菌之外，其他细菌如绿色链球菌、肺炎双球菌、金黄色葡萄球菌、伤寒杆菌、流感杆菌等，病毒如柯萨基病毒 B4 型，ECHO 病毒 9 型，麻疹病毒，腮腺炎病毒，乙型肝炎病毒，巨细胞病毒，EB 病毒，流感病毒等，还有疟原虫，肺炎支原体，白色念珠菌，丝虫，钩虫，血吸虫，弓形虫，梅毒螺旋体，钩端螺旋体等也可导致急性肾炎。

目前认为急性肾炎主要与可溶血性链球菌 A 组中的致肾炎菌株感染有关，是通过抗原抗体免疫复合物所引起的一种肾小球毛细血管炎症病变，包括循环免疫复合物和原位免疫复合物形成致病学说。此外，某些链球菌株可通过神经氨酸苷酶（neurraminidase）的作用或其产物如某些菌株产生的唾液酸酶，与机体的 IgG 结合，脱出免疫球蛋白的涎酸，从而改变了 IgG 的化学组成或其免疫原性，经过自家源性免疫复合物而致病。

所有致肾炎菌株均有共同的致肾炎抗原性，过去认为菌体细胞壁上的 M 蛋白是引起肾炎的主要抗原。1976 年后相继提出由内链球菌素（endostretococin）和"肾炎菌株协同蛋白"（nephritis strain associated protein，NSAP）引起。

另外在抗原抗体复合物导致组织损伤中，局部炎症介质也起了重要作用。补体具有白细胞趋化作用，通过使肥大细胞释放血管活性胺改变毛细血管通透性，还具有细胞毒直接作用。血管活性物质包括色胺、

5-羟色胺、血管紧张素Ⅱ和多种花生四烯酸的前列腺素样代谢产物均可因其血管运动效应，在局部炎症中起重要作用。

二、病理

在疾病早期，肾脏病变典型，呈毛细血管内增生性肾小球肾炎改变。

光镜下病变主要在肾小球，表现为程度不等的弥漫性及增生性炎症，病程早期有明显的渗出性病变。肾小球增大、肿胀，细胞成分增多，主要为内皮细胞和系膜细胞增生及炎性细胞浸润，毛细血管腔内常见多形核细胞。毛细血管腔狭窄甚或闭锁、塌陷。肾小球囊内可见红细胞、球囊上皮细胞增生。部分病人中还可见到上皮细胞的节段性增生所形成的新月体，从而使肾小球囊腔受阻。用三色染色，于肾小球基膜上皮侧可见到在本病中具有特征意义的"驼峰"样改变。肾小管病变较轻，呈上皮细胞变性，间质水肿及炎症细胞浸润。

电镜检查除光镜所见增生渗出性病变外，可见内皮细胞胞浆肿胀呈连拱状改变，至内皮孔消失。电子致密物在上皮细胞下沉积，呈散在的圆顶状驼峰样分布，但并不与基膜致密层相连。覆盖驼峰的上皮细胞足突局部消失，但其他处的足突仍正常。驼峰一般病后4～8周时消退。此外颗粒状电子致密物也偶或在基膜及内皮细胞下沉积。基膜有局部裂隙或中断。

免疫荧光检查在急性期可见弥漫一致性纤细或粗颗粒状的IgG、C3和备解素沉积，主要分布于肾小球毛细血管祥和系膜区，也可见到IgM和IgA沉积。此外于系膜区或肾小球囊腔内可见纤维蛋白原和纤维蛋白沉积。系膜区如C3和IgG或IgM持续较久常与临床上病情迁延相一致。

根据免疫沉积的分布，又分为三种类型：①星天型（starry sky）：即免疫球蛋白及C3呈弥漫性，不规则分布于毛细血管祥及系膜，多见于疾病早期；②系膜型（mesangial）：即免疫沉积物主要见于系膜尤其是其蒂部，多见于疾病恢复期，可持续数月、数年；③花环型（garland）：免疫沉积不规则地见于毛细血管壁上及扩张的系膜区，导致分叶状的改变，常见于临床具有显著蛋白尿和多量上皮下沉积物者，其后常呈慢性肾损伤。

三、临床表现

急性肾炎临床表现轻重悬殊，轻者全无临床症状而检查时发现无症状镜下血尿，重者可呈急进性过程，短期内出现肾功能不全。

（一）前驱感染

90%病例有链球菌的前驱感染，以呼吸道及皮肤感染为主。在前驱感染后经1～3周无症状的间歇期而急性起病。咽炎引起者6～12 d，平均10 d，多表现有发热、颈淋巴结大及咽部渗出。皮肤感染引起者14～28 d，平均20 d。

（二）典型表现

急性期常有全身不适、乏力、食欲不振、发热、头痛、头晕、咳嗽、气急、恶心、呕吐、腹痛及鼻出血等，约70%的病例有水肿，一般仅累及眼睑及颜面部，重得2～3 d遍及全身，呈非凹陷性。50%～70%病人有肉眼血尿，持续1～2周即转镜下血尿。蛋白尿程度不等，多数<3g/d。约20%的病例可达肾病水平。蛋白尿患者病理上常呈系膜增生严重。30%～80%的病例有血压增高。有尿量减少，肉眼血尿严重者可伴有排尿困难。

（三）严重表现

少数患儿在疾病早期（指2周之内）可出现下列严重症状：

1. 严重循环充血

常发生在起病后第1周内，由于水、钠潴留，血浆容量增加而出现循环充血。当肾炎患儿出现呼吸急促和肺部出现湿啰音时，应警惕循环充血的可能性，严重者可出现呼吸困难，端坐呼吸，颈静脉怒张，频咳，吐粉红色泡沫痰，两肺布满湿啰音，心脏扩大，甚至出现奔马律、肝大而硬、水肿加剧。少数可突然发生，病情急剧恶化。

2. 高血压脑病

由于脑血管痉挛，导致缺血、缺氧、血管渗透性增高而发生脑水肿。近年来也有人认为是脑血管扩张所致。常发生在疾病早期，血压突然上升之后，血压往往在 150～160/100～110 mmHg 以上，年长儿会主诉剧烈头痛、呕吐、复视或一过性失明，严重者突然出现惊厥、昏迷。

3. 急性肾功能不全

常发生于疾病初期，出现尿少、尿闭等症状，引起暂时性氮质血症、电解质紊乱和代谢性酸中毒，一般持续 3～5 日，不超过 10 d。

（四）非典型表现

1. 无症状性急性肾炎

患儿仅有镜下血尿而无其他临床表现。

2. 肾外症状性急性肾炎

有的患儿水肿、高血压明显，甚至有严重循环充血及高血压脑病，此时尿改变轻微或尿常规检查正常，但有链球菌前期感染和血 C3 水平明显降低。

3. 以肾病综合征表现的急性肾炎

少数病儿以急性肾炎起病，但水肿和蛋白尿突出，伴轻度高胆固醇血症和低白蛋白血症，临床表现似肾病综合征。

四、实验室检查

尿蛋白可在 +～+++ 之间，且与血尿的程度相平行，尿镜检除多少不等的红细胞外，可有透明、颗粒或红细胞管型，疾病早期可见较多的白细胞和上皮细胞，并非感染。血白细胞一般轻度升高或正常，血沉加快。咽炎的病例抗链球菌溶血素 O（ASO）往往增加，10～14 d 开始升高，3～5 周达高峰，3～6 个月恢复正常。另外咽炎后 APSGN 者抗双磷酸吡啶核苷酸酶（ADPNase）滴度升高。皮肤感染的病人 ASO 升高不明显，抗脱氧核糖核酸酶（ADNase-B）的阳性率高于 ASO，可达 92%。另外脱皮后 APSGN 者抗透明质酸酶（AHase）滴度升高。80%～90% 的病人血清 C3 下降，至第 8 周，94% 的病例血 C3 已恢复正常。明显少尿时血尿素氮和肌酐可升高。肾小管功能正常。持续少尿无尿者，血肌酐升高，内生肌酐清除率降低，尿浓缩功能也受损。

五、诊断及鉴别诊断

临床上在前期感染后急性起病，尿检有红细胞、蛋白和管型，或有水肿、尿少，高血压者，均可诊断急性肾炎。

而 APSCN 等具备血尿、蛋白尿、水肿及高血压等特点，症状出现前往往有前期链球菌感染史，急性期血清 ASO 滴度升高，C3 浓度降低，诊断多不困难。肾穿刺活检只在考虑有急进性肾炎或临床、化验不典型者，或病情迁延者进行，以确定诊断。急性肾炎必须注意与以下疾病鉴别。

1. 其他病原体感染的肾小球肾炎

多种病原体可引起急性肾炎，如细菌、病毒、支原体、原虫等。可从原发感染灶及各自临床特点相区别。

2. IgA 肾病

以血尿为主要症状，表现为反复发作性肉眼血尿，多在上呼吸道感染后 24～48 h 出现血尿，多无水肿、高血压、血 C3 正常。

3. 慢性肾炎急性发作

既往肾炎史不祥，无明显前期感染，除有肾炎症状外，常有贫血，肾功能异常，低比重尿或固定低比重尿，尿改变以白蛋白增多为主。

4. 特发性肾病综合征

具有肾病综合征表现的急性肾炎需与特发性肾病综合征鉴别。若患儿呈急性起病，有明确的链球菌感染的证据，血清 C3 降低，肾活检病理为毛细血管内增生性肾炎者有助于急性肾炎的诊断。

5. 其他

还应与急进性肾炎或其他系统性疾病引起的。肾炎如：紫癜性肾炎、系统性红斑狼疮性肾炎、乙肝肾炎等相鉴别。

六、治疗

本病无特异治疗。

（一）休息

急性期需卧床 2～3 周，直到内眼血尿消失，水肿减退，血压正常，即可下床作轻微活动。血沉正常可上学，但仅限于完成课堂作业。3 个月内应避免重体力活动。尿沉渣细胞绝对计数正常后方可恢复体力活动。

（二）饮食

对有水肿高血压者应限盐及水。食盐以 60 mg/（kg·d）为宜。水分一般以不显性失水加尿量计算。有氮质血症者应限蛋白，可给优质动物蛋白 0.5 g/（kg·d）。

（三）抗感染

有感染灶时用青霉素类抗生素或其他敏感药物治疗 10～14 d。

（四）对症治疗

1. 利尿

经控制水盐入量仍水肿少尿者可用氢氯噻嗪 1～2 mg/（kg·d），分 2～3 次口服。尿量增多时可加用螺内酯 2 mg/（kg·d）口服。无效时需用呋噻米，口服剂量 2～5 mg/（kg·d），注射剂量 1～2 mL/（kg·次），每日 1～2 次，静脉注射剂量过大时可有一过性耳聋。

2. 降压

凡经休息，控制水盐、利尿而血压仍高者均应给予降压药。常用药：①硝苯地平：系钙通道阻滞剂。开始剂量为 0.25 mg/（kg·次），最大剂量 1 mg/（kg·次），分三次口服或舌下含服。在成人此药有增加心肌梗死的发生率和死亡率的危险，一般不单独使用。②卡托普利：系血管紧张素转换酶抑制剂。初始剂量为 0.3～0.5 mg/（kg·d），最大剂量 5～6 mg/（kg·d），分三次口服。与硝苯地平交替使用降压效果更佳。

（五）严重循环充血治疗

1. 矫正水钠潴留，恢复正常血容量，可使用呋噻米注射。

2. 表现有肺水肿者除一般对症治疗外可加用硝普钠 5～20 mg 加入 5% 葡萄糖液 100 mL 中，以 1 μg（kg·min）速度静滴，用药时严密监测血压，随时调节药液滴速，每分钟不宜超过 8 μg/kg，以防发生低血压。滴注时针筒、输液管等须用黑纸覆盖，以免药物遇光分解。

3. 对难治病例可采用腹膜透析或血液滤过治疗。

（六）高血压脑病的治疗原则为选用降压效力强而迅速的药物

1. 首选硝普钠，用法同上。通常用药后 1～5 min 内可使血压明显下降，抽搐立即停止，并同时静注呋噻米 2 mg/（kg·次）。

2. 有惊厥者应及时止痉。持续抽搐者首选地西泮，按 0.3 mg/（kg·次），总量不大于 10 mg，缓慢静脉注射。如在静脉注射苯巴比妥钠后再静脉注射地西泮，应注意发生呼吸抑制的可能。

（七）急性肾衰竭的治疗

（见急性肾衰竭节）。

第二节　急进性肾小球肾炎

急进性肾小球肾炎（rapidly progressive glomerulonephritis，RPGN）简称急进性肾炎，系一综合征，临床起病急，有尿改变（血尿、蛋白尿、管型尿）、高血压、水肿，并常有持续性少尿或无尿，进行性肾功能减退。主要病理改变是以广泛的肾小球新月体形成为其特点。若缺乏积极有效的治疗措施,预后严重。

急进性肾炎可见于多种疾病:①继发于全身性疾病,如系统性红斑狼疮,肺出血肾炎综合征,结节性多动脉炎,过敏性紫癜,溶血尿毒综合征等;②严重链球菌感染后肾炎或其他细菌感染所致者;③原发性急进性肾炎,只限于排除链球菌后肾炎及全身性疾病后才能诊断。

一、病因与发病机制

原发性者病因不明。部分患者常有上呼吸道感染,但实验室多无链球菌或病毒感染的依据。发病机制亦不清楚。传统认为主要是免疫性损害和凝血障碍两方面引起,而免疫损害是关键,凝血障碍是病变持续发展和肾功能进行性减退的重要原因。由于免疫复合物及其炎性反应对毛细血管壁的破坏,造成基底膜局部断裂性损害,从而使毛细血管的通透性大大增加,血流中纤维蛋白原/纤维蛋白,甚至红细胞等,都可进入肾小球囊腔内,进而刺激球囊上皮细胞的增生。亦有人认为,纤维蛋白、红细胞等漏入球囊后结合免疫复合物的某些成分,作为既是系膜细胞增生的刺激物,又是血液单核细胞游走的阳性趋化因子,从而使肾小球囊腔中有大量巨噬细胞集聚,终于形成新月体。

随着抗中性粒细胞胞浆抗体(ANCA)的发现,Falk 等对急进性。肾炎进行了重新分类(图 8-1),其中 ANCA 相关性肾炎就是既往认为的无免疫反应性肾炎。

另外,患儿免疫遗传易感性也可能是本病发病的重要因素,在抗肾小球基膜抗体型 RPGN,HLA – DRW2 和 B7 的频率增加,在原发性 RPGN,HLA-DRW2、MT3 和 BfF 的频率增高。

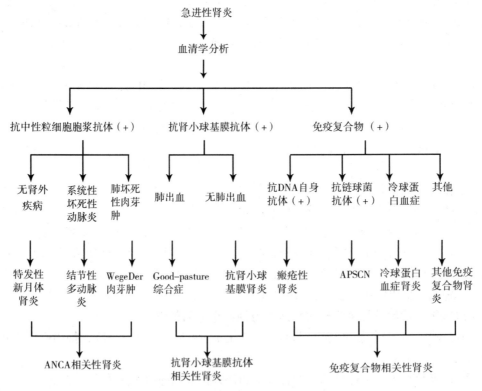

图 8-1 急进性肾炎 Falk 的分类

二、病理

肾脏表面光滑,肿大苍白,可见多数出血点。镜下除可见肾小球基膜和内皮细胞增生及炎性细胞浸润外,多数肾小球内形成新月体为本病主要病理特征,病变弥漫,有新月体形成的。肾小球约占全部肾小球的 60% ~ 80%,严重者肾囊被完全阻塞,毛细血管袢被压缩。病理变化发展迅速,可在数周内出现严重肾小球硬化,使肾小球功能丧失。除新月体外有时可见不同程度的血管袢细胞增殖性病变。

免疫荧光检查可将 RPGN 分为三型:Ⅰ型:抗肾小球基膜抗体型,IgG 和 C3 沿肾小球基膜呈线性沉积，肾小管基膜亦可见到同样沉积；在 Good-pasture 综合征（肺出血 - 肾炎综合征），此线性沉积也可见于肺泡基膜。Ⅱ型：免疫复合物型，IgG 和 C3 沿毛细血管袢和系膜区呈颗粒状沉积；Ⅲ型：肾小球毛细血管袢荧光染色阴性，新月体中纤维蛋白染色阳性。

电镜可见新月体内除有增殖的上皮细胞外尚可见较多的纤维素及红细胞等。毛细血管袢呈屈曲萎缩状态，有的显示毛细血管基膜变性、断裂及纤维素沉积。

三、临床表现

本病常见于成年人，好发年龄在 40 岁左右，男女之比为 2∶1。儿童发病多为年长儿，小于 4 岁少见，男孩发病略多于女孩。

1/3 ～ 2/3 患儿起病前 2 ～ 3 周有上呼吸道前驱感染症状，可有疲乏无力、发热和关节疼痛等表现。RPCN 早期的临床表现与急性链球菌感染后肾小球肾炎相似，即水肿、血尿（多为肉眼血尿）、蛋白尿和高血压，同时出现进行性肾功能不全，表现为尿比重低、少尿或无尿，部分病例可具有肾病综合征样特征，并有水电解质紊乱、酸中毒和氮质血症，病人表现为呕吐、头疼、烦躁、心悸、心率加快、血压增高和心功能不全。如未得到及时有效的治疗，病情进展迅速，数周和数月内肾功能急剧恶化，进展至终末期肾，很快死亡。

儿童时期继发性 RPCN 较原发性 RPCN 多见，继发于链球菌感染后肾小球肾炎、狼疮性肾炎、过敏性紫癜性肾炎等的 RPGN 临床表现除了上述症状外，还有相应原发病的表现。

四、实验室检查

（1）尿比重低且恒定，大量蛋白尿、血尿、管型尿。血尿持续是本病重要特点。
（2）肾功能检查有尿素氮上升，肌酐清除率明显降低，血肌酐明显升高。
（3）部分病人约 5% 血抗基膜抗体可阳性。血清免疫复合物可阳性。补体 C3 多正常，但由于链球菌感染所致者可有一过性补体降低。冷球蛋白可阳性。
（4）约 30% 病人 ANCA 阳性。
（5）血纤维蛋白原阳性，尿纤维蛋白裂解产物（FDP），可持续阳性。

五、诊断与鉴别诊断

典型病例依据临床表现即可作出初步诊断，确诊有赖肾脏病理检查。凡以急性肾炎综合征起病，数天或数月内病情急剧恶化，持续少尿或无尿，进行性肾功能不全，而以往无慢性肾脏病史者，均应考虑 RPGN 的可能，应尽早进行肾脏病理检查，≥ 50% 以上肾小球有新月体病变者可确诊。

目前较公认的 RPGN 诊断标准：①起病后 3 个月内肾功能急剧恶化；②少尿或无尿；③肾脏实质受累，表现为大量蛋白尿和血尿；③既往无慢性肾脏病历史；⑤肾脏大小正常或轻度增大；⑥肾脏病理检查显示 ≥ 50% 以上的肾小球有新月体病变；⑦其他：血清抗核抗体、抗 dsD-NA 抗体、抗 Smith 抗体、补体、免疫复合物和抗链球菌溶血素 O 滴度等的检查有助于判断原发和继发型 RPGN；ANCA 检查有助于血管炎型 RPGN 的诊断；抗 CBM 抗体主要见于肺出血 - 肾炎综合征，17% 左右的继发型急进性肾小球。肾炎患者亦可为阳性，并且预后差。

临床诊断时应注意与急性链球菌感染后肾小球肾炎、溶血尿毒综合征、狼疮性肾炎和紫癜性肾炎等相鉴别。对诊断有困难者，应作肾活组织检查。

Takeda（1992）将 RPGN 分为两种临床类型：①"急进型"：病情迅速发展，病情危重，短期内出现少尿、无尿，肾功能损害严重，易出现并发症，如心功能不全，高血压、脑病或贫血。其病理特点为新月体形成，纤维素新月体或球性硬化占优势。②"缓进型"：病程进展较缓慢，病情轻者，肾功能损害发展较慢，少尿、心功能不全、贫血也相对少见。其病理特点为细胞性新月体同时伴有系膜细胞增生和 / 或渗出性病变，纤维素新月体及球性硬化较少见。

本病"急进型"主要与急性链球菌后肾炎及溶血尿毒综合征鉴别。

六、治疗

本病无特异治疗，应早诊断，尽早进行针对性的治疗。

（一）一般性治疗

同急性肾小球肾炎和急性肾衰竭的治疗。包括卧床休息、无盐或低盐、低蛋白饮食，积极预防和控制感染、利尿和降压等对症处理，同时避免使用对肾脏有损害的药物。

（二）糖皮质激素和细胞毒药物的使用

目前主张大剂量激素冲击疗法，能够迅速产生免疫抑制和抗炎效应，对于改善 RPGN 患儿的肾功能和提高生存率有较好的疗效。甲基泼尼松龙 15～30 mg/kg（最大量不超过 1 g/d），加入 100～200 mL 葡萄糖溶液中，在 1～2 h 内静脉滴入，每日一次或隔日一次，连续 3 次为一疗程，继以泼尼松 1～2 mg/（kg·d），每日口服或隔日口服维持 3～6 个月。必要时可重复甲基泼尼松龙冲击 1～2 疗程。一般认为甲基泼尼松龙冲击治疗对 Ⅰ 型 RPGN 疗效较差，而对 Ⅱ 型和 Ⅲ 型 RPGN 的疗效较好。在治疗过程中应注意大剂量激素的副作用，包括水钠潴留、高血压、感染、低钾血症、消化性溃疡和高血糖等。

近年的文献显示糖皮质激素联合细胞毒药物（如硫唑嘌呤、环磷酰胺、氨甲蝶呤和环孢霉素 A 等）治疗 RPGN（尤其是急进性狼疮性肾炎、紫癜性肾炎和 ANCA 相关性 RPGN）有更好的疗效，且能减少激素的用量和维持治疗的时间。应用细胞毒药物时应注意其毒副作用。

（三）血浆置换

血浆置换能够降低血浆中的免疫活性物质，清除导致肾脏损伤的炎症介质（如抗原抗体复合物、抗GBM 抗体、补体、纤维蛋白原及其他凝血因子等），因此能够阻止和减少免疫反应，中断或减缓肾脏病理进展。凡重症病例、进行性肾功能损害、激素治疗有严重副作用的 RPGN 早期病例均是进行血浆置换疗法的指征。每次血浆置换量为 10～20 mL/kg，每日一次或隔日一次，一般持续 2 周或至循环抗 GBM 抗体下降或消失。血浆置换的同时使用免疫抑制剂治疗。血浆置换可作为 Ⅰ 型 RPCN 的首选治疗方案，Ⅱ 型和 Ⅲ 型 RPGN 病情进展时的备选治疗方案。

（四）抗凝治疗

1. 普通肝素 1 mg/（kg·d），加入 50～100 mL 葡萄糖溶液中静脉点滴，每日一次，疗程为 2～4 周。或低分子量肝素 50～100 IU/（kg·d），每日一次，皮下注射，疗程 2～4 周。低分子量肝素抗凝治疗可明显降低伴有肾小球内凝血和硬化的增生性肾病患者的尿蛋白，稳定肾功能，同时兼具抗炎、抗细胞增生的功效，并且低分子量肝素治疗出血危险性较小。

2. 双嘧达莫（潘生丁）5～8 mg/（kg·d），分 3 次饭后口服，6 个月为一疗程。

3. 阿魏酸哌嗪 100～150 mg，每日 3 次，2～3 个月为一疗程。

对于合并肺出血的 RPCN 患儿使用抗凝治疗应慎重。

（五）联合治疗

甲基泼尼松龙冲击、环磷酰胺 1.5～2.5 mg/（kg·d）或硫唑嘌呤 2 mg/（kg·d）口服、肝素或华法林、双嘧达莫、加及时血浆置换的联合治疗方案对 RPGN 有较为确切的疗效。

（六）透析治疗和肾脏移植

RPGN 的突出特点为进行性肾功能衰竭，故提倡早期进行透析治疗，尤其对于肾脏病理变化以细胞纤维性新月体和纤维性新月体为主并伴有肾小球硬化和纤维化的 RPCN，可先进行腹膜透析，效果不满意时作血液透析。透析的指征同急性肾功能衰竭。肾脏病理呈现广泛性肾小球硬化、肾小管萎缩、间质纤维化明显者肾脏功能经上述治疗常不能被逆转，可考虑进行肾移植。而 Ⅰ 型 RPGN 须等待血中抗 GBM 抗体转阴后才能进行肾脏移植，一般需要维持透析治疗半年以上再进行肾移植。

（七）治疗进展

随着对 RPGN 发病机制与新月体形成机制的逐步了解，一些新的治疗方法有望得到应用，其中包括：①某些细胞因子及其受体拮抗剂的使用：如白细胞介素 1 受体拮抗剂和可溶性 Ⅰ 型肿瘤坏死因子 α 受体蛋白等；②新型免疫抑制剂：如抗吸附蛋白抗体和抗淋巴细胞球蛋白等。这些针对致炎症因子或介质的特异性抑制性治疗，对于减缓或消除 RPGN 急性进展性肾脏病理改变和提高 RPGN 患儿的生存率可能大有帮助。

第三节 慢性肾小球肾炎

慢性肾小球肾炎（chronic glomerulonephritis，CGN）是由多种原因引起的，病情呈进行性但较缓慢的一组肾小球疾病。我国儿科肾脏病科研协作组将病程超过 1 年，或隐匿起病，有不同程度的肾功能不全或肾性高血压的肾小球肾炎称之为慢性肾小球肾炎。本病儿科较少见，是慢性肾功能衰竭的最常见的原因。本病分为原发性、继发性和遗传性三类。本节只介绍原发性的。

一、病因与发病机制

慢性肾小球肾炎大多病因不明，可以从以下三种途径演变而来：①急性肾炎迁延不愈，病程超过一年以上者，临床上可认为已进入慢性肾炎期；②过去有急性肾炎史，临床症状已消失多年。被认为已经"痊愈"，但炎症仍继续缓慢进行，经若干年后，临床症状又复出现，而成为慢性肾炎；③肾脏炎症从开始即为隐匿性，无明显急性肾炎表现，但炎症呈缓慢发展，经若干年后成为慢性肾炎。

慢性肾炎的发病机制与急性肾炎相似，也是一个自身免疫反应过程。大部分系免疫复合物疾病。可由：①可溶性循环免疫复合物沉积于肾小球或肾小球原位抗原与抗体形成，通过"经典途径"激活补体引起组织损伤；②沉积于肾小球的细菌毒素、代谢产物等经"旁路系统"激活补体使 Ig、C3、C1q、备解素及 B 因子等沉积于肾小球内皮细胞、基膜、上皮细胞等引起一系列炎症反应而导致肾炎。

导致肾炎成为慢性的因素尚不清楚，一般认为可能与下列因素有关：①感染病灶长期存在或反复发作，致机体由长期有抗原刺激；②患者有某些免疫缺陷，不能识别自身组织，而产生自身免疫反应；③患者无能力产生强有力的抗体将抗原迅速清除，以致抗原持续存留于体内，形成分子量不大不小的免疫复合物，沉积于肾小球引起慢性炎症反应；④补体系统有某些缺陷，如 C3，C2 和 C1，合成不足的缺陷；⑤人类的白细胞抗原（HLA）系统的型别（如 HLAA10、A2、BW35）被认为和肾炎易转变为慢性有一定关系。

二、病理

由于发病机制及疾病发展阶段的不同，慢性肾炎的病理变化出现多样性，较常见的有系膜毛细血管性肾小球肾炎，局灶性节段性肾小球硬化，膜性肾小球肾炎，系膜增生性肾炎等，当病变继续发展可导致肾组织严重破坏而形成"终末固缩肾"。

三、临床表现

慢性肾炎临床表现可呈多样性，轻重不一。非特异性表现有苍白、乏力、头痛、头晕、食欲减退等。可有不同程度的水肿，轻者仅见于颜面部、眼睑及组织松弛部位（如阴部），重者则全身普遍性水肿。甚至出现浆膜腔积液（腹水、胸水等）。一部分患者有高血压，血压升高可为持续性或间歇性，以舒张压升高为特点。可有不同程度的贫血：为轻、中度正细胞性正色素性贫血。肾功能不全的最早表现为肾小球滤过率下降和尿浓缩功能受损。可见生长障碍和。肾性骨病（包括骨质疏松、佝偻病等）。易并发感染、低蛋白血症或心功能不全。

四、实验室检查

1. 尿液检查

①尿量改变：早期尿量减少不明显，晚期多有尿量减少，但夜尿可增多。②尿比重：早期尿比重偏低，多在 1.020 以下，晚期可固定在 1.010 左右。③蛋白尿：尿蛋白可从 + ~ + + + +，部分呈选择性蛋白尿，

部分呈非选择性。④血尿：一般较轻，多数为镜下血尿。急性发作期血尿加重甚至出现肉眼血尿。⑤尿沉渣中常有较多颗粒管型和透明管型。急性发作者可见细胞管型。晚期可见大颗粒管型和蜡样管型。

2. 血常规：呈正色素、正细胞性贫血。

3. 肾功能检查：内生肌酐清除率下降。血清 BUN、肌酐增高，后者提示疾病已进入晚期。

4. 血 CO_2 CP 降低。

5. 血清钙、钠及氯可降低；钾、磷增高。

6. 血沉增快。

7. 血清补体可降低。

8. 呈肾病表现者血清清蛋白 < 30 g/L，胆固醇 > 5.7 mmol/L。

9. 有生长障碍者血清胰岛素生长因子Ⅰ（IGF-Ⅰ）和胰岛素样生长因子结合蛋白3（IG-FBP-3）下降。

10. 甲状旁腺激素（PTH）水平可升高。

11. X 线检查可提示肾性骨病改变。

五、诊断及鉴别诊断

根据以下三项可作临床初步诊断：①尿变化包括不同程度的蛋白尿、血尿和管型尿。但疾病晚期上述尿改变反而"减轻"；②有不同程度的 ·· 肾功能不全和 / 或高血压；③病程较长，病情呈缓慢进行性发展。

慢性肾炎应与慢性肾盂肾炎相鉴别：后者女性多见，常有泌尿系感染史，多次尿沉渣发现白细胞明显增多，甚至有白细胞管型及尿细菌培养阳性有助鉴别。此外慢性肾盂肾炎时，肾小管功能损害往往先于氮质血症出现，而尿蛋白较少且具有肾小管性蛋白尿的特征，一般不发生低蛋白血症；做静脉肾盂造影，可发现肾盏有疤痕形成，杵状扩张，或肾影两侧不对称；放射性核素肾图检查，双侧肾功能损害差异较大。

六、治疗

目前尚无确切有效的特殊疗法，治疗原则为：去除已知病因，预防诱发因素，对症治疗和中西医结合的综合治疗。多数病例病程迁延数年至数十年，可间断有长短不等的临床症状缓解期，只留有不同程度的尿变化，偶尔尿检正常。持续性肾病综合征者，往往较早出现肾功能不全。持续性肾功能不全或持续性高血压者预后差。多数病例肾组织病理变化不好转，呈缓慢进展。有条件的最好根据肾组织病理检查结果制定具体治疗方案。系膜毛细血管性肾炎约 50% 患儿在起病 11 年内进入终末期肾炎。局灶性节段性硬化由于肾小球呈进行性硬化，平均起病 6 年左右发生肾功能不全。

（一）慢性肾小球肾炎的综合治疗

1. 一般治疗

不必过分限制饮食，应避免剧烈运动，防止反复感染。有水肿、高血压或肾功能不全者应强调适当休息，且低盐饮食（1 ~ 3 g/d）。血清尿素氮增高者予低蛋白饮食。治疗已知病因，慎用肾毒性抗生素及磺胺药。

2. 对症治疗

包括利尿消肿，纠正电解质紊乱，及控制高血压等。

3. 激素及免疫抑制剂

常规剂量的激素和免疫抑制治疗无效。但大剂量激素可加重高血压和肾功能不全，应特别注意。激素推荐方案如下：

（1）高血压不明显者可用甲基泼尼松龙冲击疗法。

（2）肾病表现者：①甲基泼尼松龙冲击疗法；②泼尼松长程治疗，剂量 2 mg（kg·d），每日晨 8时顿服，持续 4 ~ 8 周后改隔日顿服，再 4 周后，再酌情减量至维持量 0.5 ~ 1 mg/kg，隔日顿服，总疗程 2 年以上。

（3）系膜毛细血管性肾炎：长期泼尼松治疗，1.5 ~ 2 mg/kg，隔日早晨顿服。持续 6 ~ 24 个月以后减量至 0.4 ~ 1 mg/kg，隔 Et 顿服，间断加用一些免疫抑制剂，如 6-MP、环磷酰胺、霉酚酸酯等，经数年的持续治疗，可取得病理组织上的进步。

4. 抗凝疗法

见急进性肾小球肾炎。

5. 促红细胞生成素治疗

对明显贫血者可用人类重组红细胞生成素（thEPO），50μg/kg，皮下注射，3 次 / 周，维持血红蛋白和红细胞压积达到或接近正常值。

6. 血管紧张素转换酶抑制剂（ACEI）和血管紧张素受体拮抗剂（ARB）

该类药物除有肯定的降压作用外，还具有肯定的延缓肾功能恶化，降低尿蛋白和减轻肾小球硬化的作用，常用的 ACEI 有卡托普利、依那普利、苯那普利、雷米普利、福辛普利等。常用的 ARB 有洛沙坦、缬沙坦等。

7. 维生素 E

300 ~ 400 mg/d，具有延缓肾功能的恶化，减少尿蛋白的作用。

8. 中药治疗

小儿慢性肾炎辨证论治，随证加减，有效不更方，间歇用药数月至数年。有肾功能不全者，选活血化瘀、健脾利湿、补肾或温肾药或与清热解毒药合用，持续用药 2 年以上。具体参照下列方剂选用。

（1）脾虚湿重型：治宜健脾利湿，方用参苓白术散加减。

（2）脾肾阳虚型：治宜温阳利水，方用真武汤加减。

（3）肝肾阴虚型：治宜滋阴凉血、方用知柏地黄汤加小蓟、白茅根、旱莲草。

（4）阳虚阳亢型：治疗滋阴潜阳，方用天麻钩藤饮加减。

（5）血瘀型：治宜活血化瘀，方用桃红四物汤合六味地黄丸。

（6）其他：如①川芎红花注射液：每毫升含生药川芎 0.5 g 和红花 0.3 g。剂量 0.5 mL/kg，加入 10% 葡萄糖液中静滴，每日一次，疗程 1 ~ 2 个月。②雷公藤多甙片：1 mg/（kg·d），分 2 ~ 3 次口服，疗程 2 ~ 3 个月。

（二）慢性肾衰竭（CRF）的治疗

CRF 是各种原因引起的肾脏损害并进行性恶化，病情发展至晚期所出现的一系列临床综合征。各种血液净化疗法及肾移植是治疗该病的重要手段。但上述两种治疗方法需支付高额医疗费用，且不能解决该病的早、中期的防治问题。因此，采用非透析疗法治疗 CRF，对缓解病人症状，保护残存。肾功能，延缓 CRF 的进展、推迟或减少透析的治疗方法和措施，对于远多于透析病人数倍的早期 CRF 病入非常重要且具有实际意义。治疗原发病和纠正可逆因素是治疗 CRF 的关键。CRF 非透析治疗的基本原理包括：①减少尿毒症毒素和代谢废物的蓄积，利用肾外途径增加尿毒症毒物的排出（如低蛋白饮食和肠道吸附疗法）；②避免或消除 CRF 急剧恶化的危险因素，如感染；③治疗 CRF 的原发病，控制 CRF 渐进性发展的各种原因；④针对各系统症状和并发症予以治疗。CRF 非透析治疗涉及的面较广，除了以上针对慢性肾炎的治疗外，主要还需针对营养、感染和'肾性骨病三个方面的治疗。

1. 营养治疗

（1）营养对肾脏组织结构和功能的影响：营养不良可改变组织细胞数目及大小，或改变其结构及细胞内酶的成分，严重营养不良儿童的肾脏明显缩小，重量亦明显减轻，而且肾脏消耗的百分数比整个机体消耗的百分数高。肾组织学改变有近、远端肾小管上皮细胞混浊肿胀，肾小球细胞增生、玻璃样变性或有肾小球毛细血管基底膜增厚。营养不良对肾功能影响有：①降低肾血浆流量和肾小球滤过率；②尿浓缩能力障碍致多尿。③影响排酸功能致尿 pH 上升；因为尿中磷排泄明显减少，可滴定酸排泄明显减少；尿中大部分排泄的 H^+ 以 NH_4^+ 形式存在。④排氢负荷能力障碍。正常人蛋白质摄入量不同对肾脏的机能也有影响。对肾脏疾病患者，高蛋白饮食使肾小球高灌注、高滤过促成肾小球硬化已被证实。综上所述，低蛋白低能量饮食对肾脏大小、功能有影响；高蛋白饮食对肾脏亦无益而有害。但蛋白质是人体不可缺少的基础物质之一，机体缺乏蛋白质也会产生很多问题。所以肾功能障碍时，如何掌握蛋白质入量，保证热卡摄入，是非常重要的。肾衰及肾移植患儿的营养支持是为了保证适量的热量与重新充实氨基酸池维持或增加蛋白质合成。蛋白质对创伤愈合、修复损伤的肾小管甚为重要。

（2）肾脏疾病的氮平衡及监测：组织代谢分解率是指导个体化营养治疗的主要指标，其率的监测很大程度与原发病本身有关，而与肾功能不全的严重程度无关。蛋白质分解代谢率测量的最好指标是尿素氮出现率（urea nitrogen appearance，UNA）。UNA 由两部分组成：尿素氮排出量和尿素氮池改变。后者因肾衰时尿素排出锐减而变得关键。由于尿素通过体液均匀地分布，所以尿素池用 BUN（g/L）和体液总量计算。体液总量为体重的 60%（尽管水肿患者体液超过 60%，但也按此算）。UNA 计算公式如下：

UNA（g 氮 /（1）= 体内尿素氮池改变 + 尿中尿素氮 + 透析液中尿素氮

体内尿素氮池改变（g 氮 /d）=［BUN 变化（g/L）× 初体液量]+[体重变化（kg）× 终 BUN（g/L）× 1.0 L/kg］

如果氮摄入量已知，UNA 可用来监测排泄总氮量：

氮平衡 = 氮摄入量 –UNA – 非尿素氮的排泄（包括粪便、尿肌酐、尿酸中的氮和不能测定的氮）=0

蛋白质分解也可通过下列公式计算：

净蛋白分解率 =6.75（UNA）+ 5.06

此公式计算净蛋白分解，仅适用于肾小球滤过率、总体液和氮摄入均稳定者。如胃肠外氨基酸溶液治疗导致 UNA 升高，则这种改变既代表了内源性蛋白分解代谢的增加，又代表了输入氨基酸的代谢。当氮（蛋白质或氨基酸）摄入增加时，随之而来的是 UNA 升高，此两者差别将指导氮摄入来改变 UNA 值多少。成人当 UNA 在 10 g 以上，死亡率极高，几乎均需透析治疗。按 UNA 值估计不同程度分解代谢率调整合理的营养支持方案很有必要。但目前尚无儿童各类的 UNA 确切数值，有待于进一步研究。

（3）营养疗法实施：国内学者将 CRF 营养疗法的原则概括为"两低、两高、两适当、一限制"，即低蛋白、低磷（< 800 mg/d）、高热量、高生物价蛋白、适当矿物质及适当微量元素、限制植物蛋白。

蛋白质、氨基酸及热量的摄入慢性肾衰病人的营养应根据年龄，残余肾功能，营养状态，饮食习惯等条件，来确定适合于病人的个体化方案。营养治疗的基本措施是保证病人有足够的能量，目前认为氮（g）热量（kcal）摄入比为 1：250 400，以保证蛋白质和氨基酸合理利用，减少组织蛋白分解。其中碳水化合物占热量摄入的 70%，脂肪应使多不饱和脂肪酸比饱和脂肪酸≥ 1 ～ 2。

蛋白质：近年来，国外有些医生（主要在美国）担心低蛋白饮食可能引起慢性肾衰竭（CRF）病人营养不良或影响患者透析后的预后，不支持这些病人应用低蛋白饮食，但多数学者仍然主张应用以低蛋白饮食为主要内容的慢性肾衰现代营养疗法。在 CRF 的小儿患者，正处于发育阶段，既要保证营养需要，又不要加重肾脏的负担，治疗要对缓解尿毒症症状和保护残存。肾功能、延缓肾衰竭进程有益。一般说来，当肾小球滤过率降至 25 mL/（min·1.73m^2）时，或临床已有尿毒症症状时则必须限制蛋白质的入量，但过严限制则体内蛋白质分解，也可增加肾脏氮质负荷。蛋白质的限制应根据患儿年龄、临床症状及。肾功能减退程度而定。建议 CRF 患儿每天蛋白质一般摄取量是，婴儿：1.8 g/（kg·d）；1 ～ 2 岁 1.0 ～ 1.5 g/（kg·d）；2 ～ 16 岁：1 g/（kg·d）。严重病例只给予蛋白质 0.6 ～ 1.0 g/（kg·d），宜用高生物价的蛋白质如鸡蛋、牛奶、瘦肉、鱼肉等。因植物蛋白如豆制品等含必需氨基酸少，应尽量少吃。

极低蛋白饮食加必需氨基酸疗法：慢性肾衰时血浆必需氨基酸减少，非必需氨基酸增多。白蛋白及球蛋白缺乏，出现低蛋白血症，营养不良及免疫功能低下，易并发感染。必需氨基酸疗法配合低蛋白饮食，可利用非蛋白氮合成蛋白质，降低氮质血症，维持正氮平衡，纠正高磷血症。亦可应用某些氨基酸相应前体 α- 酮酸在体内经转氨基或氨基化作用，转变为相应的氨基酸。应用必需氨基酸疗法，必需严格限制蛋白质入量，同时保证每日足够热卡。一般口服必需氨基酸制剂如进口的肾灵、国产的 α 酮酸（开同）及复方氨基酸均可选用，或静脉滴注必需氨基酸（EAA）注射液 0.2 ～ 0.3 g/（kg·d），15 ～ 20 d 一疗程。EAA 其总氨基酸量为 5.53 kg/100 mL，总氮量为 0.65 g/100 mL。

能量摄取：不论采用何种营养治疗方案，均应保证能量每天至少婴幼儿 209 ～ 335 kJ（50 ～ 80

kcal）/（kg·d），年长儿 126 ~ 167 kJ（30 ~ 40 kcal）/（kg·d）。由于糖类与肾小球滤过率的降低无关系，而且患儿的能量摄入要充足，因此尿毒症患者的能量来源主要为糖类（占能量的 70% 左右），以减少体内蛋白质的分解，在 2 岁以内的原则上喂母奶或配方奶加上聚糖类或脂肪乳剂（婴儿奶粉的蛋白质、钠、钾、磷含量均比牛奶低）。2 ~ 3 岁用低蛋白饮食。大孩子用高能量食物。

（4）应用促进蛋白质合成的药物：为了促进蛋白质的合成和利用，除了充分合理的摄入各种营养素外，使用促进氨基酸吸收和促进蛋白质合成的药物也是必要的，如：丙酸睾丸酮，苯丙酸诺龙，胰岛素样生长因子，促红细胞生成素。生长障碍是 CRF 患儿的常见问题，当身高低于同龄儿童的 3SD 时，可注射生长激素，有学者研究用生长激素每周 28 IU/m²（或每天 1.3 mg/m²）皮下注射，有较满意的治疗效果。

（5）补充维生素：如 B_6（10 ~ 100 mg/d）、B_{12}（500 μg/d）、叶酸（5 ~ 15 mg/d）等，可显著降低高同型半胱氨酸血症，降低发生心血管病的危险因素。

（6）静脉营养疗法：因尿毒症时因恶心、纳差、呕吐等胃肠道功能下降而导致营养摄入不足或不能经胃肠摄入营养，可考虑静脉营养疗法。静脉营养治疗必须遵循的原则是：胃肠道是否有功能及功能是否有效，若胃肠道有功能，首选肠内营养，反之就选肠外营养。肠内营养尚不能供给病儿足够营养时，则采用肠内营养加部分肠外营养；补充维持体重的基础能量；氮源主要以必需氨基酸提供，各营养素比例需适当，营养补充需全面。对肾移植患者，既可是必需氨基酸也可是一般营养型氨基酸，但在肾功能损害严重时则应仅用必需氨基酸。

2. 抗感染治疗

（1）导致感染的原因：感染为慢性肾衰竭患者的第二位死亡原因。感染与机体免疫功能下降有关，其原因包括：原发病存在免疫缺陷；血中有对免疫抑制的毒素如脂蛋白，甲状旁腺素，中、小分子毒物；透析对免疫功能的进一步影响，激活补体系统，T 细胞及白细胞数量功能改变，IL-2R 水平升高。特别是营养不良可影响免疫系统的功能，造成胸腺萎缩，周缘及内脏淋巴结滤泡数量减少，脾脏生发中心增生不良，淋巴细胞转化率低下，OKT3+ 及 OKT4+ 数量及活性下降，OKT8+ 数量增加，功能增强，自然杀伤细胞活性下降。此外，维生素及微量元素摄入不足和透析中丢失，也可影响免疫功能。

（2）合理使用抗生素：肾功能不全患者较易发生细菌感染。常用的某些药理特点突出的抗菌药往往具有一定的肾毒性，而肾脏又是清除药物的重要器官，用药不当易发生毒性反应。因此，对于肾功能不全的患者，选用抗菌药除针对感染严重程度及病原菌外，还要考虑药物的肾毒性及药物的排泄途径、患者肾功能不全的程度、是否血透或腹透等因素，才能确保疗效并避免毒性反应。其原则为：综合考虑感染性质、肾功能情况及药理特点，合理选药、合理给药。

合理选药基于患者感染的严重程度及细菌药敏结果，在适宜的抗菌药范围内根据药物的肾毒性、药物的排泄途径，选用对症且安全的抗菌药。肾毒性越轻微，排泄主要不通过肾脏的药物越安全。因此，应尽量选择第一、第二类药物。

第一类：优先选用。这类药对肾脏无明显毒性，且主要经肝胆系统排泄，或经肾与肝脏双途径排泄或主要在体内代谢，相对比较安全。在针对感染特点同样有效的抗菌药中，应首选这类药物。如大环内酯类药物：红霉素、麦迪霉素、螺旋霉素；伊内酰胺酶类的某些药物：氨苄西林、阿莫西林、哌拉西林、苯唑西林、头孢哌酮、头孢噻肟、头孢曲松；以及甲硝唑、利福平、异烟肼、氯霉素等。

第二类：可选用。主要经肾排泄，但无明显肾毒性或具轻度肾毒性的药物，安全性其次。这类药包括 β 内酰胺酶类的多数品种及氟喹诺酮类等，如：青霉素、替卡西林、头孢唑林、头孢呋新、头孢他定、头孢唑肟、亚胺培南、氨曲南、克拉霉素、氧氟沙星、诺氟沙星、SMZ、氟康唑等。对于经肾缓慢排泄，但具有肾毒性的药物如两性霉素 B，由于药物主要在体内清除，即使肾功能减退，其血药浓度仍无明显改变，如病情需要可选用，但应掌握适应证。

第三类：确有适应证时选用。这类药具较明显的肾毒性，且主要经肾脏排泄，一般只有在适应证明确必须选用时才可选用。主要有氨基糖苷类，如：庆大霉素、阿米卡星、奈替米星等，以及万古霉素、多黏菌素、氟胞嘧啶等。

第四类：具明显肾毒性药物，如：呋喃妥因、头孢噻啶、四环素、吡嗪酰胺等，不宜选用。

（3）个体化给药：肾功能损害越严重，药物的毒性程度越高，剂量越需减少。根据临床用药经验总结如下调整方案，供参考（表8-1、表8-2）。

表8-1　肾功能损害患者给药剂量的初步调整

药物类别	剂量调整		
	轻度肾损害	中度肾损害	重度肾损害
第一类	常规剂量	常规剂量或略减少	2/3~1/2 常规剂量
第二类	常规剂量或略减少	2/3~1/2 常规剂量	1/2~1/5 常规剂量
第三类	2/3~1/2 常规剂量	1/2~1/5 常规剂量	1/5~1/10 常规剂量
第四类	不宜应用		

表8-2　肾功能损害程度评估

肾功能试验	正常值	肾功能损害		
		轻度	中度	重度
内生肌酐清除率（mL/min）	90~120	> 50~90	10~50	< 10
血肌酐 umol/L（mg/dL）	88.4~132.6（1~1.5）	32.6 ~ 176.8（1.5 ~2.0）	176.8~442（2.0 ~5.0）	> 442（ > 5）
血尿素氮 umol/L（mg/dL）	2.21~5.35（9~15）	7.14 ~ 12.5（20~35）	12.5 ~21.4（35 ~60）	> 21.4（ > 60）

3. 肾性骨病的治疗

（1）肾性骨病的概念、病因及分型：肾脏是参与机体骨代谢的重要器官之一。肾性骨病（ROD）系指发生于 CRF 的骨代谢性疾病，以骨质疏松、骨软化、骨性佝偻病、纤维性骨炎、骨硬化、软组织钙化、骨滑脱、骨畸形、骨再生障碍和病理性骨折为临床特征。其可发生在肾脏病变的任何阶段，尿毒症期患者 100% 有 ROD 存在，是 CRF 的重要并发症之一。随着透析疗法和肾移植的开展及尿毒症患者寿命的延长，其骨骼病变已成为愈来愈突出的问题而受到各国学者的重视。ROD 发病原因很多，机制复杂、互相交错，但主要有继发性甲状旁腺功能亢进（SHYr）、钙三醇代谢障碍和铝中毒三大病因。按骨组织转运的动力学变化将 ROD 可分为：高转运型肾性骨病、低转运型。肾性骨病及混合型。高运转型肾性骨病骨的吸收、破坏与新骨的形成处于高速率转运的动态平衡中，全段甲状旁腺激素（iPTH）明显增高，也称"继发性甲状旁腺功能亢进性骨病"；低运转型骨病，骨形成率低于正常，iPTH 稍高、正常或偏低，它不足以维持正常的骨转运，又分为骨软化和无力性骨病（ABD）两种；混合性骨病（MBD），则兼有二者的特点，其 iPTH 通常也升高。

（2）肾性骨病的控制措施

高磷血症的控制：当肾小球滤过率下降到 25 mL/min 时，肾脏排磷下降，磷在体内蓄积引起高磷血症。增高的血磷一方面降低血钙，促进甲状旁腺分泌 PTH，另一方面还可影响肾脏 α_1-羟化酶的活性，减少 1,25（OH）$_2$D$_3$ 的产生，最终诱导甲状旁腺增生。许多的研究证实严格控制尿毒症患者饮食的磷摄入后，其血 PTH 浓度显著下降。磷还可以不依赖血钙和 1,25（OH）$_2$D$_3$ 的作用，直接刺激 PTH 的分泌，磷也使钙调控阈值上移，血磷越高，PTH 的基础分泌量和最大分泌量也就越高；磷在甲状旁腺细胞膜上还能干扰受体与配体结合。

在慢性肾衰 3 ~ 4 期（分期见表8-3），血磷应保持在 ≥ 2.7 mg/dL（0.87 mmol/L），不超过 4.6 mg/dL（1.48 mmol/L）、血总钙应保持正常范围之内，即 8.4 ~ 9.5 mg/dl（2.10 ~ 2.37 mmol/L）；在慢性肾衰竭 5 期或维持性透析患者血磷应保持在 3.5 ~ 5.5 mg/dL（1.13 ~ 1.78 mmol/L），血钙应大于 10.2 mg/dL（2.54 mmol/L）。PTH 在慢性肾衰 3 ~ 5 期时，分别维持在 3 期 35 ~ 70 pg/mL（3.85 ~ 7.7 pmol/L）、4 期 70 ~ 110 pg/mL（7.7 ~ 12.1 pmol/L）、5 期 150 ~ 300 pg/mL（16.5 ~ 33.0 pmol/L）。

表 8-3　慢性肾衰竭的分期

分期	GFR（mL/min/1.73m²）
1 期　肾脏受损 GFR 正常或升高	≥ 90
2 期　肾脏受损 GFR 轻度下降	60~89
3 期　肾脏受损 GFR 中度下降	30~59
4 期　GFR 严重下降	15 –29
5 期　肾衰竭	< 15 或透析

限制磷的摄入：血磷应控制在 1.4 ～ 2.4 retool/L，中度 CRF 可单纯靠饮食限磷，多数晚期患者要用磷结合剂。

磷结合剂的应用：既往磷结合剂常用的有碳酸钙、醋酸钙、酮酸钙等，新型磷结合剂有：①盐酸聚丙烯酰胺（Rena91），不含钙和铝，且不从胃肠道吸收，并且血清总胆固醇和低密度脂蛋白水平显著下降 5.5 g/d，轻至中度降血磷，只用于单一治疗；②镧磷结合剂（lanthanum –phosphate–bond），组织吸收少，毒性小；③铁磷结合剂（既可补铁，又可结合磷）等，如葡萄聚糖铁，麦芽糖铁。

（3）补钙：口服乳酸钙：有低钙抽搐者，可静注葡萄糖酸钙。

（4）活性维生素 D 制剂的应用 1, 25（OH）$_2$D$_3$ 常规剂量：0.25 ～ 0.5 μg/d。口服冲击疗法：当 PTH 300 ～ 600 pg/mL 时，1, 25（OH）$_2$D$_3$ 1 ～ 2 μg/ 次，1 日 2 次，1 周 2 d；PTH 600 ～ 1 000 pg/mL，1, 25（OH）$_2$D$_3$ 2 ～ 4 μg/ 次，1 日 2 次，1 周 2 d；PTH > 1 000 pg/mL，1, 25（OH）$_2$D$_3$ 4 ～ 6 μg/ 次，1 日 2 次，1 周 2 d。静脉冲击：适应因口服冲击或口服冲击疗效不佳，或伴有心血管异常。剂量：溉纯注射剂 1 ～ 2 μg，1 日 2 次，1 周 2 d，静脉点滴或静脉注射。1, 25（OH）$_2$D$_3$ 应用指征见（表 8-4）。

表 8-4　1, 25（OH）$_2$D$_3$ 应用指征

甲旁亢	iPTH	超过正常倍数	治疗选择
极轻度	< 400	2 ～ 3 倍	不用
轻 – 中度	400 ～ 600	3 ～ 5 倍	常规口服
中 – 重度	600 ～ 1200	6 ～ 10 倍	口服冲击或静脉注射
极重度	> 1 200	> 10 倍	局部注射或手术切除

（5）甲状旁腺手术治疗：对于严重的甲状旁腺机能亢进，PTH 超过 800 pg/mL，合并有高钙血症或高磷血症；严重的甲状旁腺增大伴有结节性改变，已用 1, 25（OH）$_2$D$_3$ 冲击治疗失败者；高钙 > 12 mg/dL 或 Ca×P（乘积）> 70；合并广泛的骨外迁移钙化（如软组织、皮肤、中小血管钙化），局部缺血，坏死；严重顽固皮肤瘙痒、骨痛者可行手术治疗。

第四节　儿童慢性肾脏病

慢性肾脏病（chronic kidney disease，CKD）是影响人类健康的慢性进展性疾病，已引起临床越来越广泛的关注。1999 年，美国肾脏基金会将 CKD 定义为：①肾脏损伤（结构或功能异常）时间 ≥ 3 个月，有以下一项或多项表现（血或尿液组分异常；影像学检查异常；肾活检异常），而不论其肾小球滤过率（GFR）是否下降。② CFR < 60 mL/（min·1.73 m²），时间 ≥ 3 个月，而不论有无上述肾损伤。

根据 2005 年全国儿童 1990 ～ 2002 年 CRF 调查报告，我国 CRF 患儿占泌尿系统住院患儿的 1.31%，住院 CRF 儿童的人数以及所占泌尿系统疾病的比例呈逐年上升趋势，该比例 2002 年较 1990 年提高近 2.5 倍。住院儿童 CRF 的年平均发病率为 40.3/100 万儿童人口。调查中近 80% CRF 患儿的肾功能达Ⅳ级或Ⅳ级以上，但只有 15.8% 的患儿接受过透析替代治疗，肾移植者仅占所有 CRF 患儿的 2.3%。

CKD 病程往往经历数年甚至数十年，多种慢性肾脏病的源头实质是在儿童期，因而 CKD 防治的最佳时机应从儿童期开始。

一、CKD 儿童期起病的病因

临床上相当一部分成人 CKD 自儿童期进展而来，但小儿时期导致 CKD 的病因与成人并不相同。Zoccali 等研究发现，小儿及青春期 CKD 的病因主要包括以下几个方面：①有遗传性肾脏病史；②有围产期低血氧或某些引起肾缺血、栓塞等致慢性 CKD 的临床状况；③肾发育异常及不全者；④有梗阻性泌尿系疾病；⑤返流伴反复泌尿系感染、肾有瘢痕者；⑥有急性肾炎或肾病综合征史者；⑦有溶血尿毒综合征史；⑧有过敏性紫癜史；⑨系统性红斑狼疮。

二、儿童期 CKD 发展的临床风险因素

（一）肾脏原发病的影响因素

1. 发病年龄

随着年龄增长，代谢负荷的增加，肾脏病变持续进展的危险也随之增加。

2. 原发病持续损伤的严重程度

主要包括高尿蛋白水平、高血压、脂质紊乱、高凝状态等。尿蛋白不仅是肾小球滤过屏障受损的重要标志，而且会造成肾脏病持续进展。高血压是公认的加速肾脏病慢性进展的最重要危险因子。另外，脂质紊乱、高凝状态均是肾脏疾病慢性进展的独立影响因素。

3. 原发病的治疗情况

原发病是否获得及时、充分的治疗也影响其后发展。

（二）肾外风险因素

目前世界上较受关注的代谢综合征已基本涵盖了肾外风险因子，主要涉及体重指数增高、高血压、高血糖、高尿酸等。

1. 体重指数

肥胖儿童为儿童人群中的特殊群体，对其评价慢性肾脏病的风险因素尤为重要。

2. 高血糖或糖尿病

近年来，全球 2 型糖尿病流行导致 CKD 病人数量增加。15 岁以下儿童糖尿病发病率为 5.6/10 万人口，其中约 5%～20% 的糖尿病患儿有肾脏结构的病变。

3. 高尿酸

高尿酸持续存在即可导致肾脏损害的发生进展。尿酸结晶沉积于肾小管 - 间质造成小管间质炎症、纤维化；存在于尿中参与尿酸结石形成损害肾脏；高尿酸血症能够促使肾皮质血管收缩、人球小动脉壁增厚、肾小球高压等，诱导肾小球硬化。

4. 其他

研究表明，一般人群中血清高半胱氨酸可预测肾功能的损伤及终末期肾脏疾病（ESRD）病人的心血管事件的发生。有学者发现交感神经活动增强及血浆非对称二甲基精氨酸浓度增高与 CKD 病人 GFR 降低有关，但目前缺乏临床证据。

三、预防及治疗儿童期 CKD 的措施

迄今为止，对 CKD 病人的治疗仍未取得满意的疗效，很大程度上是由于对 CKD 儿童期的防治重视不够。另外，CKD 的防治应是一个系列的过程，必须对病人进行终身全面的监测和治疗。总体上，慢性肾病的防治可从三个方面进行，一级预防以增进肾脏的健康为目的，关注环境因素，营养，卫生教育；二级预防在于早期正确的诊断，对肾脏病适当的治疗，特别是那些有肾衰风险的儿童；三级预防主要是对于已有肾衰的病人，延缓肾功能恶化，包括一般治疗、风险指标的监测及药物治疗等。具体包括以下措施：

（一）及早发现、正确诊断 CKD

主要包括尿蛋白的检测，对 GFR 的评估及应用影像学检查等。检测尿蛋白是早期发现 CKD 最简单、基本的检查手段。尿蛋白 + 者，需做定量分析，尿蛋白 ++ 以上并连续一至两周者需做进一步的检查。

对于常规未发现尿蛋白但疑有肾脏病疾患者，可进行微量白蛋白尿（MAU）的检测，可明显提高 CKD 的检出率。

（二）控制 CKD 进展的风险因素

CKD 进展的两大主要风险因素来自高血压和高尿蛋白。对于高血压，建议应将血压控制在同龄儿童血压的第 90 百分位数以下，才能最大限度地延缓慢性进展，改善远期预后；而对于蛋白尿，目前主张，尿蛋白 > 0.5 ～ 1 g/24 h 的各种慢性肾脏病患者，无论血压高或正常，都应接受血管紧张素转换酶抑制剂（ACEI）治疗。

对于高血脂，则强调低饱和脂肪酸、低胆固醇饮食。营养摄入模式以饱和脂肪酸小于总热量的 10%、平均总脂肪不超过总热量的 30%、胆固醇小于 300 mg/d 为佳。对于 10 岁以上的儿童，饮食治疗 6 个月到 1 年无效，低密度脂蛋白（LDL-C）4.94 mmol/L（190 mg/dL）或者 LDL-C > ≥ 4.16 mmol/L（160 mg/dL）有伴发心血管病危险者考虑药物治疗，但目前尚缺乏循证医学证据。

另外，注意早期发现高血糖或糖尿病，给予相应的治疗，并积极治疗感染、水电解质紊乱等 CKD 常伴的临床病理状态。

（三）对已有 CKD 患儿的评价

美国肾脏基金会强调，在 CKD 分类分级的基础上，对每个病人均应正确评价后再进行针对性的治疗。评价包括：①肾病的类型；②共存的疾病或病理状态；③通过肾功能水平评价疾病的严重性；④肾功能损伤的风险；⑤患心血管病的风险。

（四）积极治疗原发病

1. 一般治疗

包括休息、营养、防治感染及对症处理等。

恰当的休息可减低机体的能量消耗、降低肾脏的代谢负荷。营养治疗是总体治疗策略中的重要方面，需根据年龄、临床症状及肾小球滤过率调整蛋白质入量，制定合理的饮食谱；国内学者将慢性肾衰营养疗法的原则概括为"两低、两高、两适当、一限制"，即低蛋白、低磷（< 800 mg/d）、高热量、高生物价蛋白、适当矿物质及适当微量元素、限制植物蛋白。

2. 药物治疗

强调注意药物间的相互作用及肾脏毒副作用，尽可能对治疗药物进行监测。如果存在尿毒症表现，需通过透析和移植等进行替代治疗。

（五）确定并处理并发症

注意对肾性骨病（ROD）、贫血、生长迟缓等 CKD 常伴的病理状态的处理。

ROD 是发生于慢性肾衰的骨代谢性疾病，但也可发生在肾脏病变的任何阶段；主要措施包括控制饮食中磷的摄入，适当补充钙剂及应用活性维生素 D 制剂。

贫血为 CKD 的并发症之一，可继而导致内分泌紊乱、生长发育迟缓；有研究表明，对于 CKD 非透析病人，正常的血红蛋白水平，有助于延缓 CKD 进展至终末期肾病，并减少罹患心血管并发症的风险；治疗主要是补充促红细胞生成素（EPO）。

另外，当 CKD 发展至终末期，将有半数病人存在铁缺乏，因此，铁剂与 EPO 并用应是肾性贫血的治疗核心。

（六）做好随访工作

建立慢性肾脏病患儿的登记制度，建立长期随访、系统管理和分级、分层医疗体系，使疾病慢性进展的各个环节均能得到有效监控与防治；在基础医药学研究基础上，开展针对慢性肾脏病循证医学研究，建立适合不同类型 CKD 特点的临床诊治方案和预后评估方案。

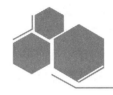

第九章　儿科血液系统疾病

第一节　小儿贫血

贫血是指末梢血中单位容积血液中单位容积内的红细胞数、血红蛋白量明显低于正常值称为贫血。小儿贫血在我国目前发病率相当高，对小儿的生长发育危害极大，必须认真防治。1972 年世界卫生组织曾提出，6 个月至 6 岁血红蛋白 < 110 g/L;6 ~ 14 岁血红蛋白 < 120 g/L 作为小儿贫血的诊断标准；我国小儿血液学会议暂定：血红蛋白在新生儿期 < 145g/L，1 ~ 4 个月时 < 90 g/L，4 ~ 6 个月 < 100 g/L 者作为贫血诊断标准。

贫血可依据血红蛋白和红细胞数量降低的程度分为轻度、中度、重度、极重度，即血红蛋白，6 个月至 6 岁以 90 ~ 120 g/L，红细胞（3 ~ 4）× 10^{10}/L，为轻度贫血；血红蛋白 60 ~ 90 g/L，红细胞（2 ~ 3）× 10^{12}/L，为中度贫血；血红蛋白 30 ~ 60 g/L，红细胞（1 ~ 2）× 10^{12}/L，为重度贫血；血红蛋白 < 30 g/L，红细胞 < 1 × 10^{12}/L，为极重度贫血。贫血可依据红细胞平均体积（MCV）、红细胞平均血红蛋白量（MCH）和红细胞平均血红蛋白浓度（MCHC）三项数值，将贫血分为四类（表 9-1）。

表 9-1　贫血的细胞形态分类

	MCV（fl）	MCH（pg）	MCHC（g/L）
正常值	80~94	28~32	320~380
大细胞性	> 94	> 32	320~380
正细胞性	80~94	28~32	320~380
单纯小细胞性	< 80	< 28	320~380
小细胞低色素性	< 80	< 28	< 320

贫血尚应从疾病发生的原因和机制进行分类，造成贫血的主要原因是红细胞的生成与破坏两者失去平衡，故大体可分为失血性、溶血性和红细胞生成不足三大类。失血性贫血如外伤性出血、消化道溃疡、肠息肉、钩虫病引起的出血等；溶血性如新生儿溶血症、6- 磷酸葡萄糖脱氢酶缺陷症、地中海贫血、遗传性球形红细胞增多症、脾功能亢进等；红细胞生成不足主要分造血物质缺乏和骨髓造血功能障碍，前者如缺铁性贫血、巨幼细胞性贫血，后者如再生障碍性贫血。

一、营养性缺铁性贫血

营养性缺铁性贫血是由体内铁缺乏致使血红蛋向合成减少，而引起的一种小细胞低色素性贫血，为小儿贫血中最常见者，尤以婴幼儿发病率最高，对小儿健康危害较大，是我国重点防治的小儿疾病之一。

（一）病因病理

1. 缺铁的原因

（1）生长发育过快：婴儿期生长发育快，1岁时体重较出生时增加3倍，早产儿体重增加更快，喂哺食物中含铁量不敷生长发育的需要，故婴儿期为该病发生最多的年龄。

（2）铁的入量不足：食物是供给铁的主要来源，无论人乳或动物乳含铁都较少。如长期以乳类喂养，未及时添加肉类、肝、蛋黄、青菜、水果等含铁丰富的动、植物辅食，或偏食者，则易发生缺铁性贫血。

（3）铁的丢失过多：正常婴儿每天排出的铁量相对比成人为多。以不经加热处理的鲜牛奶喂养的婴儿可能因对蛋白过敏而发生小量肠出血，每天失血约0.7 mL。每失血1 mL即损失铁0.5 mg，长期小量失血便可导致缺铁。同样，肠息肉、梅克尔憩室、膈疝、钩虫病等也是导致出血、缺铁的常见原因。

（4）先天储铁不足：正常新生儿体内储存铁及出生后红细胞破坏释放的铁，一般可供生后3～4个月造血的需要，但早产儿、双胞胎、生后脐带结扎过早、孕母患缺铁性贫血，均可导致新生儿体内储铁不足，在出生后或3～4个月内就发生缺铁性贫血。

（5）铁的吸收障碍：食物搭配不合理可影响铁的吸收，慢性腹泻则增加铁的排泄。

2. 发病机制

铁是合成红细胞血红蛋白的原料。当体内缺铁或铁的利用发生障碍时，血红蛋白的合成减少。食物中的铁主要从十二指肠及空肠上部黏膜吸收，肠道吸收的铁和红细胞破坏释放的铁均通过血浆中的转铁蛋白结合，随血液循环转运到组织中储存或至骨髓中参与造血。转运至骨髓组织中的铁进入幼红细胞内，经线粒体摄取与原卟啉结合形成血红蛋白，缺铁时血红素合成不足，血红蛋白相应减少，因此，新生的红细胞中血红蛋白不足，细胞浆减少，形成小细胞低色素性贫血。但由于缺铁对细胞的分裂、增殖影响较小，故红细胞的数量减少程度远不如血红蛋白减少明显。

（二）临床表现

任何年龄均可发病，以6个月至2岁最多见。起病缓慢，逐渐出现面色、皮肤、口唇、甲床苍白，疲乏无力，食欲差，不爱活动。年长儿可诉头晕、眼花、耳鸣。消化系统症状如食欲减退、异食癖、消化不良。神经系统症状如烦躁不安，智力减退，注意力不集中。由于骨髓外造血，肝脾有不同程度大，淋巴结亦可肿大。贫血加重时，呼吸和脉搏代偿性增快，心脏扩大，心前区有收缩期杂音。上皮组织异常时出现指趾甲扁平、反甲、脆裂。因细胞免疫功能降低常合并感染。

（三）实验室检查

1. 血象

血红蛋白和红细胞减低，以血红蛋白降低为主，呈小细胞低色素性贫血。红细胞平均体积（MCV）< 80 fl（$80 \mu m^2$），平均血红蛋白量（MCH）< 26 pg，平均血红蛋白浓度（MCHC）< 310 g/L。血涂片检查，可见红细胞大小不等，小者居多，染色浅淡，中央苍白区扩大。白细胞和血小板一般无变异。网织红细胞正常或轻度减少。

2. 血清铁蛋白

血清铁蛋白是诊断缺铁最灵敏的指标，其放射免疫法测定的正常值为：< 3个月婴儿为194～238 $\mu g/L$，3个月以后为18～91 $\mu g/L$。低于12 $\mu g/L$提示缺铁。缺铁合并感染、肿痛、肝脏和心脏疾病时，SF值可不降低，此时可测定不受这些因素影响的红细胞内碱性缺铁蛋白帮助诊断。

3. 血清铁

血清铁降低 < 9.0～10.7 $\mu mol/L$；（正常值12.8～31.3 $\mu mol/L$ 或 75～175 $\mu g/dL$）。

4. 总铁结合力

总铁结合力增高，其生理变异较小，在病毒性肝炎时可增高，转铁蛋白饱和度（TS）< 0.15 有诊断意义。

5. 红细胞游离原卟啉（FEP）测定

原卟啉值增高 > 0.9 $\mu mol/L$（正常值 0.09～0.9 $\mu mol/L$）。因缺铁红细胞内原卟啉不能完全与铁结合成血红素，故游离原卟啉值增高。

6. 骨髓象

骨髓总数增加，幼红细胞增生活跃，以中、晚幼红细胞增生明显，各期红细胞均较小，胞浆量少边缘不规则，染色偏蓝，粒细胞系和巨核细胞一般正常。

（四）诊断与鉴别诊断

1. 诊断依据

缺铁性贫血可根据喂养史、病史、临床表现和血象特点一般可作出初步诊断。必要时做骨髓检查。有条件的可作有关铁代谢的生化放射免疫测定。

2. 鉴别诊断

地中海贫血、维生素 B_6 缺乏性贫血、铁粒幼红细胞性贫血等也可表现为小细胞低色素性贫血，可依据各病特点加以鉴别。

（五）治疗

1. 铁剂治疗

口服铁剂，宜选用二价铁盐如硫酸亚铁（含铁 20%）、富马酸铁（含铁 30%）、葡萄糖酸亚铁（含铁 11%）等。口服剂量以元素铁计算一般为每次 1 ~ 2 mg/kg，2 ~ 3/d。同时口服维生素 C 以促进铁的吸收。铁剂应用至血红蛋白正常后 1 ~ 2 个月再停药，以增加储存铁。对不能耐受口服铁剂或患胃肠疾病口服吸收不良而贫血又较重者，才考虑铁剂注射。注射铁剂有右旋糖酐铁、山梨醇枸橼酸铁等。但铁剂注射易致不良反应，故应慎用。治疗中最好测定血清铁蛋白，以避免铁过量，如口服 3 周仍无效，应考虑是否有诊断错误或其他影响疗效的原因。

2. 输血治疗

重症贫血并发心功能不全或明显感染者，以尽快改善贫血状态，可予输血，输血以少量多次为宜，每次量一般不超过 5 ~ 10 mL/kg。贫血愈重，一次输血量应愈小，速度应愈慢。极重患者以输压缩红细胞为宜。

（六）其他疗法

1. 一般疗法

加强护理，治疗原发病，防止感染，合理安排饮食，逐渐增加富有铁质及维生素 C 的食物。

2. 单方验方

红枣 10 枚，皂矾（研粉）6 g，先将红枣去核捣烂，再加皂矾粉末捣匀，捻成 40 丸，干蒸消毒瓶装，1 丸/次，2/d 口服。20 d 为 1 个疗程。主要适用于钩虫病引起的缺铁性贫血，于驱虫与治贫血有双重作用。

（七）护理

加强妇幼保健，防止早产，合理喂养，纠正偏食的不良习惯。按时添加含铁丰富的辅食，防治感染性疾病和肠道寄生虫病。对早产儿、低体重儿、双胞胎儿应自 2 个月后补充铁。

二、营养性巨幼红细胞性贫血

营养性巨幼红细胞性贫血是由缺乏维生素 B_{12} 和（或）叶酸引起的一种大细胞性贫血。临床以贫血、红细胞减少较血红蛋白降低明显，红细胞的胞体变大，骨髓中出现巨幼红细胞。维生素 B_{12} 和（或）叶酸治疗有效。此病在部分农村地区尚不少见。

（一）病因病理

人体所需要的维生素 B_{12} 和叶酸主要从食物中摄入。新鲜绿叶蔬菜、水果、酵母、谷类、动物肝、肾等食物中则含叶酸比较丰富，而动物性食物如肉、肝、禽蛋、海产食品中含维生素 B_{12} 多。当母乳和食物中缺乏维生素 B_{12} 和叶酸，或胃肠道慢性疾患、肝脏疾病等原因使吸收利用发生障碍时，均可导致体内储存下降以致匮乏。此外，由于生长发育快，摄入不敷生理需要，急慢性感染消耗增多、维生素 C 缺少、药物影响也是导致本病的因素。

维生素 B_{12} 和叶酸均为核酸合成过程中不可缺少的物质。维生素 B 在细胞核去氧核糖核酸（DVA）的合成过程中，催化甲基四氢叶酸转变成四氢叶酸，后者再参与 DNA 的合成。当维生素 B_{12} 和（或）叶酸缺乏时，红细胞内的 DNA 合成不足，幼红细胞核的 DNA 减少，使细胞核分裂时间延长，细胞增殖速度减慢，胞浆中核糖核酸（RNA）蓄积，而红细胞中血红蛋白合成照常进行，结果使红细胞体变大，胞浆相对较多，红细胞生成减少，形成细胞核发育落后于胞浆的巨幼红细胞。加之巨幼红细胞本身缺陷，在骨髓中易遭破坏，进入血液的成熟红细胞寿命缩短，因而引起贫血。粒细胞系及巨核细胞系亦因之发生不同的巨幼变。

此外，维生素 B_{12} 除造血作用外，对保护神经系统的正常功能也有作用，缺乏时有明显的神经症状。

（二）临床表现

本病多见于婴幼儿，< 2 岁者在 96% 以上。起病缓慢，见面色黄，疲倦无力，头发稀疏发黄，颜面虚胖，或伴轻度水肿，恶心，呕吐，食欲缺乏，腹泻，舌面光滑，可有杨梅舌，舌可因舌颤动与下切齿摩擦引起溃疡；肝脾大，以肝大多见，贫血重者心扩大，可听到收缩期杂音；严重者可出现紫癜。有的贫血重但无神经系统症状；有的贫血不严重而神经系统症状却很明显，且持续时间较长。

精神神经系统症状主要表现为呆滞，少哭不笑，哭而无泪，反应迟钝，面无表情，智力和动作发育落后。患儿经常嗜睡，不认亲人，重者出现不规则的震颤，表现为上肢、头部、属、舌颤动，继而全身颤动，重者睡眠时亦颤动。哭声嘶哑、颤抖。甚至吸吮、吞咽困难。少数病儿膝腱反射亢进，浅反射消失，出现踝阵挛。上述精神神经症状与贫血的程度不完全成正比例。

（三）实验室检查

1. 血象

红细胞数的减少比血红蛋白降低明显，红细胞体积增大、染色深、大小不等、大者多见。红细胞平均体积（MCV）> 96 fl，平均血红蛋白含量（MCH）> 32 pg。平均血红蛋白浓度（MCHC）正常。白细胞数减少。粒细胞胞体增大，核分叶过多，还可见巨晚幼粒细胞和巨杆状核粒细胞。血小板数可减少，体积变大。网织红细胞计数常减少。

2. 骨髓象

骨髓有核细胞增生活跃，以红细胞系统增生为主，粒：红比值常倒置。各期幼红细胞均出现巨幼变，表现为胞体变大，核染色质疏松，细胞核晚熟。粒细胞系胞体巨大，核染色质松散，核分叶过多，出现巨多叶核粒细胞。巨核细胞系胞体甚大，核分叶过多，血小板大。

3. 血清维生素 B_{12} 叶酸含量测定

血清维生素 B_{12} < 100 μg/L（正常值 200 ~ 800 μg/L）提示维生素 B_{12} 缺乏。血清叶酸 < 3 μg/L（正常值 5 ~ 6 μmol/L）提示缺乏。

（四）诊断与鉴别诊断

1. 诊断依据

根据发病年龄，喂养史，临床表现及血象特征。骨髓象发现巨幼红细胞，可作出诊断。同时有明显精神神经症状，单纯用乳品喂养的婴儿，其因有长期素食史的可推断为维生素 B_{12} 缺乏所致；合并舌炎的应考虑叶酸缺乏的存在。测定血清维生素 B_{12} 和叶酸含量即可确定诊断。

2. 鉴别诊断

本病应与白血病、再生障碍性贫血、慢性溶血性贫血，大脑发育不全等进行鉴别。

（五）治疗

维生素 B_{12} 缺乏所致，肌内注射维生素 B_{12}，每次 100 μg，每周 2 ~ 3 次，连用 2 ~ 4 周或至血象恢复正常为止。对于维生素 B_{12} 吸收缺陷所致的患者，应给予长期肌内注射维生素 B_{12} 治疗，1 mg/d。当有神经系统受累的表现时，应按 1 mg/d 剂量连续肌内注射至少 2 周。单纯缺乏维生素 B_{12} 时，不宜加用叶酸治疗，以免加剧精神神经症状。

叶酸缺乏所致，口服叶酸 5 mg/ 次，3/d，连服数周至临床症状明显好转，红细胞和血红蛋白恢复好转，2 ~ 4 d 网织红细胞增加，4 ~ 7 d 达高峰；以后血红蛋白、白细胞和血小板亦随之增加，2 ~ 6 周后红细胞和血红蛋白可恢复正常。在用以上药物治疗的同时，添加含有多种维生素的食品，可以缩短用药时间，并避免复发。震颤者应给予镇静药。加强护理，预防感染，并应积极治疗继发感染及其他并发症。重症贫血可予输血。

（六）预防

注意改善哺乳期乳母的营养，合理喂养，及时添加含维生素 B_{12} 和叶酸的辅食，年长儿纠正偏食的不良习惯。

三、红细胞葡萄糖 -6- 磷酸脱氢酶缺陷症

红细胞葡萄糖 -6- 磷酸脱氢酶（G-6-PD）缺陷症（蚕豆病、药物性溶血性贫血）是由于红细胞 G-6-PD 遗传性溶血性疾病。临床以进食蚕豆或使用某些氧化药物后诱发急性溶血性贫血为特征。我国南方地区发病较多，北方亦有发病，多发生在小儿，男性发病高于女性。

本病中医属"黄疸"和"血虚"的范畴，四川地带俗称"胡豆黄"，因观察到本病常在进食胡豆（即蚕豆）后引起急性发黄，故名。治疗上急性期可按"黄疸"，恢复期常依照"血虚"进行辨证论治。

（一）病因病理

红细胞 G-6-PD 缺陷以不完全性显性方式遗传，其遗传结构基因位于 X 染色体上，男性杂合子和女性纯合子 G-6-PD 缺陷者均可发病，女性杂合子其 G-6PD 活性为中度缺陷，大都不发生溶血，故男性发病高于女性。

因红细胞从血浆中摄取葡萄糖后，需经无氧糖酵解通路和磷酸戊糖旁路两种代谢途径获得能量。在后一途径中，G-6-PD 是 6 磷酸葡萄糖转变为 6- 磷酸葡萄糖酸反应中必要的脱氢酶，系列反应过程中脱下的 H^+，使三磷酸吡啶核苷（NADP）获 H 而生成还原型三磷酸吡啶核苷（NADPH），后者是谷胱甘肽还原酶的辅酶，能使红细胞内氧化型谷胱甘肽（GSSG）还原为还原型谷胱甘肽（GSH）。还原型谷胱甘肽的主要作用是维持红细胞膜的完整性和保护红细胞免受氧化的损害。

在红细胞 G-6-PD 缺乏的小儿，除食蚕豆发生溶血外，或使用某些具有氧化特性的药物（如伯氨喹啉、解热镇痛药、磺胺类药、呋喃类药、新生儿使用维生素 K、接触樟脑丸气味等），或因感染等诱因时，血液中大量红细胞膜受到破坏，则发生急性溶血。

（二）临床表现

根据诱发溶血性贫血的不同原因，可分为以下五种临床类型。

1. 药物性溶血性贫血

药物性溶血性贫血是由于服用某些具有氧化特征的药物而引起的急性溶血。此类药物包括抗疟药（奎宁、伯氨喹啉等）、镇痛退热药（非那西汀、安替比林）、磺胺类药、碱类药（氨茶碱等）、硝基呋喃类（呋喃西林、呋喃唑酮）、萘、苯胺、维生素 K 及奎尼丁、丙磺舒等。常在服药后 1 ~ 3 d 出现急性血管内溶血。临床表现有头晕、厌食、恶心、呕吐、疲乏等症状，继则出现黄疸、血红蛋白尿，严重者可出现少尿、无尿、酸中毒和急性肾功能衰竭。溶血过程呈自限性是本病的主要特点，轻症的溶血持续 1 ~ 2 d 或 1 周左右，临床症状逐渐改善而自愈。

2. 蚕豆病

常见于 < 10 岁小儿。男孩多见，常于蚕豆成熟季节流行，进食蚕豆或蚕豆制品均可致病，母亲食蚕豆后哺乳可使婴儿发病。一般在进食蚕豆或其制品后 24 ~ 48 h 内发病，表现为急性血管内溶血，其临床表现与伯氨喹啉型药物性溶血相似。

3. 新生儿黄疸

在广东、香港等地由 G-6-PD 缺乏引起的新生儿黄疸并不少见。感染、病理产物、缺氧、给新生儿哺乳的母亲服用氧化剂药物，或新生儿穿戴有樟脑丸气味的衣服等均可诱发溶血，但也有不少病例无诱因可查。主要症状为苍白、黄疸，大多于出生 2 ~ 4 d 后达高峰。半数患儿有肝脾大，贫血大多为轻度或中度。血清胆红素增高，重者可导致胆红素脑病。

4. 感染诱发的溶血

细菌、病毒感染如沙门菌感染、细菌性肺炎、病毒性肝炎和传染性单核细胞增多症等均可诱发，G-6-PD 缺乏者发生溶血，一般在感染后几天之内突然发生溶血，溶血程度大多较轻，黄疸多不显著。

5. 先天性非细胞性溶血性贫血（CNSFIA）

本病可分为两型：磷酸己糖旁路中酶的缺陷所致者为Ⅰ型，其中以 G-6PD 缺乏所致者较为常见；糖无氧酵解通路中酶缺乏所致者为Ⅱ型，以丙酮酸激酶缺乏较为常见。Ⅰ型患者自幼年起出现慢性溶血性贫血，表现为贫血、黄疸、脾大；可因感染或服药而诱发急性溶血。

（三）实验室检查

1. 血象

血红蛋白及红细胞显著下降，呈正细胞正色素性贫血，网织红细胞增高，白细胞计数增高，在 $20 \times 10^9/L$，呈核左移现象。

2. 尿化验

有血红蛋白尿，尿胆原阳性。

3. 高铁血红蛋白还原试验

还原率 < 0.3 为显著酶缺陷，0.74 ~ 0.31 为中间型，正常 > 0.75，此试验可出现假阳性或假阴性，故应配合其他有关实验室检查。

4. 变性球蛋白小体生成试验

在溶血时阳性细胞 > 0.05；溶血停止时呈阴性。不稳定血红蛋白病患者此试验亦可为阳性。

5. 血片洗染色

G-6-PD 显著缺乏者红细胞空影为 80% 以上，中度缺乏者 20% ~ 79%，正常人在 2% 以下。

6. G6PD 活性测定

其活性显著降低。

（四）诊断

在蚕豆产区特别是新鲜蚕豆上市季节，小儿突然发生急性溶血者应首先警惕本病。应详细询问家庭成员和患者病史中是否有类似急性溶血发病史，并详细询问此次发病前是否有进食蚕豆及其制品、或其他氧化性药物史、或新生儿黄疸、或自幼出现原因未明的慢性溶血者，均可考虑本病。再结合实验室检查即可确诊。

（五）治疗

对急性溶血患者，应去除诱因，应供给足够水分，注意纠正电解质失衡，口服碳酸氢钠使尿液保持碱性，防止血红蛋白在肾小管内沉积。贫血严重者输鲜血是急救的关键，但供血者应无本病病史。重症病人可给予足量肾上腺皮质激素治疗。治疗过程中，应密切注意心、肾功能，尤其是防止急性肾功能衰竭。

（六）预防

既往史中曾患本病者，应避免进食蚕豆及其制品、氧化性药物，新生儿避免穿樟脑丸气味衣服，并注意加强对感染性疾病的防治。

第二节　再生障碍性贫血

再生障碍性贫血（AA，简称再障）是一种由于多种原因引起的骨髓造血功能代偿不全，临床上出现全血细胞减少而肝、脾、淋巴结不增大的一组综合病征。在美国及欧洲，儿童再障的发病率为 0.2/10 ~ 0.6/10 万。国内尚缺乏儿童再障发病率的资料。根据 1987 年宝鸡再障会议全国调查资料报告，我国（成人与儿童）再障的发病率为 0.72/10 万，其中急性再障为 0.11/10 万，慢性再障为 0.60/110 万。

一、病因

（一）原发性

原因不明，多见于青壮年。

（二）继发性

1. 药物及化学因素

已有几十种药物引起再障的报告，但其中以氯霉素为最多。药物引起再障机制可能是由于：①毒性反应，这与剂量大小有关，多数可逆；②个体特敏性，其与药物剂量相关性差，常不可逆。接触化学因素如苯、油漆、汽油、农药等也与再障发生有关。

2. 物理因素

各种电离辐射。

3. 感染因素

急、慢性感染，包括细菌（伤寒等）、病毒（肝炎、EBV、CMV、微小病毒 B_{19} 等病毒）、寄生虫（疟原虫等）。

4. 遗传因素

如 Fanconi 贫血，纯红再障等，再障亦可见于双胎。

5. 其他

阵发性睡眠性血红蛋白尿、骨髓增生异常综合征等。

二、发病机制

1. 多能造血干细胞缺乏或缺陷

病儿 CD34+ 细胞数量明显减少，造血干细胞增殖能力下降。动物实验和病人骨髓干细胞培养发现，90% 以上的培养集落形成单位（CFU-C）低于正常值，红系爆式集落形成单位（BFUE）和（CFUE）亦低于正常。并发现 CFU-C 形成的细胞丛 / 集落比值升高，提示 CFU-C 的自我更新和增殖能力受损。进一步研究发现，再障病儿的造血干细胞对造血生长因子（HGFs）反应性降低。

2. 造血微环境缺陷

造血微环境包括骨髓的微循环和基质。正常骨髓微环境是维持正常造血的必要条件。实验证明当骨髓微循环遭到破坏，即使输入干细胞亦不能生长，只有在微循环重建后才能见到干细胞的再生。基质细胞可分泌许多生长因子，如干细胞因子（SCF）、Flt3（为一种造血细胞刺激因子配体）、IL-3、IL-11 等，它们能刺激造血细胞增殖、分化等功能。

3. 免疫紊乱

细胞免疫和体液免疫紊乱导致造血细胞增殖调节异常。实验资料提示为数不少的再障病人常有抑制性 T（CD3+、CD8+）淋巴细胞增多，辅助性 T（CD3+、CD4+）淋巴细胞减少，CD4+/CD8 比值倒置（正常范围因年龄、性别而有所区别）。IL-2 活力亢进，NK 细胞和干扰素等具有抑制造血干细胞增殖分化作用的细胞及因子活性增加。体液免疫紊乱也可引起再障的发生，部分再障患儿血浆中可有抗造血细胞抗体存在。

上述发病机制在同一个病儿身上可同时存在，也可单独存在，也可几种因素同时在不同程度上存在。因此，临床疗效易受到多种因素的影响。

三、临床表现、分型和诊断标准

本病主要以进行性贫血、皮肤黏膜及（或）内脏出血和反复感染为特点，而多无肝、脾及淋巴结增大。小儿再障分为：

（一）先天性（体质性）或遗传性

1. Fanconi 贫血。

2. 先天性角化不良症。

3. Shwachman–Diamond 综合征本征为伴有胰腺功能不良的先天性再障。

4. 网状组织增生不良症。

5. 无巨核细胞性血小板减少症。

6. 家族性再障。

7. 白血病前期，骨髓增生异常综合征，7 号染色体单体。

8. 非血液学综合征如 Down，Dubowitz，Seckel 综合征等。

（二）获得性

1. 特发性原因不明。

2. 继发性继发于物理、化学、生物因素等。药物、毒物、感染、肝炎等。

（1）电离辐射。

（2）药物及化学品：①可意料者：细胞毒性药物，苯等；②特异体质性：氯霉素，消炎止痛药，抗癫痫药，金制剂等。

（3）病毒：①疱疹病毒、EB 病毒和巨细胞包涵体病毒；②肝炎病毒：乙型肝炎病毒（HBV）和丙型肝炎病毒（HCV）；③微小病毒 B_{19}；④人类免疫缺陷病毒（HIV）。

（4）免疫性疾病：①嗜酸性细胞增生性筋膜炎；②低丙种球蛋白血症；③胸腺瘤。

（5）怀孕。

（6）阵发性睡眠性血红蛋白尿（PNH）。

（7）白血病前期。

四、诊断标准

（一）急性再障（亦称重型再障 I 型，SAA- I）

1. 临床表现

发病急，病程短（1～7 个月），贫血呈进行性加剧，常伴严重感染，皮肤、黏膜广泛出血或内脏出血。约 1/3 病儿肝可有轻度大（肋下 2 cm 以内），但脾及淋巴结却不大。

2. 血象

除血红蛋白下降较快外，须具备以下 3 项目中之 2 项：①网织红细胞 < 1%，绝对值 < 0.015×10^{12}/L；②白细胞总数明显减少，中性粒细胞绝对值 < 0.5×10^9 1L；③血小板 < 20×10^9/L。

3. 骨髓象

①多部位增生减低，三系有核细胞明显减少，非造血细胞增多；②骨髓小粒空虚，非造血细胞如浆细胞、组织嗜碱细胞及脂肪细胞增多。

（二）慢性再障

1. 临床表现

起病缓慢，病程长（1 年以上），贫血、出血、感染较轻。

2. 血象

血红蛋白下降速度较慢，网织红细胞、白细胞、中性粒细胞及血小板值常较急性再障为高。

3. 骨髓象

①三系或两系细胞减少，至少一个部位增生不良。如局灶增生良好，则红系常见晚幼红比例增多，巨核细胞明显减少；②骨髓小粒中脂肪细胞及非造血细胞增加。

4. 当慢性再障在病程中病情恶化临床表现、血象及骨髓象与急性再障相同时，称为重型再障 II 型（SAA- II）。

此外，尚有依据骨髓造血祖细胞培养的结果将再障分为 4 型：①造血干细胞缺陷（约占

50%～60%）；②T 抑制细胞增加（约占 21.4%～33%）；③患者血清中抑制因子增加（约 21.4%）；④造血微环境缺陷（约占 7.1%）。

五、实验室检查

1. 血象

外周血三系细胞减少，急性再障者大多呈正细胞、正色素性贫血，但慢性再障者通常为大细胞性正色素性贫血。网织红细胞 < 1%;白细胞总数大多降低，但也有正常者，此时常出现淋巴细胞相对值增高。

2. 骨髓象

急性型者为增生低下或重度低下，慢性型者多呈增生不良，可见灶性增生。巨核细胞明显减少，非造血细胞增多，骨髓小粒中淋巴细胞加非造血细胞常 > 50%。骨髓增生程度可分为：

（1）增生极度减低型：多部位骨髓未发现或仅见少许造血细胞，多为网状细胞、浆细胞、组织嗜碱细胞、淋巴细胞及脂肪细胞。

（2）增生减退型：多部位或部分骨髓原始或幼稚细胞缺如，仅见少量造血细胞，以成熟型为主，非造血细胞增多。

（3）增生（正常）型：骨髓增生正常，巨核细胞数减少，非造血细胞增多。

（4）增生活跃型：红系或粒系较正常多见，原始及幼稚细胞也可见，巨核细胞少见，非造血细胞不多见。该型应除外溶血性贫血。

儿童再障以后两型多见。

3. 血清铁、镁、锌升高。

4. 血清 FPO、游离红细胞原卟啉（FEP）增加。

5. Ts 淋巴细胞功能异常，急性型 T、B 淋巴细胞严重受累，NK 细胞及 CD4+/CD8+ 比值明显低于慢性型。

6. 造血干／祖细胞培养：CFU-E，GM-CFU 均减少。

六、鉴别诊断

再障须与白血病、骨髓增生异常综合征、骨髓纤维化、阵发性睡眠性血红蛋白尿（PNH）、严重缺铁性贫血、巨幼红细胞性贫血、脾功能亢进、骨髓转移瘤、噬血细胞综合征、恶性组织细胞病、恶性淋巴瘤等鉴别。鉴别的主要依据为骨髓涂片、骨髓活检及相应的细胞和分子生物学检查。

七、治疗

由于再障的发病原因与发病机制复杂，每种类型又无特异性实验指标可用于指导临床选药，因此，再障的治疗目前仍然主要采用临床经验进行选药，给治疗带来一定的盲目性。近年来，有关研究再障的新技术不断涌现，如 T 淋巴细胞亚群（包括 T 辅助／抑制细胞、自然杀伤细胞、细胞毒 T 细胞、树突状细胞、B 细胞等）、单核／巨噬细胞、CD34+ 造血干／祖细胞及其亚群的流式细胞仪（FCM）分析，造血祖细胞集落培养等，有望使再障的治疗更具实验依据。

（一）急性再障（重型再障）的治疗

1. 去除病因

对一切可疑的致病因素，均应立即停止接触、应用。

2. 防治感染

急性再障预后凶险，病死率可高达 80% 以上，死亡的主要原因之一是严重感染。因此，积极预防和治疗感染是降低死亡率的重要措施。病人应隔离保护，输注新鲜血浆、丙种球蛋白或白细胞悬液，以增加患儿对感染的抵抗力。一旦出现感染，应及早使用强力有效的抗生素。在没有明确病原体感染之前，通常需要广谱抗生素、抗真菌药及抗病毒药联合应用。一旦证实了感染的病原体及其敏感药物，则可根据对病原体敏感的药物进行合理选药。

3. 防止出血

颅内出血或其他脏器严重出血是本病致死的另一重要原因。当血小板计数下降至 $20 \times 10^9/L$ 时，出血的机会则大大增加，应积极输注足量的血小板或新鲜全血，要求使血小板数量至少达到 $20 \times 10^9/L$ 以上。血小板成分输注，从正常人 1 单位（400 ~ 500 mL）全血中可提取 1 个单位血小板血浆，平均含 10^{11} 个血小板，输入 1 个单位血小板 /M2 能增加 1.2 万 / μL 血小板数。肾上腺皮质激素虽然不能增加血小板的数量，但它们具有改善血管脆性的作用，从而有利于减少出血的机会。

4. 纠正贫血

当病情进展迅速，血红蛋白 < 40 g/L 时，有可能出现贫血性心功能衰竭和组织缺氧的表现，应尽快输血，但输血速度宜缓慢，以防促进心功能衰竭。

5. 免疫抑制剂治疗

目前常用的有以下几种药物：

（1）抗胸腺细胞球蛋白（ATG）或抗淋巴细胞球蛋白（ALG）

作用机制：杀伤抑制性 T 细胞，促进 CD4 /CD8+ 比值恢复正常；具有丝裂原作用，刺激淋巴细胞分泌 IL-3 及 CSF，促进造血干细胞增殖；可直接与造血干细胞表面受体结合，促使造血恢复。

ATG、ALG 用法：①马 -ATG（HATG）每日 10 mg/kg，或猪 ATG（P-ATc;）15 ~ 20 mg +（kg·d）或兔 ATG（R-ATG）3 ~ 4 mg/（kg·d）静滴，连用 5 日，或 ALC 40 mg/（kg·d），持续静滴 12 h，连用 4 日。并加用甲基泼尼松龙 2 mg/（kg·d），静脉滴注；② ALG 20 mg/（kg·d），持续静滴 4 ~ 6 h，连用 8 日，继给泼尼松 1.5 mg/（kg·d），连服 5 日。后者能克服 ALG 的不良反应。通常经治疗 1 ~ 3 月临床症状及血象改善，有效率达 60% ~ 80%，复发率约 10% 左右。上述方案主要用于急性或重型再障的治疗。

本制剂适用于血小板 > $10 \times 10^9/L$ 的病例。首次应用前应作过敏试验，用 1/10 瓶 AL。G 溶于 100 mL 生理盐水内静滴 1 h，滴注过程中医务人员必须在场，床旁备有地塞米松、氢化可的松、肾上腺素、异丙嗪等急救药品。过敏反应表现为口周及四肢麻刺感、唇及喉肿胀、支气管痉挛、声门水肿、低血压等。出现过敏反应后立即停止静脉滴注 ALG，并加入地塞米松 2 ~ 4 mg，必要时给予氢化可的松静脉点滴；出现声门水肿立即给予 1：1 000 肾上腺素 0.1 mL 皮下或静脉注射。一旦发生过敏反应，以后绝对禁止再用本品。在首次给药 12 h 前用异丙嗪 1 次，静滴 ALG 前静脉推注地塞米松 4 mg，勿用同一输液瓶滴注其他液体及血制品。

用药一周末至两周内可发生血清病，出现发热、皮疹（荨麻疹、麻疹样或猩红热样）、淋巴结增大、关节酸痛，严重表现有面部及四肢水肿、少尿、喉头水肿、哮喘、末梢神经炎、头痛、谵妄，甚至惊厥。一旦出现上述任何表现者均应严密监护，仅有皮疹者则可给予异丙嗪、止痒洗剂等对症处理，较重表现者则可给予甲基泼尼松龙 10 mg/（kg·d）一次静注，连用 3 ~ 4 日。

已知对上述制剂过敏者及存在急性病毒感染者禁用。

（2）环孢霉素 A（CSA）：适用于 ATG（或 ALG）不宜应用者

作用机制：抑制 T 淋巴细胞的活化与增殖，抑制 IL-2 和 γ - 干扰素的合成；封闭 T 细胞表面受体，抑制 CD8+ 细胞活性及增殖。

用法：开始时 5 mg/（kg·d），分 2 次口服，q12 h，连服 2 周，随后根据血浆药物浓度进行调整，使 CSA 血浓度谷值保持在 200 ~ 400 ng/L。服药时可将 CSA 溶液掺入牛奶或果计等饮料内摇匀后服用，以减少其对胃肠道的刺激作用。用药期间应避免高钾食物、含钾药物及保钾利尿剂，以防高血钾的发生。单用有效率约 30%。

不良反应：主要是肾脏毒性，其次是肝脏损害。其他如多毛、皮肤色素沉着、牙龈肿胀、水钠潴留、手足烧灼感、震颤、肌肉痉挛及抽搐(可能与低镁有关)，可出现良性乳腺增生及因肾性高血压引起头痛等。此外，也可因细胞毒 T 淋巴细胞下降而易发生卡氏肺囊虫感染。血药浓度的监测可防止严重不良反应的发生。

当患儿合并真菌感染使用抗真菌药如伏立康唑等，可以发生药物间相互作用，此时，CSA 浓度可异常增高而可诱发严重的中毒症状，如高血压、急性肾衰竭、抽搐、昏迷等。需及时根据血药浓度而及时调整 CSA 给药剂量。

（3）大剂量甲基泼尼松龙

作用机制：可明显抑制 CD8+ 细胞活化和增殖，去除 NK 细胞对骨髓的抑制作用。适用于中性粒细胞绝对值 > 0.5×10^9/L。

用法：20 ~ 50mg/（kg·d），静滴 3 日，然后每周减半量，直至 2 mg/（kg·d）后，逐渐改为口服制剂减量维持直至停药。适用于重型再障，有效率约 25% 左右。

副作用：主要是感染和高血压，其他可有胃炎、心律失常、高血糖、情绪改变、柯兴氏征、股骨头无菌性坏死等。

（4）抗 T 淋巴细胞单克隆抗体（单抗）

作用机制：杀伤对骨髓有抑制作用的 CD8 T 淋巴细胞。

用法：CD4/CD8 正常者，CD3 单抗 10 mg，地塞米松 3 ~ 5 mg 加入生理盐水 300 mL 中静滴，每日一次，连用 5 ~ 10 次；CD4/CD8 倒置者，先用 CD3 单抗每次 5 ~ 10 mg，每日二次，连用 3 ~ 5 次，改用 CD8 单抗每次 5 ~ 10 mg，连用 3 ~ 5 次。用前肌注异丙嗪。

（5）大剂量丙种球蛋白

作用机制：杀伤抑制骨髓造血的淋巴细胞，清除骨髓中可能与再障有关的病毒感染，与干扰素类细胞因子结合，去除其骨髓抑制活性。

用法：一般每次 1 g/kg，静脉滴，每 4 周一次，1 次 ~ 2 次有效者，可连用 6 次，不良反应少。用药后疗效反应时间不一，约 30% 发生于治疗后 3 个月，70% 发生于治疗后 6 个月。在无效病例中，仍有 25% 可对第二疗程治疗发生反应。与其他免疫抑制剂联合治疗可提高疗效达 50% ~ 70%。

（6）异基因造血干细胞移植

适用于重型再障，病程早期进行移植成活率极高。最好采用 HLA 完全匹配的同胞兄弟 / 姊妹或非亲缘相关供者，CMV 阴性的骨髓或 G-CSF 动员的外周血干细胞或脐带血。只要患儿无严重器官功能障碍或难治的感染存在时，应尽早（确诊后 2 周 ~ 3 周）进行移植。异基因骨髓移植的治愈率可达 70%（已输过血者）至 85%（尚未输血者）。移植成功后再障复发者较少见。

（二）慢性再障治疗

慢性再障的发病机制以造血微循环的缺陷为主，其中一部分发展成重型再障（SAA-Ⅱ型），则与免疫紊乱抑制造血功能有关。慢性再障治疗与急性再障治疗有所区别，急性再障以免疫抑制剂为主，而慢性再障则以雄性激素为主的综合疗法。

1. 雄性激素作用机制

①直接刺激骨髓多能造血干细胞，促进蛋白同化作用；②还原物中 5α 双氢睾酮具有增加促红细胞生成素（EPO）的产生；③5β 双氢睾酮能提高造血干细胞对促红细胞生成素的效应，促使 G_0 期细胞进入增殖周期。雄激素治疗作用需要较长的治疗时间，故必须坚持应用 2 ~ 4 月以上才能作出评价，有时要在治疗 6 个月后才出现疗效，病情缓解后仍应继续用药 3 ~ 6 月再减量，维持 1 ~ 2 年。国内外雄性激素常用制剂及用法。

不良反应：男性化、儿童骨成熟增速、骨骺融合提前（合用糖皮质激素可防止）、水钠潴留及肝脏损害。要定期检查肝功能，并口服保肝药，若肝损害时应减量或暂停或改用丙酸类代替甲基类。有效率约 35% ~ 80%，复发率 23%。

2. 改善造血微环境药物

包括神经刺激剂和血管扩张剂。其可能作用机制是通过兴奋骨髓神经、扩张骨髓血管，改善骨髓造血微循环，从而刺激和滋养残存造血祖细胞的增殖。

（1）硝酸士的宁：

①20 日疗法：即每日 2 ~ 6 mg，肌注，连用 20 日，间隔 5 日。

②10 日疗法：1 mg 连用 2 日，2 mg 连用 5 日，3 mg 连用 3 日，肌注，休 10 日。

③ 5 日疗法：即 1 mg、1 mg、2 mg、2 mg、3 mg，肌注，每天 1 次，间歇 2 日。

以上疗法均反复使用，疗程 3 ~ 6 月。有效率 53%。不良反应为失眠、肌颤、四肢不自主动作等。

（2）一叶秋碱：每日 8 mg/kg，肌注，连用 1.5 ~ 2 月，疗程不少于 4 个月。有效率 47%，与康力龙合用疗效可提高到 80%。不良反应同硝酸士的宁。

（3）山莨菪碱（654-2）：0.5 ~ 2 mg/（kg·d），静滴，或 10 ~ 40 mg/（kg·d），睡前日服或 0.2 ~ 0.5 mg/kg，肌注，每日 1 ~ 2 次。连用 30 日，休 7 日，重复使用，观察 3 个月。

（4）莨菪浸膏片：每次 10 mg，每日 3 次，口服，每日递增 10 ~ 20 mg 至每次 240 ~ 300 mg，30 日为一疗程，休 7 日后重复。不良反应：口干、视力模糊、排尿网难。疗效尚难肯定。

3. 促进造血功能的细胞因子

重组人粒 – 巨噬细胞集落刺激因子（rhGM–CSF）及粒细胞集落刺激因子（G–CSF）：5 ~ 10 μg/（kg·d），刺激造血干细胞而增加外周血的血细胞数，可与 IL-3（每日 1 mg/m^2）联合应用于骨髓移植或免疫抑制疗法过程中。疗效尚未充分肯定。

4. 免疫增强调节剂

目的是提高免疫，增强抗感染能力。常用的有左旋咪唑每日 2 mg/kg，一周服 2 日，连用 2 月 ~ 2 年；胸腺肽：可刺激 CD4+ 细胞的增殖，纠正 CD4+/CD8+ 比例倒置现象。2 mg/kg，静滴，每天 1 次，连用 3 个月以上，有效率约 50% 左右。此外还有转移因子、植物血凝素（PHA）等均有有效报道。

5. 糖皮质激素

可减少出血倾向。一般应用泼尼松 0.5 ~ 1 mg/（kg·d），分 2 ~ 3 次口服，多与雄激素合用。

八、预后

一般年幼者，无出血感染等症，中性粒细胞 > 0.5×10^{10}/L，血小板数 > 20×10^9/L，骨髓增生型预后较佳。急性再障预后甚差，如未能得到有效治疗者，绝大多数一年内死亡，有的甚至 2 ~ 3 月内天亡。慢性再障经过治疗后大多数能长期存活，约 1/3 治愈或缓解，1/3 明显进步，1/3 仍迁延不愈，少数患者死亡。死亡原因有脑出血或败血症，有的合并继发性含铁血黄素沉着症，死于肝脏功能衰竭、心力衰竭或糖尿病。

第三节 免疫性血小板减少性紫癜

血小板是止血过程中形成血小板栓子的主要成分，它的数量减少或功能障碍就会引起出血。引起血小板减少的原因根本可归纳为生成减少、破坏过多和分布异常三大类。免疫性血小板减少是临床上常见的疾患，属于血小板破坏过多所致，导致血小板破坏的抗体有自身抗体、药物依赖性抗体和同种抗体。免疫性血小板减少临床上分为原发性、继发性和新生儿免疫性三种。

本节将重点讨论儿童原发性血小板减少性紫癜，并对药物免疫性血小板减少及新生儿同种免疫性血小板减少作适当介绍。

一、原发性（特发性）血小板减少性紫癜

原发性血小板减少性紫癜（ITP）亦称自身免疫性血小板减少性紫癜。临床上分为急性和慢性两种亚型，儿童以急性型多见，发病高峰在 2 ~ 8 岁之间，无性别差异。其基本特点为皮肤、黏膜的白发性出血、血小板减少、出血时间延长、血块收缩不良及血管脆性增加，骨髓涂片可见巨核细胞数正常或增多，并有分化障碍。

（一）发病机制

ITP 的血小板减少是因外周破坏增加所致，^{51} 铬（Cr^{51}）标记的病人血小板寿期测定，显示其生活期缩短至 1 ~ 4 h，甚者短至数分钟。目前认为血小板的这种生活期缩短是与血循环中存在特异的抗体相关。抗体来源途径有：①来源于急性病毒感染后形成的交叉抗体；②来源于抗血小板某种抗原成分的抗体。最近的研究认为血小板糖蛋白（GP）Ⅱ b/ Ⅲ a、GP Ⅰ b/ Ⅸ、GPV 是这些抗体的主要靶抗原；③来源于

血小板的相关抗体，主要为 IgG（PAIgG）。PAIgG 在 ITP 中多明显升高，且其水平与血小板破坏率成负相关。关于 PAIgG 的来源目前并不十分清楚，分子量分析表明是一种组分真正的抗血小板抗体；另一种组分相当于 IgG 的免疫复合物，可能为非特异性吸附于血小板膜上的血浆蛋白。与非特异性吸附相关的 ITP，PAIgG 可不升高。由于上述抗体对血小板的损伤或结合，最终导致被单核 – 巨噬细胞所清除。破坏场所有脾、肝和骨髓，主要是脾脏。有研究表明 ITP 病人中白细胞抗原（HLA）B、和 B_{12} 表型较高，亦即有此表型的人发病的危险度较大。

（二）临床表现

1. 急性型

此型约占 ITP 的 80% 多见于 2 ～ 8 岁小儿，男女发病无差异。约 50% ～ 80% 的病儿在发病前 1 ～ 3 周有一前驱感染史，通常为急性病毒感染，如上呼吸道感染、风疹、麻疹、水痘、腮腺炎、传染性单核细胞增多症等，细菌感染如百日咳等也可诱发，偶有接种麻疹活疫苗或皮内注射卡介苗后发病的。

患者发病急骤，以白发性的皮肤、黏膜出血为突出表现。皮肤可见大小不等的瘀点、瘀斑，全身散在分布，常见于下肢前面及骨骼隆起部皮肤，重者偶见皮下血肿。黏膜出血轻者可见结膜、颊黏膜、软腭黏膜的瘀点，重者表现为鼻出血、牙龈出血、胃肠道出血，甚至血尿，青春期女孩可有月经过多。器官内出血如视网膜出血、中耳出血均少见，罕见的颅内出血当视为一种严重的并发症，常预后不良；深部肌肉血肿或关节腔出血偶或见之。临床上除非严重出血者一般无贫血，不足 10% 的病例可有轻度脾大。有时病毒感染可致淋巴结增大，此时要注意排除继发性 ITP。

2. 慢性型

病程超过 6 个月者为慢性 ITP。本型约占小儿 ITP 总数的 20%，多见于年长儿，男女之比约 1 : 3。慢性 ITP 发病前多无前驱感染，起病缓慢或隐袭。皮肤、黏膜出血症状较轻，血小板计数多在 30×10^9 ～ 80×10^9/L 之间。皮肤瘀点、瘀斑以四肢远端多见，轻者仅见于皮肤抓痕部位。黏膜出血可轻可重，以鼻出血、牙龈出血及月经过多常见，口腔黏膜次之，胃肠道出血及血尿十分少见。本型可呈持续性或反复发作，后者发作与缓解交替，缓解期长数周至数年，最终约有 30% 病儿于发病数年后自然缓解，临床反复发作者可有轻度脾大。

（三）实验室检查

1. 血象

血小板计数常 < 20×10^9/L，重者可 < 10×10^9/L，血小板体积（MPV）增大。有失血性贫血时血红蛋白下降，网织红细胞升高。白细胞计数多正常，急性型约 25% 的病儿可见嗜酸性粒细胞升高。出血时间延长，血块收缩不良，血清凝血酶原消耗不良。

2. 骨髓象

巨核细胞数正常或增多，分类幼稚型比例增加，产血小板型巨核细胞减少，部分巨核细胞胞质中可见空泡变性现象。红细胞系和粒细胞系正常，部分病例有嗜酸性粒细胞增加，如有失血性贫血时，红细胞系统增生。

3. 其他

（1）PAIgG 测定含量明显升高，以急性型更显著。

（2）束臂试验阳性。

（四）诊断

根据出血、血小板减少、骨髓象产血小板巨核细胞减少即可作出诊断，PAIgG 测定对诊断有帮助。临床上作出诊断前需排除继发性血小板减少，如再生障碍性贫血、白血病、脾功能亢进、微血管病性溶血性贫血、系统性红斑狼疮、药物免疫性血小板减少性紫癜、急性病毒感染等。

1986 年 12 月中华医学会全国血栓与止血学术会议制定的及 1998 年 6 月儿科血液组在某地修改的 ITP 诊断标准综合如下：

1. 多次化验检查血小板计数减少。

2. 脾脏不增大或轻度增大。

3. 骨髓检查巨核细胞数增多或正常，有成熟障碍。

4. 皮肤瘀点、瘀斑或黏膜出血等临床表现。

5. 以下五点中应具备任何一点：

（1）泼尼松治疗有效。

（2）切脾治疗有效。

（3）PAIgG 增多。

（4）血小板相关补体 3（PAC3）增多。

（5）血小板寿命测定缩短。

6. 排除继发性血小板减少症。

（五）治疗

1. 一般治疗

急性出血及血小板过低宜住院治疗，注意预防感染、外伤，忌用阿司匹林等影响血小板功能的药物，可适当使用止血药，如月经经期过长的女孩可使用甲羟孕酮类药物。

2. 肾上腺皮质激素

皮质激素能抑制抗血小板抗体的产生，降低毛细血管脆性，抑制单核 – 巨噬系统吞噬吸附有抗体的血小板，因而延长了血小板生存期，减少了其消耗。使用的指征是：①黏膜出血；②皮肤广泛紫癜或瘀斑，尤其是颈部的皮肤；③血小板计数 $< 30 \times 10^9/L$；④血小板持续降低超过 3 周；⑤病情加重或进展快；⑥复发性 ITP。

（1）泼尼松 1.5 ~ 2 mg/（kg·d）分 3 次服，用至血小板数恢复近于正常水平即可逐步减量，一般疗程不超过 4 周。如果随减量、停药血小板数亦再次下降，间歇一月左右可重复治疗一疗程。

（2）地塞米松冲击疗法主要用于严重的出血，剂量为 1.5 ~ 2 mg/（kg·d）静滴 5 ~ 7 d，作用较泼尼松强而快，若无效，不必延长使用。

（3）甲基泼尼松龙（甲基强的松龙）500 mg/（m²·d）[或 20 ~ 30 mg/（kg·d）] 静滴 5 d，指征及作用同地塞米松。

3. 高剂量丙种球蛋白

其主要作用是能封闭巨噬细胞的 Fc 受体，阻止巨噬细胞对血小板的结合与吞噬，降低自身抗体的合成，保护血小板和 / 或巨核细胞免受抗血小板抗体的损伤。另外由于高剂量丙种球蛋白的输入常能帮助机体摆脱反复呼吸道感染，对治疗也有益。急性 ITP 的治疗总剂量为 2.0 g/kg 静脉滴注，可采用 0.4 g/（kg·d）静滴 5 d，或是 1.0 g/（kg·d）静滴 2 d，必要时 3 ~ 4 周后可重复。慢性 ITP 初期高剂量丙种球蛋白治疗时，可给予 1.0 g/（kg·d）静滴 2 d，然后根据血小板计数波动情况，定期给予 0.4 ~ 1.0 g/（kg·d）静滴，以维持血小板计数在安全水平（$> 30 \times 10^9/L$）。有些慢性 ITP 病人使用皮质激素时间过长，此时可使用丙种球蛋白作为一种有效的替代性辅助治疗。

4. 肾上腺皮质激素与高剂量丙种球蛋白联合应用

当病人有广泛的瘀点、瘀斑、黏膜出血或出现器官内出血尤其是颅内出血的症状和（或）体征时，此时应果断地联合应用，剂量同上。紧急时皮质激素多采用地塞米松或甲基泼尼松龙、联合的优点能迅速改善临床症状，使血小板数量迅速升高到安全水平。在皮质激素与丙种球蛋白联合使用的过程中，需要小心观察其毒副反应。前者如血压升高、骨质疏松、库欣综合托及免疫抑制作用等；后者少数病人可出现发热、寒战、头痛等；由于丙种球蛋白中含有血型抗体，也可出现轻度抗人球蛋白试验阳性的溶血。临床上 IgA 缺乏症病人的体内存有抗 IgA 的抗体，商业性丙种球蛋白中含有少量 IgA，此时输注丙种球蛋白时就会出现过敏反应，所幸此种情况极为罕见。

5. 抗 –RhD 免疫球蛋白（抗 –D 球蛋白）

25 ~ 50 μg/（kg·d），静脉注射。3 ~ 4 d 后查血红蛋白和血小板水平，如果显示血小板数上升，则每当血小板数低于 $30 \times 10^9/L$ 时即可重复使用。如果血红蛋白水平低于 10 g/L，剂量可增加到 70 ~ 80 μg/（kg·d），每隔 3 ~ 8 周重复给予，以维持血小板水平在 $30 \times 10^9/L$ 以上。其药理作用是由于抗 D 免疫球蛋白与 RhD 阳性患者的红细胞结合发生一定程度的溶血，由此亦免疫清除了被抗体包被的部分红细胞，并封闭了单核巨噬细胞系统的 FC 受体，因而延长了 ITP 病儿血小板的生存期。血小板计数多在使用 48 h 后上升，故对紧急情况不适用。未切脾的病人较已切脾的病人疗效更好。主要不良反应为溶血引起的发热、头痛、寒战等，血红蛋白平均下降 17 g/L，多为血管外溶血。国外多用于慢性 ITP，认为便利、安全、便宜，且儿童患者效果更好。

6. 免疫抑制剂

（1）长春新碱

0.02 mg/kg（总量 ≤ 2 mg/ 次），溶于生理盐水中静脉注射或滴注，每周 1 次，4 周为 1 疗程，间歇 2 ~ 3 周可重复使用。

（2）硫唑嘌呤

1 ~ 5 mg/（kg·d），并需较长时间服用，也可与泼尼松等合用，有时会引起中性粒细胞降低。

（3）环磷酰胺

作用与硫唑嘌呤相似，1 ~ 2 mg/（kg·d），分 3 次口服，通常 2 ~ 10 周后见效。不良反应有骨髓抑制、脱发、出血性膀胱炎，肝功能受损等。

（4）环胞霉素

A 抑制 T 淋巴细胞释放白介素 2，可试用于难治性 ITP。5 mg/（kg·d）分 2 次服用，2 ~ 4 周后显效，可根据病情连用数月。

（5）α - 干扰素

每次 2×10^6 ~ 3×10^6 单位皮下注射，隔天一次，1 ~ 3 周后见效。干扰素的机制尚不清楚，体外可抑制 B 淋巴细胞合成免疫球蛋白。不良反应是注射部位疼痛、出血、发热、头痛、肝功能受损、骨髓抑制等。

免疫抑制剂的不良反应较多，使用中应严密观察，并监测血象，肝、肾功能等。近年国内外还有用抗 -CD20 抗体治疗的。

7. 达那唑

属雄性激素类药物，部分难治性 ITP 治疗有效，通常 300 ~ 400 mg/（m^2·d），分次口服 2 ~ 3 个月，可与长春新碱合用。不良反应痤疮、多毛、体重增加和肝功能损害。

8. 血小板和红细胞

病人有严重内脏出血，或出现的神经系统体征提示颅内出血时，应紧急输注血小板。若有失血性贫血可同时给予浓缩红细胞。

9. 脾切除

急性 ITP 的重型，具有威胁生命的出血、内科治疗反应差者。慢性 ITP 中血小板计数持续 < $30 \times 106/$L，常有出血且对内科治疗效果差，或经常可能受伤的病儿，都有切脾指征。儿童 ITP 易于控制且预后好，在初诊后的 2 年内很少有必要切脾，有些病儿 4 ~ 5 年后仍可自然缓解，加之儿童切脾后易出现暴发性感染，因此切脾手术需要慎重考虑。儿童切脾宜在 6 岁后进行，由于既往多用皮质激素，所以需在术前、术中及术后数天继续使用，常用甲基泼尼松龙 500 mg/（m^2·d），若病儿有活动性出血则需输注血小板和全血。切脾后约 500% 的 ITP 病儿可完全恢复，对皮质激素及丙种球蛋白敏感的病例可达到 80% ~ 90% 疗效。

10. 血浆置换

如果内科治疗及切脾后，病人的血小板仍持续 < $30 \times 10^6/$L，临床有严重出血，可采用本疗法以减少循环中抗体量。但本法需特殊设备，价格贵，且维持时间短。

（六）预后

急性 ITP 的 85% ~ 90% 患者于 6 个月内自然痊愈，约 10% 转为慢性，病死率约 1%，主要死于颅内出血。慢性 ITP 病儿在 1 年至数年后仍有部分可自发缓解，约有 50% ~ 60% 的病例不必继续治疗或切脾最终能够稳定下来。

二、继发性免疫性血小板减少性紫癜

由于免疫介导的继发性血小板减少性紫癜种类较多。本文简要介绍儿科常见的继发性血小板减少性紫癜——药物免疫性血小板减少性紫癜。

（一）发病机制

临床上通过免疫机制引起血小板减少的药物可达上百种，如退热镇痛药、抗生素、植物碱、镇静剂、利尿剂、强心剂、化疗药物、杀虫剂等等。目前所知分子量为 500～1 000 D 的药物可作为半抗原与血小板膜的一种或多种蛋白成分相结合，形成抗原并刺激机体产生特异性的抗体。这种抗体对药物血小板复合物有特异性，可直接与血小板的某些成分如膜糖蛋白 GPIb/ IX 和 GP II b/ III a 等相结合，被单核 - 巨噬细胞系统所清除，有的亦可直接激活补体系统引起血小板破坏。

（二）临床表现

从摄入药物到引起免疫性血小板减少，临床上常有一潜伏期。该期长短不一，奎宁及奎尼丁类可短至数小时，安替比林类约 2 周，吲哚美辛、金盐等可长达数月。临床症状取决于血小板减少程度和机体的反应，出血是在骨髓巨核细胞失代偿后出现，可有皮肤瘀点、瘀斑，鼻出血、牙龈出血等。严重病例全身皮肤发红，继之发热、寒战，严重出血包括口腔黏膜出血大疱、胃肠道出血、血尿、肺出血、颅内出血等；某些服用奎宁的病例兼有微血管病性贫血并发急性肾衰竭。

（三）实验室检查

血小板计数降低，重者常 $< 1 \times 10^9 \sim 10 \times 10^9$/L，出血时间延长，血块收缩不良；骨髓巨核细胞数正常或增加并伴有成熟障碍。体外有一些测定抗体的办法，例如测定奎宁、奎尼丁等诱导的抗体，可将病人的血清或血浆、正常人血小板、致敏药物混合后进行免疫测定，常用的有血块退缩抑制试验，即病人血清在有相关药物存在条件下抑制了相合血型的血块收缩，表明有与该药物有关的抗体存在。应用流式细胞仪测定抗体会使敏感性提高。体内药物激发试验也有人做过，但较危险。

（四）诊断

病史中有可疑药物史，临床上以皮肤黏膜自发性出血为主，实验室可见血小板降低，如测得药物有关的抗体即可诊断。

（五）治疗

停用一切可疑药物是治疗本症的关键；糖皮质激素能改善血管完整性而减少出血，根据病情选择口服或静滴。具有威胁生命的严重出血时可输注血小板，也可用血浆交换以减少抗体和药物浓度。此外高剂量丙种球蛋白静滴，免疫抑制剂如长春新碱、环磷酰胺的使用都有帮助。金制剂引起者恢复慢，临床可试用二巯基丙醇增加其排泄率。

（六）预后

停用有关药物后，本病能在数天至数周内恢复，极个别病例可死于严重出血如肺出血、颅内出血。

三、新生儿免疫性血小板减少性紫癜

在孕期中母亲的一部分抗体可通过胎盘进入胎儿体内，如果这部分抗体可引起血小板减少，则新生儿可出现血小板减少性紫癜。广义的新生儿免疫性血小板减少性紫癜主要包括药物、新生儿ITP（NITP）、新生儿同种免疫性血小板减少性紫癜（NAIT）。

1. NITP

患有ITP孕母的抗血小板抗体可通过胎盘进入胎儿体内，破坏胎儿的血小板。不论患ITP孕母在孕期或分娩时有否血小板减少，约50%的新生儿可能出现血小板减少。在产前首先要分析孕妇状况对胎儿的影响，如孕母有否血小板降低及其减低程度，是否已切脾，是否分娩过血小板减少的新生儿。如果怀疑胎儿有血小板降低，有条件者可作经皮脐静脉采样测血小板数，当胎儿血小板 $< 50 \times 10^9$/L 时，母亲可试用静脉丙种球蛋白 1 g/（kg·d）；如孕期已有足够长，必要时亦可进行剖宫产。产后的NITP处理原则基本同ITP，需要同新生儿科医师合作进行。

2. NAIT

发病机制与新生儿溶血相似，胎儿由父亲遗传获得不同于母亲的血小板抗原，通过胎盘进入母体刺激产生相应 IgG 抗体，该抗体在通过胎盘进入胎儿血循环并破坏其血小板。本病第一胎即可发病，如果产前发病可导致脑积水，脑囊肿、癫痫等后遗症。产后可于数分钟或数小时内发病，症状同血小板减少性紫癜，但常较重；颅内出血可发生于产前或产后，是常见的死因。临床上如果母亲无 ITP 却娩出先天性血小板减少的新生儿，患儿巨核细胞数增加，此时应考虑 NAIT。确诊的条件需要鉴定母亲的血小板缺乏同种特异性抗原，血清中存在同种血小板抗体。病情不重时可给肾上腺皮质激素、丙种球蛋白静滴，症状重时可输注血小板浓缩制剂，输入母亲的血小板为最安全有效。

第四节　血友病

血友病是一组遗传性凝血功能障碍的出血性疾病，包括血友病甲，即因子Ⅷ（又称抗血友病球蛋白，AHG）缺乏症；血友病乙，即因子Ⅸ（又称血浆凝血活酶成分，PTC）缺乏症；血友病丙，即因子Ⅺ（又称血浆凝血活酶前质，PTA）缺乏症。在先天性出血性疾病中以血友病最为常见，尤其是血友病甲约占85%。据 1992 年 24 省、直辖市调查血友病的患病率为 2.73/10 万。血友病甲、乙、丙的发病比率约为16：3：1。其共同特点为终身有自发的或轻微损伤后长时间出血倾向。

一、发病机制

血友病甲、乙均为 X 连锁隐性遗传，女性传递，男性发病。血友病丙为常染色体显性或不完全性隐性遗传，男女均可发病或是传递者。约 1/3 患者无家族史，这可能是隔代遗传或基因突变所致。

因子Ⅷ基因很大，长 186kb，常见的突变方式是点突变、基因缺失、插入异常片段及内含子 22 倒位，由于因子Ⅷ基因缺陷导致血发病的发生，重型患儿中约 50% 发病与内含子 22 倒位有关。

因子Ⅷ是一种大分子复合物，在血浆中由小分子量具有促凝血活性的Ⅷ：C 和大分子量的 von Willebrand 因子（vWF）以非共价键的形式相结合形成复合物，其中Ⅷ：C 只占复合物的 1%。因子Ⅷ是一种水溶性糖蛋白，可被 Xa 或凝血酶激活为Ⅷa。内源性凝血系统中，在 Ca^{2+} 及磷脂存在的条件下，Ⅷa 以辅酶的形式参与因子Ⅸa 对因子 X 的激活，使因子 X 被因子Ⅸa 激活的速度大大提高。

缺乏因子Ⅷ或因子ⅨX 时，凝血活酶生成减少，纤维蛋白凝块形成延迟，凝血时间延长，引起出血症状。vWF 作为因子Ⅷ的载体对其起稳定作用，并参与血小板的黏附、聚集。vWF 水平或功能降低时，可引起因子Ⅷ缺乏及出血倾向。

Ⅷ：c80% 由肝窦内皮细胞合成，其余由脾、肺、肾、单核 - 巨噬细胞等合成；其活性极不稳定，在 4℃贮存 24 h 后可丧失 20%，Ⅷ：C 血浆含量 50μg/L，活性 50% ~ 150%，半寿期 8 ~ 12 h。因子Ⅸ由肝脏合成，属于依赖维生素 K 的凝血因子，半寿期 18 ~ 24 h，血浆活性 80% ~ 120%。因子Ⅺ由肝脏合成，半寿期为 40 ~ 48 h，4℃下稳定，故本病患儿替代治疗时输入库存血浆即可补充因子Ⅺ。

（一）临床特征

出血症状为本病的主要表现，终身轻微损伤或手术后有持久出血倾向。血友病甲、乙临床表现相似，出血症状出现越早病情越重。血友病甲多在婴儿开始学爬、学走时发病，生后 9 个月内发病者少，偶见新生儿断脐时出血不止，轻症患儿可至成年后才发现。血友病乙重型患儿少见，轻症患儿多，多在 2 岁内发病，少数迟至 5 ~ 6 岁。

关节出血是血友病甲患儿的特殊表现之一，约见于 75% 的血友病甲患者。常发生在运动及创伤后，婴儿多为踝关节受累，儿童以膝关节受累常见。出血前有轻度不适，继而关节局部红、肿、热、痛，活动受限。如出血量少，治疗及时，关节血肿可被吸收。但关节的反复出血常导致关节软骨破坏，关节腔变窄，关节周围肌肉萎缩形成慢性血友病性关节炎，甚至关节畸形、功能丧失。

血友病肌肉出血和血肿以下肢、前臂、臀部多见。深部血肿有相应部位疼痛、压迫症状。如出血量多，可引起休克、贫血、黄疸及全身发热。皮下、齿龈、口腔及鼻黏膜易于受伤故为出血多发部位，但皮肤黏膜出血并非为本病的特征，皮肤瘀点、瘀斑少见。如出血发生在咽、喉易引起窒息。消化道出血、血尿亦常见，小儿血尿易误诊为"肾炎"。儿童脱牙或外科手术如拔牙、扁桃体摘除术等若不采取相应措施，会引起持久的渗血或出血。颅内出血少见，可以是自发性，但通常由外伤引起，常危及生命。对伴有剧烈头痛的血友病患儿应警惕颅内出血或硬膜下出血的可能。

血友病丙纯合子患儿有出血倾向，出血较轻，多发生在手术后或外伤后，自发性出血少见；偶有皮肤黏膜出血，青春期女性可有月经过多，出血程度与因子XI浓度无明显关系，患儿常合并因子V、因子VII等凝血因子缺乏。杂合子患儿无出血症状。

（二）血友病临床分型

1. 重型

因子VIII或因子IX活性 < 1%，多在 1 岁前出现自发性出血，出血部位多且严重，反复关节内或深部组织（肌肉、内脏）出血，关节畸形多见。

2. 中间型

因子VIII或因子IX活性为 1% ~ 5%，多在 1 ~ 2 岁时发病，创伤后可引起大出血，关节、肌肉出血多见，但反复发作次数少，很少在未成年前出现关节畸形。自发性出血少见。

3. 轻型

因子VIII或因子IX活性为 6% ~ 25%，多在 2 岁后发病，轻微损伤或手术后有出血不止，无自发性出血及关节出血。

4. 亚临床型

因子VIII或因子IX活性为 26% ~ 45%，仅在严重创伤、大手术后出血不止才发现本病，容易漏诊。

二、实验室检查

（一）凝血时间延长

激活的部分凝血活酶时间延长，凝血酶原消耗不良，凝血活酶生成试验异常。出血时间、血小板计数、凝血酶原时间均正常。当凝血酶原消耗试验、凝血活酶生成试验异常时，可用纠正试验来鉴别。在经硫酸钡吸附后的正常血浆中存有因子VIII、XI而不含因子IX，在正常血清中含有因子IX和XI而不含因子VIII。因此，若上述两项试验可被硫酸钡吸附后的正常血浆纠正，而不被正常血清纠正，则为血友病甲；若上述两项试验被正常血清纠正，不被吸附血浆纠正，则为血友病乙；若上述两项试验可被正常血清和吸附血浆纠正，则为血友病丙。

（二）血浆中因子VIII：C 或因子IX活性测定（一期法）

该方法简单而常用，也是血友病临床分型的主要依据。

（三）基因诊断

1. DNA 多态性分析

包括限制性内切酶片段长度多态性（RFLP）、可变数目的串联重复序列（VNTR）和短重复序列（STR）分析。用于已获先证者且先证者的母亲是该酶切位点的杂合子的前提下，利用基因内或基因旁与血友病有关的片段长度多态性作为遗传标记，判断疾病基因是否存在，若将所有存在的 RFIP 进行连锁分析，则血友病家系遗传诊断的可靠性达 99.9%。

2. 致病缺陷直接检测分析

包括变性梯度凝胶电泳（DGGE）和单链构象多态性分析（SS-CP），可检测点突变，多用于先证者的基因分析，其突变检出率为 80% ~ 90%。

3. Southern 印迹法

主要检测内含子 22 大片段 DNA 倒位的基因缺陷，此缺陷多为重型患者。用于血友病家系成员的遗传咨询。

三、诊断

根据出血症状、病史和家族史即能初步确立血友病的诊断，进一步的出、凝血方面的有关检查可以印证诊断。血友病甲、乙、丙的鉴别可用凝血酶原消耗试验和凝血活酶生成试验的纠正试验来鉴别。如需作遗传咨询或产前诊断时，可进一步作基因分析。本病需注意与 vWD 相鉴别，后者因 vWF 质或量的异常引起血小板功能障碍，可借助于阿司匹林耐量试验、血小板对瑞斯托霉素的诱导无凝集反应及 vWF 因子抗原（vWF: Ag）测定等鉴别。

四、治疗

本病为先天性遗传性疾病，尚无根治疗法。

（一）一般治疗

患儿自幼需加强护理，避免外伤及肌肉注射，避免使用阿司匹林、非甾体类体类消炎药物及其他影响血小板聚集的药物。外科手术前、术中、术后应补充所缺乏的凝血因子。

（二）局部治疗

皮肤外伤、鼻、齿龈出血可局部压迫止血，或用纤维蛋白泡沫、明胶海绵等蘸鲜血或新鲜血浆敷于伤口处，大而深的伤口清创消毒后以消毒棉球蘸凝血酶、组织凝血活酶或新鲜血浆涂于伤口，并加压包扎，局部冷敷。早期关节出血者，宜卧床休息，患肢夹板固定，置于功能位，冰袋和弹力绷带包扎。严重关节出血在补足所缺乏的因子和严密消毒后，可抽出积血，加压包扎。出血停止、肿痛消失后需进行适当体疗或牵引，防止关节畸形。

（三）替代治疗

替代治疗是治疗血友病的有效方法，目的是将患儿缺乏的因子提高到止血水平。

1. 输血及血浆

轻型及亚临床型的血友病甲或乙患者，治疗上多先采用输新鲜血或新鲜血浆，病儿每输入新鲜血浆 1 mL/kg 可提高患者血浆中因子Ⅷ浓度 2%，提高因子Ⅸ浓度 1%，因此血友病甲患儿输新鲜血浆 10 mL/kg，每天二次；血友病乙患儿输等量的血浆，每天仅需 1 次。根据临床的病情变化，总量共 1 ~ 3 次即可。新鲜血中因子含量低，用量应增加。

血友病丙大手术或严重外伤时需用替代疗法，以鲜血或血浆效果为佳。因子Ⅺ在体外较稳定，可用库存血。输入血浆 7 ~ 20 mL/kg 可使因子Ⅺ水平提高到 25% ~ 50%，手术前输血浆 30 mL/kg，以后每天 5 mL/kg 或隔日 10 mL/kg，维持至伤口愈合。

2. 冷沉淀物

系从冰冻新鲜血浆中分出，包括原有血浆中 3% 的血浆蛋白、20% ~ 85% 的Ⅷ：C 和大量纤维蛋白原。各药厂产品及剂量不一，用前应详细参阅说明书。通常以 100 mL 血中冷沉淀物含因子Ⅷ 100 单位（u）计算（1 u=1 mL 正常新鲜血浆所含因子Ⅷ的量），输入 1 u/kg 可提高血浆中因子Ⅷ水平 2%。用量因出血轻重、部位不同而有差异，适用于轻、中型血友病甲。

3. 因子Ⅷ浓缩剂

多用人血浆冻干浓缩剂，所需因子Ⅷ的剂量按以下公式计算；所需剂量（u）= 体重（kg）× 所需提高的水平（%）× 0.5，每 12 h 1 次。

4. 因子Ⅸ浓缩剂

可按 1 u/kg 输入，每 24 h 1 次。

5. 重组抗血友病因子

基因工程制备的重组因子Ⅷ效果好，反应少，不传播病毒性疾病，适用于血友病甲。输入 1 u/kg 可提高因子Ⅷ 2.7%。

替代治疗不良反应是约 3.6% ~ 25% 血友病甲患儿可产生因子Ⅷ抗体；1% 血友病乙患儿产生因子Ⅸ抗体。经常使用血液制品，使患儿易并发肝炎、艾滋病。足量因子Ⅷ制品治疗后，仍不能控制出血或反而加重，提示有因子Ⅷ抗体存在，机体对外源性因子Ⅷ产生免疫反应。根据患者免疫应答反应的不同分为高反应者（血中抗体效价高）和低反应者（抗体效价低）。对这些患者治疗的目的是制止出血、去除抗体。对低反应者可大剂量输入因子Ⅷ，每次 50 ~ 100 U/kg，8 ~ 12 h 1 次，部分用于中和抗体，部分用于维持止血水平。高反应者的治疗包括①持续性输入因子Ⅷ，每次 100 U/kg，每日 2 次，疗程 7 ~ 10 d；②输入凝血酶原复合物（75 u/kg，每日 2 次）或活化凝血酶原复合物（75 u/kg，6 ~ 12 h 1 次），可改善止血功能且止血效果与因子Ⅷ抗体效价无关，但有诱发高凝和血栓的危险；③猪因子Ⅷ浓缩剂，每日 20 ~ 100 U/kg 静滴，疗程 2 ~ 4 周；④重组因子Ⅶa，可与组织因子共同作用激活 X 因子，促进凝血活酶的形成。按 70 ~ 100 μg/kg，每 2 ~ 4 h 静脉给约 1 次；⑤免疫抑制剂，如环磷酰胺。⑥血浆置换术，作为辅助治疗措施，清除因子Ⅷ抗体。

产生因子Ⅸ抗体者输入活化凝血酶原复合物及重组因子Ⅶa 有效。

（四）药物治疗

1. 凝血酶原复合物

含有因子Ⅸ，适用于血友病乙中、重度出血患者。剂量同因子Ⅷ浓缩剂，每 24 h 一次，直至达到止血效果。新生儿慎用，因可诱发血栓性栓塞。

2. 1- 脱氨 -8- 精氨酸加压素（DDAVP）

可提高因子Ⅷ水平 4 倍，是轻型血友病患者有效的替代治疗。剂量为 0.3 ~ 0.4 μg/kg，溶于 20 mL 生理盐水中缓慢静注，每日 2 次，每疗程 2 ~ 5 次；或用滴鼻剂，体重低于 50 kg 者，每次 150 μg 滴鼻；超过 50 kg 者，每次 300 μg 滴鼻，每日 2 次。不良反应有轻微心率加快，颜面潮红。应避免摄入过多液体并监测尿液中药物浓度，以防止低钠血症和脑水肿。

3. 抗纤溶疗法

保护少量已形成的凝血块不被溶解，用于黏膜出血及拔牙术后的替代治疗。氨基己酸（EACA）0.1 g/kg，每日 4 次口服。氨甲环酸（AMCA）5 mg/kg，每日 3 次口服；静脉注射 5 mg/kg，每日 1 ~ 2 次。

上述两种药物应在 DDAVP 治疗或因子Ⅷ替代治疗的情况下使用，连用 7 d 或直至血止。忌与凝血酶原复合物同用，血尿患者不宜使用。

4. 其他

达那唑是一种合成的 17- 烷基化雄性激素，男性化作用弱，可提高因子Ⅷ浓度，降低出血倾向，疗效逊于替代疗法。雷尼替丁 0.1 ~ 0.15 g/d 口服，剂量随年龄递增，疗程 4 d 以上，可提高因子Ⅷ:C 的活性，适用于轻、中型血友病患者，重型患者常无效。

5. 血友病乙基因治疗

我国于 1991 年以反转录病毒为载体，进行世界首次血友病乙基因治疗的临床 I 期实验，取得了成功。

五、预后

预后与临床分型、发作次数、出血部位有关，发病年龄越早，预后越差。重型患儿往往因颅内出血、手术后出血而死亡，但随治疗水平的提高和预防治疗的开展，残疾、夭折者均明显减少。加强血友病携带者的检测，对血友病家族中的孕妇进行产前诊断，无疑会降低血友病的发病率。

微信扫码
◆ 临床科研
◆ 医学前沿
◆ 临床资讯
◆ 临床笔记

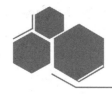

第十章　儿童保健

儿童保健同属儿科学与预防医学的分支，为两者的交叉学科，其主要任务是研究儿童各年龄期生长发育的规律及其影响因素，以通过有效的措施，促进有利因素，防止不利因素，保障儿童健康成长。儿童保健研究涉及的内容包括：儿童的体格生长和社会心理发育、儿童营养、儿童健康促进和儿科疾病的预防及管理等。

自 19 世纪 80 年代初，儿童保健问题，特别是儿童的生存问题显得更为迫切。根据当时全球形势及发展中国家的经济，由联合国儿童基金会发起了一揽子的组合干预措施，简称为 GOBI（即生长监测、口服补液治疗腹泻病、母乳喂养及免疫接种）；以后又推出针对造成婴幼儿死亡的主要疾病，即肺炎及腹泻诊治和转诊转运的简化流程及治疗技术，使儿童的死亡率明显下降。

随着时代的发展，儿童死亡的原因也发生了改变，就"单一问题"开展工作已经不能适应儿童保健的需要。据最新全球资料统计，5 岁以下小儿有 6 种致命性疾病，占死亡率的 70% ~ 90%，这 6 种疾病为急性呼吸道感染（绝大部分为肺炎）（19%）、腹泻病（18%）、疟疾（8%）、麻疹（4%）、HIV/AIDS（3%）及与新生儿有关的疾病，主要为早产、产中窒息及感染（占新生儿期死亡的 37%）；这些疾病绝大部分可以通过不断进步的卫生保健措施预防其发生。

应对这种新情况需要一揽子简单易行但效果显著的方法，并利用这些方法在儿童疾病综合管理（integrated management of childhood illness，IMCI）的指导下采取综合措施对儿童疾病及营养不良进行有效管理、防止患儿死亡、促进儿童健康成长及发育。

IMCI 在不同层次上有着不同的含义。从患者的角度来看，综合就是病案的管理；从保健的角度来看，综合意味着通过一种服务渠道进行多种形式的服务，例如定期体格检查的同时进行免疫接种，可以为家长提供咨询的机会，密切了医务保健人员与家长之间的关系，使医务保健人员更加关心儿童的营养、体格及社会心理的发育；在机制层次上，综合便是把管理结合起来，支持不同的辅助性保健工作，保障不同层次保健工作的综合性。IMCI 就是成功地将初级保健设施的病案管理和工作任务结合起来，医务保健人员要为它的服务对象提供一整套的技术服务。所以 IMCI 是当今儿童保健的唯一策略，在以上三个层次上同时加强保健的综合，将保健从家庭和社区延伸到初级卫生单位以及转诊机构，并且强调提供咨询和解决问题。IMCI 已被 100 多个国家采纳，我国也开始了相关的工作。

近几年，我国妇幼保健机构与监测网络建设发展很快。三级儿童保健网络建设以及这一网络在城市和农村得到进一步的完善，成为各项儿童保健措施得以成功推广实施的制度保障。截至 2005 年城市 7 岁以下儿童保健管理率达到 82.3%，农村达到 69.7%，到 2009 年全国 7 岁以下儿童保健管理率平均水平达到 80%。无论在 20 世纪 90 年代初期颁布的《九十年代中国儿童发展规划纲要》，还是 21 世纪初颁布的《中国儿童发展纲要（2001-2010 年）》，都将儿童保健管理率作为重要的工作任务指标，凸显了党和政府对于儿童保健网络体系建设的重视与关注。

第一节　各年龄期儿童的保健重点

一、胎儿期及围生期

胎儿的发育与孕母的躯体健康、心理卫生、营养状况和生活环境等密切相关，胎儿期保健主要通过对孕母的保健来实现。

（1）预防遗传性疾病与先天性畸形：应大力提倡和普及婚前男女双方检查及遗传咨询，禁止近亲结婚；应避免接触放射线和铅、苯、汞、有机磷农药等化学毒物；应避免吸烟、酗酒；患有心肾疾病、糖尿病、甲状腺功能亢进、结核病等慢性疾病的育龄妇女应在医师指导下确定怀孕与否及孕期用药，注意孕期用药安全，避免药物致畸；对高危产妇除定期产前检查外，应加强观察，一旦出现异常情况，应及时就诊。

（2）保证充足营养：妊娠后期应加强铁、锌、钙、维生素 D 等重要营养素的补充。但也应防止营养摄入过多而导致胎儿体重过重，影响分娩和儿童期以及成年后的健康。

（3）预防感染：包括孕期及分娩时。孕妇早期应预防弓形虫、风疹病毒、巨细胞病毒及单纯疱疹病毒的感染，以免造成胎儿畸形及宫内发育不良。分娩时应预防来自产道的感染而影响即将出生的新生儿。

（4）给予良好的生活环境，避免环境污染。注意劳逸结合，减少精神负担和心理压力。

（5）尽可能避免妊娠期并发症，预防流产、早产、异常分娩的发生。对高危孕妇应加强随访。

（6）加强对高危新生儿的监护：对高危妊娠孕妇所分娩的新生儿及早产儿、低体重儿，窒息、低体温、低血糖、低血钙和颅内出血等疾病的高危新生儿应予以特殊监护和积极处理。

二、新生儿期

新生儿期，生后 1 周内的新生儿发病率和死亡率极高，婴儿死亡中约 2：3 是新生儿，＜1 周的新生儿的死亡数占新生儿期死亡数的 70% 左右。故新生儿保健是儿童保健的重点，而生后 1 周内新生儿的保健是重中之重。因此在 2005 年的世界卫生组织（WHO）年度报告中，把过去的儿童保健，建议改为新生儿及儿童保健，突出新生儿保健的重要性。

（一）出生时的护理

新生儿娩出后应迅速清理口腔内黏液，保证呼吸道通畅；严格消毒、结扎脐带；记录出生时 Apgar 评分、体温、呼吸、心率、体重与身长；评估后正常新生儿即与母亲同室，应尽早喂母乳。评估为高危的新生儿应送入新生儿重症监护室。新生儿出院回家前应按照新生儿筛查规定进行先天性遗传代谢病筛查（目前卫生部要求开展的有先天性甲状腺功能减退症和苯丙酮尿症筛查）以及听力筛查。

（二）新生儿居家保健

有条件的家庭在冬季应使室内温度保持在 20 ~ 22℃左右，湿度以 55% 为宜；保持新生儿体温正常恒定。提倡母乳喂养，指导母亲正确的哺乳方法。新生儿皮肤娇嫩，应保持皮肤清洁，避免损伤。父母应多与婴儿交流，抚摸有利于早期的情感交流。应尽量避免过多的外来人员接触。注意脐部护理，预防感染。应接种卡介苗和乙型肝炎疫苗。

三、婴儿期

婴儿期的体格生长十分迅速，需大量各种营养素满足其生长的需要，但婴儿的消化功能尚未成熟，故易发生消化紊乱和营养缺乏性疾病。部分母乳喂养或人工喂养婴儿则应选择配方奶粉。自 4 ~ 6 个月开始应添加辅食，为断离母乳做准备。定期进行体格检查，便于早期发现缺铁性贫血、佝偻病、营养不良、发育异常等疾病并予以及时的干预和治疗。坚持户外活动，进行空气浴、日光浴和主、被动体操有利于体格生长。给予各种感知觉的刺激，促进大脑发育。该时期应按计划免疫程序完成基础免疫。预防异物吸入及窒息。

四、幼儿期

由于感知能力和自我意识的发展，对周围环境产生好奇、乐于模仿，幼儿期是社会心理发育最为迅速的时期。该时期应重视与幼儿的语言交流，通过游戏、讲故事、唱歌等促进幼儿语言发育与大运动能力的发展。同时，应培养幼儿的独立生活能力，安排规律生活，养成良好的生活习惯，如睡眠、进食、排便、沐浴、游戏、户外活动等。定期进行体格检查，预防龋齿。由于该时期的儿童已经具备一定的活动能力，且凡事都喜欢探个究竟，故还应注意异物吸入、烫伤、跌伤等意外伤害的预防。

五、学龄前期

学龄前期儿童的智能发展快、独立活动范围大，是性格形成的关键时期。因此，加强学龄前期儿童的教育很重要，应注意培养良好的学习习惯、想象与思维能力，使之具有优良的心理素质。应通过游戏、体育活动增强体质，在游戏中学习遵守规则和与人交往。每年应进行 1 ~ 2 次体格检查，进行视力筛查及龋齿、缺铁性贫血等常见病的筛查与矫治。保证充足营养，预防溺水、外伤、误服药物以及食物中毒等意外伤害。

六、学龄期与青春期

此期儿童求知欲强，是获取知识的最重要时期，也是体格发育的第二个高峰期。该时期应提供适宜的学习条件，培养良好的学习习惯，并加强素质教育；应引导积极的体育锻炼，不仅可增强体质，同时也培养了儿童的毅力和意志力；合理安排生活，供给充足营养，预防屈光不正、龋齿、缺铁性贫血等常见病的发生；进行法制教育，学习交通规则和意外伤害的防范知识。在青春期应进行正确的性教育，使其了解基本的生理现象，并在心理上有正确的认识。

第二节　儿童保健的具体措施

一、护理

对小儿的护理是儿童保健、医疗工作的基础内容，年龄越小的儿童越需要合适的护理。①居室：应阳光充足、通气良好，冬季室内温度尽可能达到 18 ~ 20℃，湿度为 55% ~ 60%。对哺乳期婴儿，主张母婴同室，便于母亲哺乳和料理婴儿。患病者不应进入小儿居室，尤其是新生儿、早产儿的居室。②衣着（尿布）：应选择浅色、柔软的纯棉织物，宽松而少接缝，以避免摩擦皮肤和便于穿、脱。存放新生儿衣物的衣柜内不宜放置樟脑丸，以免发生新生儿溶血。新生儿应衣着宽松，保持双下肢屈曲姿势，有利于髋关节的发育。婴儿最好穿连衣裤或背带裤，不用松紧腰裤，以利胸廓发育。

二、营养

营养是保证儿童生长发育及健康的先决条件，必须及时对家长和有关人员进行有关母乳喂养、断乳期婴儿辅食添加、幼儿期正确的进食行为培养、学前及学龄期儿童的膳食安排等内容的宣教和指导（见第四章）。

三、计划免疫

计划免疫是根据小儿的免疫特点和传染病发生的情况而制订的免疫程序，通过有计划地使用生物制品进行预防接种，以提高人群的免疫水平、达到控制和消灭传染病的目的。按照我国卫生部的规定，婴儿必须在 1 岁内完成卡介苗，脊髓灰质炎三价混合疫苗，百日咳、白喉、破伤风类毒素混合制剂，麻疹减毒疫苗及乙型肝炎病毒疫苗接种的基础免疫。根据流行地区和季节，或根据家长自己的意愿，有时也进行乙型脑炎疫苗、流行性脑脊髓膜炎疫苗、风疹疫苗、流感疫苗、腮腺炎疫苗、甲型肝炎病毒疫苗、水痘疫苗、流感杆菌疫苗、肺炎疫苗、轮状病毒疫苗等的接种。

预防接种可能引起一些反应：①卡介苗接种后 2 周左右局部可出现红肿浸润，8 ~ 12 周后结痂。若化脓形成小溃疡，腋下淋巴结肿大，可局部处理以防感染扩散，但不可切开引流。②脊髓灰质炎三价混合疫苗接种后有极少数婴儿发生腹泻，但多数可以不治自愈。③百日咳、白喉、破伤风类毒素混合制剂接种后局部可出现红肿、疼痛或伴低热、疲倦等，偶见过敏性皮疹、血管性水肿。若全身反应严重，应及时到医院诊治。④麻疹疫苗接种后，局部一般无反应，少数人可在 6 ~ 10 日内出现轻微的麻疹，予对症治疗即可。⑤乙型肝炎病毒疫苗接种后很少有不良反应。个别人可有发热或局部轻痛，不必处理。

四、儿童心理卫生

世界卫生组织（WHO）给健康所下的定义是：不仅是没有疾病和病痛，而且是个体在身体上、精神上、社会上的完满状态。由此可知，心理健康和身体健康同等重要。

（一）习惯的培养

（1）睡眠习惯：①应从小培养儿童有规律的睡眠习惯；②儿童居室应安静、光线应柔和，睡前避免过度兴奋；③儿童应该有相对固定的作息时间，包括睡眠；④婴儿可利用固定乐曲催眠入睡，不拍、不摇、不抱，不可用喂哺催眠；⑤保证充足的睡眠时间；⑥培养独自睡觉。

（2）进食习惯：①按时添加辅食；②进食量根据小儿的自愿，不要强行喂食；③培养定时、定位（位置）、自己用餐；④不偏食、不挑食、不吃零食；⑤饭前洗手；⑥培养用餐礼貌。

（3）排便习惯：东西方文化及传统的差异，对待大小便的训练意见绝对不同。我国多数的家长习惯于及早训练大小便；而西方的家长一切均顺其自然。用尿布不会影响控制大小便能力的培养。

（4）卫生习惯：从婴儿期起就应培养良好的卫生习惯，定时洗澡、勤剪指甲、勤换衣裤，不随地大小便。3 岁以后培养小儿自己早晚刷牙、饭后漱口、食前便后洗手的习惯。儿童应养成不喝生水、不食掉在地上的食物和未洗净的瓜果、不随地吐痰、不乱扔瓜果纸屑的良好卫生习惯。

（二）社会适应性的培养

从小培养儿童良好地适应社会的能力是促进儿童健康成长的重要内容之一。儿童的社会适应性行为是各年龄阶段相应神经心理发展的综合表现，与家庭环境、育儿方式、儿童性别、年龄、性格密切相关。

1. 独立能力

应在日常生活中培养婴幼儿的独立能力，如自行进食、控制大小便、独自睡觉、自己穿衣鞋等。年长儿则应培养其独立分析、解决问题的能力。

2. 控制情绪

儿童控制情绪的能力与语言、思维的发展和父母的教育有关。婴幼儿的生活需要依靠成人的帮助，父母及时应答儿童的需要有助于儿童心理的正常发育。儿童常因要求不能满足而不能控制自己的情绪，或发脾气，或发生侵犯行为，故成人对儿童的要求与行为应按社会标准或予以满足，或加以约束，或预见性的处理问题，减少儿童产生消极行为的机会。用诱导方法而不用强制方法处理儿童的行为问题可以减少对立情绪。

3. 意志

在日常生活、游戏、学习中应该有意识地培养儿童克服困难的意志，增强其自觉、坚持、果断和自制的能力。

4. 社交能力

从小给予儿童积极愉快的感受，如喂奶时不断抚摸孩子；与孩子眼对眼微笑说话；抱孩子，和其说话、唱歌；孩子会走后，常与孩子做游戏、讲故事，这些都会增强孩子与周围环境和谐一致的生活能力。注意培养儿童之间的互相友爱，鼓励孩子帮助朋友，倡导善良的品德。在游戏中学习遵守规则，团结友爱，互相谦让，学习与人相处。

5. 创造能力

人的创造能力与想象能力密切有关。启发式地向儿童提问题，引导儿童自己去发现问题和探索问题，可促进儿童思维能力的发展。通过游戏、讲故事、绘画、听音乐、表演、自制小玩具等可以培养儿童的想象能力和创造能力。

（三）父母和家庭对儿童心理健康的作用

父母的教养方式和态度、与小儿的亲密程度等与儿童个性的形成和社会适应能力的发展密切相关。从小与父母建立相依感情的儿童，日后会有良好的社交能力和人际关系；父母对婴儿的咿呀学语作出及时的应答可促进儿童的语言和社会性应答能力的发展；婴儿期与母亲接触密切的儿童，其语言和智能发育较好。父母采取民主方式教育的儿童善与人交往，机灵、大胆而有分析思考能力；反之，如父母常打骂儿童，则儿童缺乏自信心、自尊心，他们的戒备心理往往使他们对他人的行为和意图产生误解。父母过于溺爱的儿童缺乏独立性、任性，且情绪不稳定。父母是孩子的第一任老师，应提高自身的素质，言行一致，以身作则教育儿童。

五、定期健康检查

0~6岁的散居儿童和托幼机构的集体儿童应进行定期的健康检查，系统观察小儿的生长发育、营养状况，及早发现异常，采取相应干预措施。

（一）新生儿访视

于新生儿出生28 d内家访3~4次，高危儿应适当增加家访次数，主要由社区卫生服务中心的妇幼保健人员实施。家访的目的是早期发现问题，及时指导处理，降低新生儿的发病率或减轻发病的程度。家访内容包括：①了解新生儿出生情况；②回家后的生活情况；③预防接种情况；④喂养与护理指导；⑤体重测量；⑥体格检查，重点应注意有无产伤、黄疸、畸形、皮肤与脐部感染等；⑦咨询及指导。如在访视中发现严重问题应立即转医院诊治。

（二）儿童保健门诊

应按照各年龄期保健需要，定期到固定的社区卫生服务中心儿童保健科进行健康检查，通过连续的纵向观察可获得个体儿童的体格生长和社会心理发育趋势，以早期发现问题，给予正确的健康指导。定期检查的频度：6个月以内婴儿每月1次，7~12个月婴儿则2~3个月检查1次，高危儿、体弱儿宜适当增加检查次数。生后第2年、第3年每6个月1次，3岁以上每年1次。定期检查的内容包括：①体格测量及评价，3岁后每年测视力、血压1次；②全身各系统体格检查；③常见病的定期实验室检查，如缺铁性贫血、寄生虫病等，对临床可疑的疾病，如佝偻病、微量元素缺乏、发育迟缓等应进行相应的进一步检查。

六、体格锻炼

（一）户外活动

一年四季均可进行户外活动。户外活动可增加儿童对冷空气的适应能力，提高机体免疫力；接受日光直接照射还能预防佝偻病。带婴儿到人少、空气新鲜的地方，开始户外活动时间由每日1~2次，每次10~15 min，逐渐延长到1~2 h；冬季户外活动时仅暴露面、手部，注意身体保暖。年长儿除恶劣天气外，鼓励多在户外玩耍。

（二）皮肤锻炼

1. 婴儿皮肤按摩

按摩时可用少量婴儿润肤霜使之润滑，在婴儿面部、胸部、腹部、背部及四肢有规律的轻柔捏握，每日早晚进行，每次15 min以上。按摩可刺激皮肤，有益于循环、呼吸、消化功能及肢体肌肉的放松与活动；同时也是父母与婴儿之间最好的情感交流方式之一。

2. 温水浴

温水浴可提高皮肤适应冷热变化的能力，还可促进新陈代谢，增加食欲。冬季应注意室温、水温，做好温水浴前的准备工作，减少体表热能散发。

3. 擦浴

7～8个月以后的婴儿可进行身体擦浴。水温32～33℃，待婴儿适应后，水温可逐渐降至26℃。先用毛巾浸入温水，拧至半干，然后在婴儿四肢做向心性擦浴，擦毕再用干毛巾擦至皮肤微红。

4. 淋浴

适用于3岁以上儿童，效果比擦浴更好。每日1次，每次冲淋身体20～40 s，水温35～36℃，浴后用干毛巾擦至全身皮肤微红。待儿童适应后，可逐渐将水温降至26～28℃。

（三）体育运动

1. 婴儿被动操

被动操是指由成人给婴儿做四肢伸屈运动，可促进婴儿大运动的发育、改善全身血液循环，适用于2～6个月的婴儿，每日1～2次为宜。

2. 婴儿主动操

7～12个月婴儿大运动开始发育，可训练婴儿爬、坐、仰卧起身、扶站、扶走、双手取物等动作。

3. 幼儿体操

12～18个月幼儿学走尚不稳时，在成人的扶持下，帮助幼儿进行有节奏的活动。18个月至3岁幼儿可配合音乐，做模仿操。

4. 儿童体操

如广播体操、健美操，以增进动作协调性，有益于肌肉骨骼的发育。

5. 游戏、田径与球类

年长儿可利用器械进行锻炼，如木马、滑梯，还可进行各种田径、球类、舞蹈、跳绳等活动。

七、意外事故预防

儿童意外伤害是5岁以下儿童死亡的首位原因，但是可以预防的。

（一）窒息与异物吸入

3个月以内的婴儿应注意防止因被褥、母亲的身体、吐出的奶液等造成的窒息；较大婴幼儿应防止食物、果核、果冻、纽扣、硬币等异物吸入气管。

（二）中毒

保证儿童食物的清洁卫生，防止食物在制作、储备、出售过程中处理不当所致的细菌性食物中毒。避免食用有毒的食物，如毒蘑菇、含氰果仁（苦杏仁、桃仁、李仁等）、白果仁（白果二酸）、河豚、鱼苦胆等。药物应放置在儿童拿不到的地方；儿童内服、外用药应分开放置，防止误服外用药造成的伤害。

（三）外伤

婴幼儿居室的窗户、楼梯、阳台、睡床等都应置有栏杆，防止从高处跌落。妥善放置沸水、高温的油和汤等，以免造成烫伤。教育儿童不可随意玩火柴、煤气等危险物品。室内电器、电源应有防止触电的安全装置。

（四）溺水与交通事故

教育儿童不可独自或与小朋友去无安全措施的江河、池塘玩水。教育儿童遵守交通规则。

（五）教会孩子自救

如家中发生火灾拨打119，遭受外来人的侵犯拨打110，意外伤害急救拨打120。

第三节　环境与儿童健康

一、自然环境

（一）概述

自然环境主要包括胎儿宫内环境、疾病、营养及环境污染、毒物等。出生前后良好的环境有利于儿童的健康成长。但随着工业发展、全球气候变化，与环境污染相关的疾病发生率呈现显著上升的趋势，引起人们越来越多的关注。从近年发生的奶粉"三聚氰胺"污染、"苏丹红""地沟油"、含"双酚A"塑料奶瓶、沙尘暴等事件中可以看出，我国儿童正处于无处不在的环境污染威胁中，宣传环保理念、治理环境污染刻不容缓。

儿童对环境污染的易感性是由其特殊的生理结构及行为决定的。

1. 胎儿及婴幼儿处于快速生长期，细胞增殖及分化速度非常快，如果受到环境中有害物质（如酒精、烟草、可卡因、大麻和鸦片类药物等）的干扰，将造成不可逆的后果，导致生理结构或功能缺陷，如出生缺陷或生长迟缓等。

2. 儿童特殊的行为及代谢：儿童活动量巨大，新陈代谢旺盛，每单位体重的体表面积比成人大，每单位体重摄入的空气也是成人的数倍。儿童喜舔、咬物品，手口接触次数频繁，且常坐在地上玩耍或吃东西，此外，儿童由于身高限制或坐于婴儿车内，更接近地面汽车尾气区域，因此易通过皮肤接触、消化道或呼吸道吸收环境中的毒性物质。儿童每单位体重消耗的水、鱼、蔬菜、水果及乳制品比成人多，残余农药、重金属及乳制品中的脂溶性污染物容易被儿童吸收。但是，儿童肝脏、肾脏等组织的解毒系统尚未成熟，对毒素的解毒功能不足。因此儿童容易比成人吸收更多环境毒素。

3. 神经系统：大脑各部位发育速度不均衡，2岁神经元全部形成，5岁左右突触形成结束，但髓鞘发育可持续到青春期。血-脑脊液屏障直到6个月才发育完善，脂溶性有害物仍可通过血-脑脊液屏障。许多毒素对发育中的神经系统的结构和功能会产生明显的有害影响。

4. 呼吸系统：支气管的发育、分支及肺泡形成在6岁左右才完成，初生婴儿约有2 400万个肺泡，至4周岁可增加到2.57亿个肺泡，成年期可达到6亿个肺泡。儿童气道较成人狭窄，肺发育期若暴露于空气中的毒性物质，易引发呼吸道疾病，如支气管炎、肺炎、哮喘等。

5. 生殖系统：青春前期暴露于具有生殖毒性的物质或外源性激素，可引起青春发育提前或推迟及睾丸、卵巢功能异常。

6. 免疫系统：如发育早期暴露于免疫抑制剂（如紫外线、高剂量电离辐射、二噁英、杀虫剂、重金属及人工合成的免疫抑制剂等），可干扰淋巴细胞的发育，影响免疫系统的建立及成熟，甚至引发自身免疫性疾病。

（二）胎儿酒精综合征

胎儿酒精综合征是由两位美国西雅图华盛顿大学的Kenneth Lyons Jones及David W. Smith于1973年所命名，是指孕妇饮酒过多，引起胎儿出现以智力发育受损为主的中枢神经系统功能障碍、发育障碍、颜面发育不良等特征性的表现，还可伴有其他畸形。在美国，胎儿酒精综合征的发生率高达0.22%。

胎儿酒精综合征的影响程度取决于摄入酒精的数量和酒精摄入的阶段。在怀孕的头三个月饮酒，对胎儿具有破坏性。同样在3~6个月时饮酒比6~9个月时饮酒对胎儿损害更大。

胎儿酒精综合征有以下临床表现：①发育不良；②面部特征：上颌骨小，短而上翻的鼻子，人中平坦，上唇扁平，眼睛小且上眼睑下垂；③关节、手、足、手指、脚趾发育异常；④协调性差；⑤学习障碍；⑥记忆障碍；⑦心脏缺陷，如房间隔、室间隔缺损；⑧注意力不集中；⑨与他人交往能力差。

孕妇戒酒是防止胎儿酒精综合征的根本措施。

（三）环境内分泌干扰物

环境内分泌干扰物指广泛存在于环境中、能通过干扰激素分泌功能、引起个体或人群可逆性或不可逆性生物学效应的环境化合物。主要包括：①表面活性剂（洗涤剂）的降解物；②邻苯二甲酸酯类（广泛应用于塑料的增塑剂）；③双酚 A；④农药、杀虫剂；⑤天然或人工合成雌激素等。

长期暴露于 EDC 的孕妇容易发生流产、早产、胎儿宫内发育迟缓、出生缺陷等情况。EDC 还可导致男婴睾丸发育不全综合征。欧洲研究发现，孕妇接触多氯化联苯基可导致婴儿出生低体重。环境激素与睾丸癌、尿道下裂及性早熟的发生率增加有一定关联。

（四）大气颗粒物污染

大气颗粒物是空气污染的主要来源，且儿童对此种污染特别敏感，是对儿童健康的巨大威胁。大气颗粒物包括大气中的固体及液体颗粒状物质。颗粒物可分为一次颗粒物和二次颗粒物。一次颗粒物是由天然污染源和人为污染源释放到大气中直接造成污染的颗粒物。自然来源则包括：风扬尘土、火山灰、森林火灾、漂浮的海盐、花粉、真菌孢子、细菌。人为来源包括：道路扬尘、建筑施工扬尘、工业粉尘、厨房烟气、化石燃料（煤、汽油、柴油）的燃烧、生物质（秸秆、木柴）的燃烧、垃圾焚烧等。二次颗粒物是由大气中某些污染气体组分（如二氧化硫、氮氧化物、碳氢化合物等）之间，或这些组分与大气中的正常组分（如氧气）之间通过光化学氧化反应、催化氧化反应或其他化学反应转化生成的颗粒物。

根据颗粒空气动力学直径，可分为粗颗粒、细颗粒（可吸入颗粒物）及超微颗粒。

儿童呼吸道每单位面积的颗粒沉积数量是成人的 4 ~ 5 倍，因此更易受到颗粒污染的危害。颗粒物的直径越小，进入人体呼吸道部位就越深，对人体的危害就越大。粒径 $10\mu m$ 以上的颗粒物，会被挡在人的鼻子外面；粗颗粒能够进入上呼吸道，但部分可通过痰液等排出体外，另外也会被鼻腔内部的绒毛阻挡，对人体健康危害相对较小；而粒径在 $2.5\mu m$ 以下的细颗粒物，直径相当于人类头发的 1/10 大小，不易被阻挡，能被吸入人的支气管和肺泡中并沉积下来，引起或加重呼吸系统的疾病，且不经过肝脏解毒直接进入血液循环分布到全身，会损害血红蛋白输送氧的能力，其中的有毒、有害物质、重金属等溶解在血液中，对人体健康的伤害更大。

大气中的细颗粒物可通过孕妇胎盘和脐带对胎儿产生危害。孕母暴露于严重的颗粒物污染时，可能会造成胎儿宫内发育迟缓、低出生体重、早产、死产和出生畸形等。美国纽约的研究者在新生儿脐血中检测出 200 种环境污染物（主要来自汽车尾气）。妊娠后期，PM_{10} 浓度每增加 $10\mu g/m^3$，新生儿出生体重就下降 119，且孕妇暴露于高水平 PM_{10} 时，新生儿死亡率比暴露于低水平时增加 10%。PM2.5 浓度每增加 $10\mu g/m^3$，新生儿死亡率增加 6.9%。

颗粒物对儿童身体的影响主要包括呼吸道疾病、肺功能和免疫功能。国外研究发现，PM2.5 浓度每增加 $10\mu g/m^3$，患喘息性支气管炎的儿童增加 5%。大气颗粒物污染与儿童肺功能低下（FEV1 降低）有关系，而改善空气质量与儿童肺功能增强有相关性。汽车尾气相关的颗粒物污染可介导过敏性疾病、增强 IgE 应答（柴油机排出的颗粒物可使机体 IgE 水平增加 50 倍）和提高机体的超敏反应，还可使儿童机体免疫功能不同程度降低，导致对其他疾病的抵抗力下降。氧化应激是大气颗粒物对人体主要的损伤机制，使用抗氧化剂（如维生素 C、维生素 E）可能有助于改善症状。

（五）中毒

儿童中毒为儿童误食、误吸或以其他方式接触毒性物质后，毒性物质进入儿童体内，导致器官和组织功能紊乱或器质性损害，产生一系列症状、体征，甚至导致死亡。儿童认知能力差、好奇心重，自我预防能力差，易发生中毒，可分为急性中毒和慢性中毒。

常见毒性物质包括：农药、细菌性食物、毒素、亚硝酸盐、重金属、药物、一氧化碳等。

1. 铅中毒

铅是一种有毒的重金属元素，铅对人体无任何生理功能，人体理想的铅水平应为"0"，但由于工业化与城市化的发展，人们事实上暴露在一方"铅的世界"里，儿童尤易受到伤害。

美国国家疾病控制中心（CDC）于 1991 年将儿童铅中毒的诊断标准修订为：儿童血铅水平 ≥ $100\mu g/L$，不论是否存在临床表现或血液生化改变。这是目前国际上公认的广义"儿童铅中毒"概念。事实上，这一"中毒"概念是基于大量群体研究的结果。仅表明达到这一血铅水平的儿童，其体内铅的浓度可能产生不良的健康效益，并不是儿童血铅水平达到这一程度就需要进行治疗，而我国许多家庭往往将"儿童铅中毒"这一概念与传统的"中毒"相混淆，从而争取不恰当的处理方式。因此，结合我国的实际情况和国际上现有铅对儿童健康危害研究成果，于2006年组织铅中毒防治专家组制定了《中国儿童高铅血症和铅中毒分级原则（试行）》。

当儿童血铅连续测定超过200μg/L时，可诊断为临床铅中毒，在该血铅水平时，可能伴有食欲下降、胃部不适、便秘、多动、注意力缺陷、易冲动、易疲劳和失眠等非特异性临床表现，也可能仅出现其中某些表现或无任何临床症状，有时即使出现其中某些临床表现，如果没有血铅水平的支持，也不能诊断为临床铅中毒，因为其他很多疾病都有可能伴有上述症状。目前，在中国儿童血铅水平低于100μg/L，属于是可以接受的血铅水平。在100～199μg/L时称为高铅血症，表明这一水平对处于生长发育中的儿童，尤其是0～6岁的儿童具有潜在的健康危害，需要给予重视，并给予必要的指导，同时要随访观察，尽可能避免接触铅源。减少铅暴露，降低血铅水平。

根据2006年卫生部印发的《儿童高铅血症和铅中毒分级原则（试行）》，连续2次静脉血检测结果可作为诊断分级依据，末梢血仅能作为筛查手段（表10-1）。

表10-1　儿童高铅血症和铅中毒分级

分级	连续2次静脉血铅水平
高铅血症	100～199
轻度临床铅中毒	200～249
中度临床铅中毒	250～449
重度临床铅中毒	450
极度临床铅中毒	700

铅污染主要来源于：①工业污染，铅开采、蓄电池厂、五金加工厂、饰品加工厂、电子回收等均为含铅行业。②含铅汽油也是儿童铅中毒的重要来源，可随汽车尾气排出，但随着无铅汽油的推广应用，很大程度上降低了儿童血铅水平。③生活铅污染，如装修污染（含铅油漆、涂料），进食高铅食品、用锡壶加热食物、饮用地下水、使用红丹（四氧化三铅）爽身粉、使用劣质塑料制品等情况，也可导致儿童血铅水平超标，④学习用品和玩具的污染，因各类油漆及课本的彩色封面的含铅量很多均超过国家标准。

铅对机体的毒性是多方面的，其中，神经系统、血液系统和免疫系统是铅毒性的最敏感靶器官。不同的血铅含量对儿童体格发育的影响也不一致。妊娠期低水平铅暴露不仅可对胎儿的生长发育及妊娠结局产生不利影响，而且可影响婴儿出生后的生长发育、行为及认知功能。此外，母亲血铅水平与婴儿的血铅水平之间存在显著的正相关性。

儿童铅中毒重在预防，一级预防是确定和根除铅污染源，二级预防是通过一系列干预措施，使儿童铅吸收的量降低到最低的程度，尽可能少受或免受铅中毒的危害。健康教育在儿童高铅血症和各种程度临床铅中毒的干预和治疗上均起着极其重要的作用。尤其在高铅血症的干预中，健康教育尤其重要，因为此血铅水平往往难以找到确定的铅暴露源，同时由于此时机体铅负荷不是太高，对驱铅治疗往往难以达到应有的效果。

对临床铅中毒的治疗应遵守健康教育，环境干预和驱铅治疗相结合的基本原则。对轻度临床铅中毒可在健康教育、环境干预基础上，随访三个月，暂可不考虑用药物驱铅治疗。对中度以上临床铅中毒，在采取上述措施的同时，需给予驱铅治疗，可根据患者具体情况选择二巯基丁二酸（简称DMSA）、依地酸二钠钙等药物。在治疗过程中，应定期复查血铅水平，同时也可服用某些中药辅助治疗。

2. 汞中毒

汞是对中枢神经系统有毒性并为人类广泛接触的重金属元素，尽管有关汞的研究不像铅中毒的研究一样广泛与深入，但是汞和铅均被列为地球十大污染物之首。自然界的汞存在的形式主要为：中汞元素、无机汞以及有机汞。中汞元素闪闪发亮，银色，无味，温度计中的汞即是中汞元素。无机汞是由汞与无碳的物质结合在一起形成的，最常见的是汞盐。有机汞则是汞和碳连接在一起，最常见的则是甲基汞。

汞的来源主要有以下几种。

（1）自然来源：汞是一种天然物质，地壳运动、火山爆发、地震、森林火灾等都可将汞以蒸气的形式释出，排放到大气。

（2）环境污染：汞是燃煤火力发电厂的副产物，煤炭燃烧时，排出的汞经大气循环，降雨过程进入河道水体。在水中含有甲基化辅酶的细菌作用下，可转化为毒性极强的甲基汞。河流、湖泊中的甲基汞被水生植物链富集，浓度升高。处于食物链高端的鱼类，如金枪鱼、鲨鱼等体内含汞量相对较高。由于甲基汞是脂溶性的短链的羟基结构，很容易被消化道吸收进入血液，并可通过胎盘和血－脑脊液屏障，胎盘的汞不能再返回到母亲的血液循环，因此，胎儿体内甲基汞含量总是高于母亲甲基汞含量。胎儿对甲基汞更为敏感，所以摄入一定量的甲基汞时，母亲还没有任何症状，胎儿就可能产生明显的神经损伤。

（3）生活中汞的来源：日常生活中低水平汞暴露普遍存在，某些药物和疫苗的制剂中含有汞，硫柳汞是疫苗防腐剂，而外用红药水（红汞），牛皮癣药膏和某些消毒剂均含硫柳汞。补牙材料中，含汞合金作为补牙材料已经使用多年，可释放出少量汞。某些化妆品中含有大量的汞，有些甚至超标数千倍。

汞一旦进入人体，会迅速溶解堆积在人的脂肪和骨骼里，并大量聚积在神经胶质细胞中，作用于钠钾泵，增加细胞膜的通透性，导致细胞肿胀。甲基汞能迅速通过血－脑脊液屏障和胎盘，胎儿对甲基汞毒性较为敏感，产生明显的神经损伤。

当前，严重的元素汞或无机汞中毒已较少见，更多的是慢性暴露的有机汞，尤其是食物链导致的甲基汞接触。高水平的甲基汞暴露主要见于日本水俣湾和伊拉克的甲基汞污染事件。根据水俣湾甲基汞中毒流行病学调查，儿童大剂量的甲基汞中毒经过数周或数月的潜伏期呈现出迟发性神经毒性，表现为运动失调、麻痹、步态异常、视听嗅味觉的损伤、记忆丧失、进行性精神障碍甚至死亡。胎儿最易受到毒性影响，出生时表现为低体重、小头畸形、多种发育迟缓、脑瘫、耳聋、失明和癫痫等。长期低水平甲基汞暴露也可以引起儿童的神经发育障碍，包括注意力、记忆力、语言、精细动作、听力和视味觉等方面的异常。

汞是一种易于蓄积的重金属，长期低剂量暴露可导致慢性中毒，临床上，主要分急性汞中毒和慢性汞中毒。

目前汞中毒的诊断主要依据接触史、临床表现、实验室检查。急慢性汞暴露史是诊断的关键，仅依据实验室的阴性结果，不能完全排除汞中毒。机体汞负荷的指标主要如下。

（1）无机汞检测：可通过测定尿液中汞的水平进行评估，尤其是 24 h 尿。24 h 尿汞水平 > 10 ～ 20 μg/L，即可认为有汞的过量暴露，而神经系统毒性症状，则要在 24 h 尿汞水平 > 100 μg/L 时才会表现，如果单纯尿汞高，无临床症状，可继续观察。尿汞的检测无法评估慢性汞中毒以及汞中毒的严重程度。

（2）有机汞检测：有机汞化合物主要存在于红细胞中，可用全血汞测定进行评估。在美国，1 ～ 5 岁儿童中，血汞的几何均数为 0.34 μg/L，而 16 ～ 49 岁女性中则为 1.02 μg/L。在非暴露人群中，血汞水平很少 > 1.5 μg/L。若血汞水平 ≥ 5 μg/L，可出现毒性症状。甲基汞可存在于生长的头发中，人群中发汞的水平常小于 1 ppm。无论是测定全血，还是发汞，均需严格的无汞采集环境和严格的污染控制程序，通常在正规的实验室才能进行。

儿童汞中毒比较少见，防治汞污染的根本途径是治理环境、根除汞污染、禁止食用汞类污染的水源及食物。急性汞中毒者，应立即灌肠洗胃，将未吸收的含汞毒物洗出，可用蛋清、牛奶保护胃黏膜，亦可加活性炭吸附，注意护理，并予适当的支持疗法。儿童避免接触含汞的油漆、墙纸和家具。防止孕妇、乳母及儿童摄食被污染的贝壳、鱼类。驱汞治疗可采用二巯基丁二酸、二巯基丙醇等螯合剂。

3. 砷中毒

砷具有很强的生物毒性，被国际癌症机构定为一类致癌物，主要用于杀虫剂、木材防腐剂及颜料、烟火制造、养殖业的抗生素、军事、半导体制造等。广泛存在于岩石、石油、水、空气、动植物中，最常见的是无机砷酸盐，包括三氧化二砷与五氧化二砷，极易溶于水并生成酸性化合物。

（1）砷的来源主要有：①饮用水中的砷。以地下水为主要饮水来源的国家与地区，经常会遇到区域性的砷中毒。在孟加拉、印度、越南、柬埔寨、中国、智利、阿根廷、墨西哥，甚至在德国和美国等发达国家，饮水中的砷，影响到约一亿人的健康。在中国的新疆、内蒙古、山西、吉林、青海、宁夏等省份都曾发生过区域性饮用水砷中毒事件，特别是在农村地区。②空气中的砷。煤炭中砷的含量，与煤炭的地理位置密切相关。东北和南部地区的煤含砷量较高。烧煤厨房空气中的砷含量可达到 0.46 mg/m³。煤炭中砷引起的砷中毒是中国特殊的健康问题。另外，垃圾燃烧，采矿，熔炼，造纸，玻璃与水泥制造过程中，都可以产生砷。③食物中的砷。海水中（例如金枪鱼）和贝壳类水生物总的砷含量最高。每星期吃鱼少于一次的儿童，尿砷水平为 5.9 μg/L，而在一次以上者，则为 10.5 μg/L。

（2）毒性作用：主要表现为致畸、致突变及致癌性，砷化物（三氧化二砷）进入人体，在体内转化成亚砷酸盐，后者快速作用于细胞与组织，产生活性氧和自由基，引起氧化应激提高，影响亚铁血红蛋白的生物合成，导致细胞膜的过氧化，线粒体相关的细胞凋亡，DNA 的氧化损伤而产生基因突变。并可抑制许多功能酶类，甲基化和去甲基化的三价砷剂具有非常强的细胞毒性、基因毒性和酶抑制作用。长期砷暴露，可造成人体皮肤损伤、高血压、动脉粥样硬化等心血管疾病，增加患皮肤癌、肺癌和膀胱癌的风险。在亚急性砷中毒患者，可表现腹痛、腹泻、消化不良等胃肠道反应，以及白细胞减少、肝脏、肾脏受损的表现，继而可发生严重的周围神经系统病变。砷中毒还可导致儿童认知发育迟缓、智力发育受损伤、记忆功能低下和学习能力下降等。无机砷可穿过人体胎盘，随着饮用水或者空气中的砷水平增加，自然流产、出生缺陷或死产的风险也增加。而出生前暴露于高剂量无机砷，可导致神经管畸形、生长发育迟缓和死胎等。

目前，砷中毒诊断主要依据接触史、临床表现与实验室检查而定。砷主要经肾脏排泄，而在血液中的半衰期非常短，故不推荐进行血砷的检查，头发与指甲的砷检测也不推荐。因为头发与指甲的外部砷污染很难除去。因此，诊断砷中毒主要依靠尿液检测，尿液采集简单方便，基质干扰小。在成人是收集一次尿液，校正肌酐后得出相应值。在儿童则推荐收集 8 ~ 24 h 的尿液。此外，无机砷与有机砷的毒性差异很大，要在尿液收集前 2 ~ 5 d，记录人体的饮食，以排除食用海产品对测定结果的影响，并帮助判断尿液中的砷来源。除测定尿液之外，还可以测定尿液中砷的代谢相关的生理生化指标，提示砷中毒或更具体的何种类型损伤。

砷中毒一旦诊断，首先要查明砷的可能来源，避免砷的再暴露，同时可用螯合剂进行治疗。常用的螯合剂有二巯基丙醇、d- 青霉胺以及二巯基丁二酸等。砷中毒，不仅取决于砷的暴露程度和暴露形态，而且还与环境因素、暴露主体的基因、营养等因素密切相关。硒与砷有拮抗作用，低硒的摄入，抑制了无机砷在人体内的生物甲基化，提高了砷引起的皮肤损伤风险。补充叶酸可以减轻亚砷酸盐引起的肝细胞毒性。

防治砷中毒的根本途径是治理环境。消除砷污染，重点是对水质中砷的监控。世界卫生组织推荐的水中砷含量为 10 ppb，在高度怀疑水中砷超标的地区，可使用净化水或饮用瓶装水。要根据地域差异和种族差异制定不同的砷摄入安全标准，建立和完善降低饮用水中砷的方法与技术。

（六）自然灾害

主要包括地震、台风、洪灾、山崩、泥石流、冰雹、海啸、火灾、旱灾等。儿童缺少自我保护的意识和能力，在灾害中较成人更易受到伤害。

灾难儿童可能经历身体伤害、灾后传染病流行、营养不良及心理伤害。需要临床医生、心理治疗师、老师及家长共同进行生理治疗及心理行为指导。

二、社会环境

主要包括家庭类型、父母育儿方式、父母婚姻状况、亲子关系、家庭家外条件、家庭功能和功能失调、学校环境与学校教育、电子媒介、儿童医疗保健、意外伤害、战争与社会动乱等，直接影响儿童的早期发展和健康。

儿童虐待介绍如下。

（一）儿童虐待的分型

儿童虐待现象是一个严重的公共卫生问题，即使在现代文明高度发达的今天，仍普遍存在。2002年世界卫生组织（WHO）出版的《世界暴力与卫生报告》一书中指出："2000年，约有57 000名儿童被杀害，其中，0～4岁儿童的危险性最高，更多的儿童遭受非致死性的暴力和忽视"。美国的研究显示，每年有200万儿童遭受虐待。其中16.9万儿童受到严重的外伤或剥削，更多的儿童遭受非致死性虐待和忽视。目前，对于儿童虐待的定义，不同种族、不同文化的国家和地区，有不同的见解。1999年，世界卫生组织对儿童虐待的定义是：儿童虐待指对儿童有义务抚养、监管及有操纵权的人，做出足以对儿童的健康、生存、生长发育及尊严造成实际的、或潜在的伤害行为，包括各种形式的躯体虐待、情感虐待、性虐待、忽视及对其进行经济性剥削。已有证据表明，各种形式的虐待都与成年后的情绪障碍、酒精和物质滥用及人格障碍有关。

儿童虐待主要表现为以下四种类型。

1. 躯体虐待

不同的国家对这一虐待形式有不同的定义，一般指对儿童造成身体伤害或痛苦，或不作任何预防使儿童受伤或遭受痛苦。亚洲一些国家认为儿童须服从家长，而对儿童有意地施加体罚可培养儿童忍耐力，使其变得坚强，因此体罚常常被父母和老师用作管教孩子的重要手段，以此来培养孩子的性格，而不被视为身体虐待。儿童躯体虐待可使儿童身体不同程度受伤，最常见的致死性躯体虐待是头部外伤，其次是腹内损伤。受虐儿童可能会选择离家出走逃避躯体虐待。

2. 精神虐待

精神虐待往往通过羞辱、恐吓、拒绝、孤立、蔑视、剥夺等方式危害儿童的情感需求，并潜在而长期地影响儿童心理发展。但精神虐待存在界定困难，主要是因为没有可观察的具体表现，细节回忆困难及难以通过实验手段检测等。

3. 性虐待

对这一虐待形式，国际上有较统一的认识，即无论儿童是否同意，任何人在任何地方对儿童直接或间接做出的性利用或性侵犯都视为性虐待，它包括所有形式的性活动。例如让儿童接触淫秽书刊或利用儿童制作色情制品等。

4. 忽视

儿童忽视是一种特殊形式的虐待，但是国际上也缺乏明确的定义和科学的判断标准。忽视可概括为：严重地或长期地，有意忽略儿童的基本需要，以致危害了儿童的健康或发展；或在本来可以避免的情况下使儿童面对极大的威胁。目前普遍认为忽视应包括身体、情感、医疗、教育、安全及社会等多个领域。

各种虐待形式中，一半以上是躯体虐待，两种或多种虐待形式可共存，任何形式的虐待都包含一定的精神虐待。研究发现任何形式的虐待都会增加成年后轴Ⅰ和轴Ⅱ精神类疾病的可能性。

目前国内的研究主要集中于体罚和忽视方面，由于文化的差异，对于精神虐待和性虐待的研究很少。

（二）儿童虐待的高危因素

1. 社会因素

不同人种、国籍，不同文化背景、经济状况以及社会的稳定程度，均会影响教育儿童的观点，进而影响虐待的发生。

2. 家庭因素

社会经济地位低下、居住环境不固定者，失业者，单亲、暴力家庭，家庭中有酗酒、吸毒、人格障碍者及有儿童虐待史的家庭发生率高。

3. 儿童方面

具有身体残疾、学校表现差、智能低下的儿童容易受到虐待和忽视。学龄期儿童受到体罚的发生率最高。麻烦型气质儿童，由于固执、我行我素，经常打架、惹祸，多次说服仍不服从者，易招致虐待。另外，遗弃儿童、留守儿童情感缺失严重。

（三）儿童虐待的危害

1. 身体伤害

主要表现为儿童身体受伤。由轻（如擦伤）到重（如硬膜下血肿等）。儿童被忽视常见烧伤、摔伤、溺水，甚至终生残疾或死亡。严重的儿童虐待可破坏儿童正常的生理功能，免疫力下降，可继发多种疾病。

2. 精神心理伤害

包括儿童的精神、情感、认知、行为、社会能力等。与同样社会经济文化背景的正常儿童相比，经历过虐待的儿童表现出更多不利于适应的功能。受虐经历会直接或潜在地给儿童的认知、语言、情绪、社交以及精神生理等方面的发展带来后遗症。甚至使这些儿童处于一系列行为问题，精神失调以及病态人格等发展危机之中。

（四）儿童虐待的预防干预

制定保护儿童免受虐待的相关法律，大力发展教育、经济、文化事业，消除种族、性别歧视，建设稳定和谐的社会环境和家庭环境，均有利于保护和促进儿童健康，预防和减少儿童虐待的发生。

预防言语和躯体虐待应加强对成人的教育，尤其是家庭主要成员（如父母），平常注意自己的言行，禁止在家庭中使用暴力，严格侮辱儿童人格。教育儿童警惕、躲避可能的虐待，特别是性虐待。建立儿童保护机构，提供举报电话。及时发现，迅速干预使受害者尽快脱离危险环境，对情感虐待和性虐待尤其重要，以便使远期不良影响减至最低限度。

矫正性干预强调应将目标锁定在已经确认的受虐儿童。开展针对性的干预，重现心理治疗，情感关怀。预防性干预应着重于对潜在的儿童虐待问题的控制。同时，更应强调全社会特别是通过提高儿童所在家庭早期依恋关系达到减少或消除虐待现象的发生。

微信扫码
◆ 临床科研
◆ 医学前沿
◆ 临床资讯
◆ 临床笔记

参考文献

［1］陈忠英. 儿科疾病防治［M］ 西安：第四军医大学出版社，2015.

［2］江荷叶. 儿科主治医师资格考试考点速记［M］. 北京：中国医药科技出版社，2015.

［3］刘钢，李福兴. 儿科学应试向导［M］. 上海：同济大学出版社，2015.

［4］甘卫华. 儿科临床处方手册［M］. 南京：江苏科学技术出版社，2014.

［5］高宝勤，史学，王雅洁，等. 儿科疾病学［M］. 北京：高等教育出版社，2014.

［6］李德爱，陈志红，傅平. 儿科治疗药物的安全应用［M］. 北京：人民卫生出版社，2015.

［7］李秋. 儿科临床手册［M］. 北京：人民卫生出版社，2014.

［8］李伟伟，王力宁. 儿科中西医结合诊疗手册［M］. 北京：化学工业出版社，2015.

［9］刘秀香，赵国英. 儿科诊疗常见问题解答［M］. 北京：化学工业出版社，2015.

［10］罗小平，刘铜林. 儿科疾病诊疗指南［M］. 北京：科学出版社，2014.

［11］王晓红，王国标，邱平，等. 儿科护理［M］. 武汉：华中科技大学出版社，2013.

［12］魏克伦，刘春峰，吴捷. 儿科诊疗手册［M］. 北京：人民军医出版社，2013.

［13］文飞球，王天有. 儿科临床诊疗误区［M］. 长沙：湖南科学技术出版社，2015.

［14］赵春，孙正芸. 临床儿科重症疾病诊断与治疗［M］. 北京：北京大学医学出版社，2015.

［15］赵祥文，肖政辉. 儿科急诊医学手册［M］. 北京：人民卫生出版社，2015.

［16］夏慧敏，龚四堂. 儿科常见疾病临床诊疗路径［M］. 北京：人民卫生出版社，2014.

［17］徐荣谦，孙德仁. 中医儿科学基础与亚健康［M］. 北京：中国中医药出版社，2016.

［18］崔明辰，王振敏. 儿科学［M］. 西安：第四军医大学出版社，2015.

［19］王文强. 儿童行为与精神障碍症状表现及其干预[M]. 厦门：厦门大学出版社，2015.

［20］吴少祯. 中国儿科医学史［M］. 北京：中国医药科技出版社，2015.

［21］谢鎰辉，高红梅，陈立华. 儿科护理常规［M］. 长沙：湖南科学技术出版社，2015.

［22］肖洪玲. 儿科护理学［M］. 郑州：郑州大学出版社，2015.

［23］陈潇，刘晓丹，张洪. 儿科ICU患儿家长的需求及其影响因素［J］. 解放军护理杂志，2016，33（15）：10-14.

［24］杨亚娟. 儿科急诊心肺复苏的特点及预后分析［J］. 当代医学，2015，21（3）：78-79.

［25］刘海婷，屈艺，母得志. 儿科研究生心理健康教育之我见［J］. 西北医学教育，2016，24（4）：578-579.